Practical Psychodermatology
实用精神皮肤病学

注 意

该领域的理论知识和临床实践在不断变化。随着新的研究与经验不断扩充我们的知识结构，在实践、治疗和用药方面做出适当的改动是必要或适宜的。建议读者检查相关操作的最新信息，或检查每一药物生产厂家所提供的最新产品信息，以确定药物的推荐剂量、服用方法、服用时间以及相关禁忌证。治疗医师根据对患者的了解和相关经验，确立诊断，确定每一位患者的服药剂量和最佳治疗方法，并采取适当的安全预防措施，是其职责所在。不论是出版商还是著作者，对于在本出版物使用过程中引起的或与本出版物相关的任何个人或财产的损伤和（或）损失，均不承担任何责任。

出版者

Practical Psychodermatology
实用精神皮肤病学

原著主编　Anthony Bewley
Ruth E. Taylor
Jason S. Reichenberg
Michelle Magid

主　　译　谢志强
副 主 译　岳伟华

北京大学医学出版社

SHIYONG JINGSHENPIFUBINGXUE
图书在版编目（CIP）数据

实用精神皮肤病学/（英）安东尼·比尤利（Anthony Bewley）等原著；谢志强主译．—北京：北京大学医学出版社，2017.7
书名原文：Practical Psychodermatology
ISBN 978-7-5659-1571-0

Ⅰ.①实… Ⅱ.①安… ②谢… Ⅲ.①精神病学—关系—皮肤病学 Ⅳ.①R749 ②R751

中国版本图书馆 CIP 数据核字（2017）第 041589 号

北京市版权局著作权合同登记号：图字：01-2015-5149
Practical Psychodermatology
Anthony Bewley, Ruth E. Taylor, Jason S. Reichenberg, Michelle Magid
ISBN 978-1-118-56068-6 (cloth)

实用精神皮肤病学

主　　译：谢志强
出版发行：北京大学医学出版社
地　　址：（100191）北京市海淀区学院路 38 号　北京大学医学部院内
电　　话：发行部 010-82802230；图书邮购 010-82802495
网　　址：http://www.pumpress.com.cn
E - mail：booksale@bjmu.edu.cn
印　　刷：中煤（北京）印务有限公司
经　　销：新华书店
责任编辑：王智敏　张李娜　　**责任校对**：金彤文　　**责任印制**：李啸
开　　本：710mm×1000mm　1/16　　**印张**：22.5　　**字数**：348 千字
版　　次：2017 年 7 月第 1 版　　2017 年 7 月第 1 次印刷
书　　号：ISBN 978-7-5659-1571-0
定　　价：125.00 元

译者名单

（按姓名汉语拼音排序）

曹　源　北京大学第三医院皮肤科
崔炳南　北京广安门医院皮肤科
戴　珊　北京大学第三医院皮肤科
窦　侠　北京大学深圳医院皮肤科
段昕所　承德医学院附属医院皮肤科
鞠延娇　北京大学第三医院皮肤科
兰宇贞　北京大学第三医院皮肤科
李沐风　北京大学第三医院皮肤科
李启芳　上海交通大学医学院附属第九
　　　　人民医院麻醉与疼痛医学中心
李志营　北京大学第六医院
刘　强　河北医科大学第二医院
刘子莲　北京大学第三医院皮肤科
路雪艳　北京大学第三医院皮肤科
马　川　北京大学第三医院皮肤科
马燕桃　北京大学第六医院
宋清华　北京大学第三医院皮肤科
王　京　中山大学附属第八医院皮肤科
王文慧　北京大学第三医院皮肤科
谢志强　北京大学第三医院皮肤科
　　　　北京大学第三医院疼痛医学中心
尤艳明　北京大学第三医院皮肤科
袁　姗　北京和睦家医院皮肤科
岳伟华　北京大学第六医院
　　　　北京大学精神心理研究所

翟瑞洁　北京广安门医院皮肤科
张　晓　北京大学第六医院
张春雷　北京大学第三医院皮肤科
　　　　北京大学第三医院疼痛医学中心
张于亚楠　北京大学第六医院
郑　瑞　山西医科大学第一医院皮肤科
周　平　北京世纪坛医院皮肤科

原著者名单

Jonathan S. Abramowitz PhD
Professor of Psychology
Department of Psychology
University of North Carolina at Chapel Hill
Chapel Hill, NC, USA

Andrew G. Affleck BSc (Hons), MBChB, MRCP (UK)
Consultant Dermatologist, Dermatological Surgeon and Honorary Senior Clinical Teacher
Ninewells Hospital and Medical School
Dundee, UK

Christine S. Ahn BA
Dermatology Research Assistant
Center for Dermatology Research
Department of Dermatology
Wake Forest School of Medicine
Winston-Salem, NC, USA

Emma Baldock PhD, DClinPsy, PGDipCBT
Clinical Psychologist & Academic Tutor
Institute of Psychiatry, King's College London
and the South London & Maudsley NHS Foundation Trust
London, UK

Susan Bradbrooke
Skin Camouflage Practitioner
Changing Faces
The Squire Centre
London, UK

Christopher Bridgett MA (Oxon), BM BCh, FRCPsych
Consultant Psychiatrist
Chelsea & Westminster Hospital
Honorary Clinical Lecturer
Imperial College London
London, UK

Alison Bruce MBChB
Consultant Dermatologist and Associate Professor of Dermatology
Mayo Clinic
Rochester, MN, USA

Christine Bundy PhD, AFBPsS, CPsychol, HCPC registered practitioner
Senior Lecturer in Behavioural Medicine
Centre for Dermatology Research
Institute of Inflammation and Repair
University of Manchester
and Manchester Academic Health Sciences Centre
Manchester, UK

Anna Burnside MBChB, MRCPsych, MA
Consultant, Liaison Psychiatry Service
West London Mental Health NHS Trust
London, UK

Maureen Burrows MD, MPH
Forensic Psychiatrist
Central Texas Forensic Psychiatry Consultation Service
Austin, TX, USA

Lis Cordingley PhD, AFBPsS, CPsychol, HCPC registered practitioner
Senior Lecturer in Health Psychology
Centre for Dermatology Research
Institute of Inflammation and Repair
University of Manchester
and Manchester Academic Health Sciences Centre
Manchester, UK

Fiona Cowdell RN, DProf
Senior Research Fellow
Faculty of Health and Social Care
University of Hull, Hull, UK

Mark D.P. Davis MD
Professor of Dermatology
Chair, Division of Clinical Dermatology
Department of Dermatology
Mayo Clinic
Rochester, MN, USA

Wendy Eastwood
Changing Faces Practitioner
Changing Faces
The Squire Centre
London, UK

Libby Edwards MD
Chief of Dermatology
Carolinas Medical Center
Charlotte, NC, USA

Steven Ersser RGN, PhD
Professor of Nursing and Dermatology Care
and Dean, Faculty of Health and Social Care
University of Hull, Hull, UK

Paul Farrant BSc, MBBS, FRCP
Consultant Dermatologist
Brighton and Sussex University Hospitals (BSUH)
Trust
Brighton, UK

Steven R. Feldman MD, PhD
Professor of Dermatology, Pathology & Public Health
Sciences
Wake Forest School of Medicine
Winston-Salem, NC, USA

Roland Freudenmann PD Dr med
Associate Professor of Psychiatry
Department of Psychiatry
University of Ulm
Ulm, Germany

Tania M. Gonzalez Santiago MD, DTM&H
Dermatology Resident
Department of Dermatology
Mayo Clinic
Rochester, MN, USA

Chris Griffiths MD, FRCP, FMedSci
Professor of Dermatology, Centre for Dermatology
Research
Institute of Inflammation and Repair
University of Manchester
and Salford Royal NHS Foundation Trust
Manchester Academic Health Science Centre
Manchester, UK

Lesley Howells BA (Hons), MAppSci (Psychological Medicine)
Maggie's Consultant Clinical Psychologist and
Research Lead (UK)
Maggie's Centre
Ninewells Hospital
Dundee, UK

Markus Huber MD
Specialist in Psychiatry, Consultant Psychiatrist and
Assistant Medical Director
Department of Psychiatry
General Hospital Bruneck
South Tyrol, Italy

Sara A. Hylwa MD
Dermatology Resident
Department of Dermatology
University of Minnesota
Minneapolis, MN, USA

Ryan J. Jacoby MA
Graduate Student
Department of Psychology
University of North Carolina at Chapel Hill
Chapel Hill, NC, USA

Simon Kirwin BEng (Hons), MSc(Eng), MBChB, MRCPsych
Specialty Registrar in Liaison Psychiatry
East London NHS Foundation Trust
London, UK

Sussann Kotara MD
Psychosomatic Medicine Fellow
Department of Psychiatry
University of Texas Southwestern
Austin, TX, USA

Tillmann H.C. Kruger MD
Consultant Psychiatrist and Associate Professor
Department of Psychiatry, Social Psychiatry and Psychotherapy
Center of Mental Health, Hannover Medical School (MHH)
Hannover, Germany

Peter Lepping MRCPsych, MSc
Honorary Professor
School of Social Sciences and Centre for Mental Health and Society
Bangor University
Consultant Psychiatrist and Associate Medical Director
BCULHB, North Wales, UK

Peter J. Lynch MD
Professor Emeritus of Dermatology
UC Davis Medical Center
Sacramento, CA, USA

Osman Malik MBBS, MRCPsych
Consultant Child and Adolescent Psychiatrist
Newham Child and Family Consultation Service
London, UK

Sue McHale
Senior Lecturer in Psychology
Department of Psychology, Sociology and Politics
Sheffield Hallam University
Sheffield, UK

Jonathan Millard BSc(Hons), MMedSc, MBChB, MRCPsych
Consultant Psychiatrist
South West Yorkshire Partnerships Foundation Trust, UK

Leslie Millard MBChB, MD, FRCP(Lond), FRCP(Edin)
Consultant Dermatologist
Hathersage, Derbyshire, UK

Audrey Ng MBChB, MRCPsych, MA
Consultant Liaison Psychiatrist
West London Mental Health NHS Trust
London, UK

Mark R. Pittelkow MD
Professor of Dermatology
Department of Dermatology and Biochemistry and Molecular Biology
Mayo Clinic
Rochester, MN, USA

Steven Reid MBBS, PhD, MRCPsych
Clinical Director, Psychological Medicine
Central and North West London (CNWL) NHS Foundation Trust
St Mary's Hospital
London, UK

William H. Reid MD, MPH, FACP, FRCP (Edin)
Clinical and Forensic Psychiatrist
Horseshoe Bay, TX
Clinical Professor, Texas Tech University Medical Center, Lubbock
Adjunct Professor, University of Texas Medical Center, San Antonio
Adjunct Professor, Texas Tech College of Medicine
University of Texas Southwestern Medical School
Austin, TX, USA

Angharad Ruttley MBBS, MRCPsych, LLM
Consultant Liaison Psychiatrist
Imperial College Healthcare NHS Trust
and West London Mental Health NHS Trust
London, UK

Laura F. Sandoval DO
Clinical Research Fellow
Center for Dermatology Research
Department of Dermatology
Wake Forest School of Medicine
Winston-Salem, NC, USA

Krysia Saul
User
Changing Faces
The Squire Centre
London, UK

Reena B. Shah BSc (Hons), MSc, DClin Psych, CPsychol
Chartered Clinical Psychologist
Department of Dermatology
Whipps Cross University Hospital
London, UK

Henrietta Spalding
Head of Advocacy
Changing Faces
The Squire Centre
London, UK

Wei Sheng Tan MBBS
Senior Resident
National Skin Centre
Singapore

Mark B.Y. Tang MBBS (Singapore), FRCP (UK), MMed Internal Medicine (Singapore), FAMS (Dermatology)
Senior Consultant Dermatologist and Director of Research
National Skin Centre
Singapore

Hong Liang Tey MBBS(S'pore), MRCP(UK), FAMS
Consultant Dermatologist
National Skin Centre
Singapore

Andrew R. Thompson BA, DClinPsy, Dip. Prac. Cognitive Analytic Therapy, C Psychol., AFBPss
Reader in Clinical Psychology & Practising Clinical Health Psychologist
Department of Psychology
University of Sheffield
Sheffield, UK

Rochelle R. Torgerson MD, PhD
Assistant Professor of Dermatology
Department of Dermatology
Mayo Clinic
Rochester, MN, USA

David Veale FRCPsych, MD, BSc, MPhil
Visiting Senior Lecturer
Institute of Psychiatry, King's College London and the South London and Maudsley NHS Foundation Trust
London, UK

Alexander Verner BSc (Hons), MSc (Dist), MBBCh (Hons), MRCPsych
Consultant in General Adult and Addictions Psychiatry
Tower Hamlets Specialist Addictions Service (SAU)
East London Foundation NHS Trust
London, UK

Birgit Westphal MD, MRCPsych
Consultant Child and Adolescent Psychiatrist
Paediatric Liaison Team, Barts and The London Children's Hospital
Royal London Hospital
London, UK

Wojtek Wojcik MD
Consultant Psychiatrist
Royal Edinburgh Hospital
Edinburgh, UK

M. Axel Wollmer MD
Head of Department, Asklepios Clinic North – Ochsenzoll
Hamburg, Germany

Cooper C. Wriston MD
Dermatologist
Department of Dermatology
Mayo Clinic
Rochester, MN, USA

译者前言

在皮肤病患者中，伴有精神心理问题困扰的患者并不少见，并有增加的趋势，这些问题成为非精神心理专业的皮肤科医生的挑战。同样，在精神心理科也常常遇到皮肤病问题，对这些皮肤病的处理影响精神心理疾病疗效，需要皮肤科医生协助治疗。因此，临床上处理这些复杂问题需要整体医学的思维方法及多学科团队，针对的是患病的人，而不仅仅是躯体疾病。由于传统的医学界限是基于器官系统划分的医学专科，如皮肤病学、心脏病学等，而现实中仅仅依赖这种划分在临床实践中指导处理症状和超越器官系统划分的临床问题时显然是不够的，因此，在临床实践中对复杂问题的处理需要整合性心身医学的方法。正因如此，各传统学科与心身医学融合又产生了许多亚学科，精神皮肤病学正是近20年基于这一理念逐渐融合发展出的亚学科之一，它桥接或融合了精神病学、心理学及皮肤病学。

由英国的 Anthony Bewley 医生、Ruth E. Taylor 博士和美国的 Jason S. Reichenberg 副教授及 Michelle Magid 副教授主编的 *Practical Psychodermatology* 是2014年该领域的一部国际创新性著作，这部专著对精神皮肤病学做了全面系统论述。第一部分为导论，主要包括病史与体格检查。第二部分为精神皮肤病学的管理，包括精神皮肤病学的精神药理学，慢性皮肤病治疗中的依从性，皮肤病患者的精神心理评估及干预，精神皮肤病学中的风险和风险管理，皮肤病相关性心理问题的自助管理，习惯逆转疗法，精神皮肤病学中的护理干预。第三部分为皮肤病继发精神障碍，包括脱发的精神心理影响，银屑病和精神皮肤病学，带着皮肤病好好生活，慢性皮肤病与焦虑、抑郁及其他情感障碍。第四部分为精神障碍继发皮肤病，包括寄生虫妄想症，躯体变形障碍，皮肤病学中的强迫及相关障碍，人工性皮肤病。第五部分为皮肤感觉异常，包括医学难以解释的症状和健康焦虑，感觉异常综合征，慢性特发性皮肤黏膜疼痛综合征，灼口综合征，结节性痒疹等内容。第六部分为特殊人群和情况，涉及儿童和青少年精神皮肤病学，精神皮肤肿瘤学，肉毒毒素治疗抑郁症，莫吉隆斯症的讨论，物质滥用和皮肤病患者等。最后的附录为 17 项实用筛查问卷和量表。

通篇细读此书后，我认为此专著是目前皮肤科医生继续教育学习不可多得的基本教材，因此与北京大学精神心理研究所岳伟华教授商定组织翻译此书，将这些需要了解和掌握的内容介绍并分享给感兴趣的皮肤科医生，相信这将有助于我国精神皮肤病学的发展，进一步更新传统皮肤科医生的整合性医学知识和理念，并通过付诸日常临床实践而惠及我国众多的与精神心理健康有关的皮肤病患者。

本译著邀请的翻译人员是来自国内多家医学院校的专家教授及他们的研究生，部分译者来自皮肤科，部分译者是精神科医生，最终翻译工作是由两个学科的医生合作完成。在此感谢为此译著付出辛苦劳动的所有医生。同时感谢北京大学医学出版社的王智敏和张李娜二位编辑的大力支持和细心建议。尽管译者们已尽了最大努力，但基于本书的翻译是一次跨学科的合作，译文中仍会有许多不准确之处，恳请读者谅解并欢迎提出宝贵意见。

谢志强

2016 年 10 月于北京大学医学部

原 著 序

来自美国

——皮肤科医生治疗疾病，精神皮肤病医生治疗患病的人。

这本关于精神皮肤病学的书内容非常全面，涵盖范围从精神药理学到非药物的治疗方法，比如习惯逆转疗法。包括从儿童到老年人的所有年龄组，适用于包括护士在内的所有的医疗参与者。这本书对于我们的专业来说确实是非常有价值的。

精神皮肤病学不仅仅是寄生虫妄想症。尽管皮肤病学倾向于更多地关注皮肤病损，但精神皮肤病学鼓励将患者作为一个整体来对待。实际上，在美国更新整个精神皮肤病学领域知识的新书出版是很及时的。我们正在经历一场医生补偿率的彻底变革，补偿将取决于患者的满意程度。正如一项由包括美国政府在内的多个保险支付方授权的调查，即医疗保健提供方和系统的消费者评价（Consumer Assessment of Healthcare Providers and Systems，CAHPS）所评估的，这项“基于价值的支付”新政策是基于患者满意度而增加或减少补偿。随着电子消费评级变得更加重要，医生也将被公开评价，就如网上对餐馆的评价那样。唉！事实上补偿率越来越取决于皮肤科医生与其患者的关系以及他/她的患者对其的评价，我们必须正视这一事实。因为这种评价具有很大的主观性，所以皮肤科医生理应熟知临床实践中的精神皮肤病方面的知识。

总之，由于精神皮肤病学与我们的日常临床实践具有很大的相关性，因此它是最值得我们学习的一门重要科目。对患者身上肉眼看不见的方面，包括患者相关的心理压力强度、所存在的抑郁状态以及患者遵从治疗方案所需要的支持度进行了解并识别是极其重要的。

随着医疗保健系统的进步，在临床实践中精神皮肤病学专业知识将变得越来越重要，远远超过怎样治疗妄想症患者。

John Koo

加利福尼亚，旧金山

2013 年 12 月

来自英国

20 世纪 70 年代初在剑桥艾登布鲁克医院（Addenbrook's Hospital），作为精神病学和皮肤病学的高级住院医师，我们有幸能够相互学习。这两个科室之间的联系，一部分是建筑方面的，一部分是经济方面的：精神科的病房紧邻皮肤科病房，并且它们都只能负担一半的初级医师。Arthur Rook 是其中一名皮肤病医生。

Arthur Rook 将 Christopher Bridgett 的注意力引向了美国皮肤病医生 Maximilian Obermayer 编著的 *Psychocutaneous Medicine* 一书。Arthur Rook 认为这本重要的书对于很多英国的皮肤科医生太过深奥，以致让人望而生畏。他当时就意识到很需要一本易读和实用的书籍，内容涵盖精神病学与皮肤病学之间重要且有趣的临床联系。

离开艾登布鲁克医院之后，我们两人一个成为了皮肤科医生，另一个成为了精神科医生，但是 10 年后我们发现我们俩又同时在伦敦一家医疗服务机构工作。我们决定一起在威斯敏斯特医院的丹尼尔·特纳诊所开一个精神皮肤病学诊室。之后在切尔西 & 威斯敏斯特医院，我们又有幸与精力充沛的实习皮肤科医生 Anthony Bewley 合作。

2003 年我们为对精神皮肤病学感兴趣的英国临床医生举办了第一届伦敦医学会年度会议。我们很高兴 5 年之后，Tony Bewley 和 Ruth Taylor 同意继续组织这一会议。现在很高兴能为这本书作序，我们相信这本书将提供 Arthur Rook 40 年前就认为有需求的资料。

因为作者来自世界各地和不同的学科，主编们把重要的主题综合到了一起。但是最重要的是这本书具有有吸引力的排版及实用的设计。这本书清楚地说明精神皮肤病学已经成熟，成为一门课程。目前重要的是让各地的皮肤病患者都可以从精神皮肤病学的整体性治疗方案中获益。

Christopher Bridgett 和 Richard Staughton

伦敦

2013 年 12 月

鞠延娇　谢志强　译

原著前言

精神皮肤病学是一门新兴的皮肤科亚专科，它包括对有原发性精神疾病但表现为皮肤异常（如寄生虫妄想症、躯体变形障碍、人工性皮肤病）的患者和有原发性皮肤病（如银屑病、特应性皮炎、脱发等）但有较广泛的精神病或心理疾病共病的患者的管理。

世界各地已经出现多个精神皮肤病诊所，这些诊所产生了许多精神皮肤病学开拓者，如著名的皮肤科医生美国的 John Koo 博士，英国的 Richard Staughton 博士、John Cotterell 博士、Les Millard 博士和 John Wilkinson 博士。但是精神皮肤病学需要多学科团队的投入。在英国，Chris Bridgett 博士帮助建立了精神皮肤病服务机构。在欧洲大陆，John de Korte 博士（荷兰），Françoise Poot（比利时），Dennis Linder（意大利），Klaus-Michael Taube（德国），Sylvie Consoli（法国），Uwe Gieler（德国），Gregor Jemec（丹麦），Andrey Lvov（俄罗斯），Jacek Szepietowski（波兰）和 Lucía Tomás（西班牙）等多年来在精神皮肤病领域一直发挥着鼓舞和引领的作用。

在 *Practical Psychodermatology* 一书中，两位皮肤科医生（Anthony Bewley 博士和 Jason Reichenberg 博士）联合两位精神科医生（Michelle Magid 博士和 Ruth Taylor 博士）编写了一部针对精神皮肤病管理的实用指南。我们编写这本书的目的是突出实用性。经常会有同事问我们：怎样治疗寄生虫妄想症患者？管理人工性皮炎患者最好的方式是什么？所以我们想制定一套实用的、方便的方法来管理精神皮肤病患者。我们深知对精神皮肤病患者的管理需要一个广泛的多学科团队，包括皮肤科医生、精神科医生、心理科医生、初级保健医生、护士、儿科医生、疼痛科医生以及其他所有的医疗保健专业人员。我们已经尽力使更多领域的医疗保健专业人员参与到这本书的编著中，希望 *Practical Psychodermatology* 一书能吸引所有涉及精神皮肤病患者的治疗和支持的人员。我们也尝试加入精神皮肤病患者的观点，并特意邀请患者支持群体，如 Changing Faces 组织参与本书。我们这样做的目的是帮助医疗保健专业人员从网上或者其他渠道获取有用的资源。

对于本书英文的使用，我们保留了作者们的原稿，使用美式英语和英式英语的地方均未改变。

最后，我们希望 *Practical Psychodermatology* 一书能成为对皮肤病学、精神病学、心理学、内科学、护理和其他医疗保健专业培训计划中的实习医生的学习和临床准备有帮助的教科书。我们意识到我们的同仁已经开始在世界各地建立精神皮肤病学诊室，希望这本实用指南能为同仁们提供有帮助的临床参考以及进一步探索的资源。

Anthony Bewley

2013 年 7 月

在过去的几个月里，当我开始对每个交稿章节进行审阅时，不同国家的作者所写的不同章节中的明显差异使我非常震惊。让我感到惊讶的并不是语言或者患者人口统计资料的不同，而是作者们对于为患者治疗提供“实用性方法”的概念的理解的巨大差异。

来自美国的作者所写的章节侧重于不同疾病的药物使用、精神病学护理或治疗技术的准确指南。这些对我的日常临床实践和对新接触精神皮肤病学的学生的教学非常有帮助。这些正是我所需要的！而来自英国的作者所写的章节出乎我的意料。他们侧重于患者资源、家庭教育，并讨论多学科关怀。显然这些作者都具有在医疗保健团队多年工作的经验，并且在工作中使用共同的缩略语，如 CPA 和 NICE。这些信息在很大程度上帮助我提高临床实践中的合作和对患者的护理。在读了这些章节之后，我才知道自己忽略了什么。

显而易见，英国的医疗系统是以患者为中心的循证医学体系。近期，美国正在向医疗保健与生活质量评估协同的方向转变，但是这一观念付诸实践的时间还不长。我希望英国之外的读者，包括我自己，能够向本书的作者们学习，并且能够利用本书中所有的“实用性”方法。

Jason Reichenberg

2013 年 7 月

（鞠延娇　谢志强　译）

致　谢

感谢 Arnold S. Coren（1922—1997）—— 他从患者的角度使我认识到医学的乐趣。关于他的记忆一直指导着我。

J. S. R.

感谢 JeanetteMagid（1947—2006）—— 她是一位传统妈妈，却鼓励我打破传统。

M. M.

感谢 Anthony Downey（1963—1990）。

A. P. B.

感谢我的父母 Alec 和 Elizabeth Taylor、我的丈夫 Nicholas Moran 和我的孩子 Hannah、Austin 和 Mehetabel 对我的爱和支持。

R. E. T

目　录

第一部分　导　　论

第二部分　精神皮肤病学的管理

第三部分　皮肤病继发精神障碍

第四部分　精神障碍继发皮肤病

第五部分　皮肤感觉（痛觉）异常

第六部分　特殊人群和情况

第一部分 导　论

第1章 概　述

Anthony Bewley，Michelle Magid，
Jason S. Reichenbergand Ruth E. Taylor　著
李沐风　译　谢志强　校

精神皮肤病学：联系、定义、发病率及死亡率

精神皮肤病学是一门融合了精神病学、心理学及皮肤病学的学科。它涉及脑、皮肤神经、皮肤免疫系统和皮肤之间的复杂相互作用。精神皮肤病学之间的相互联系可以分为3个部分，见图1.1。

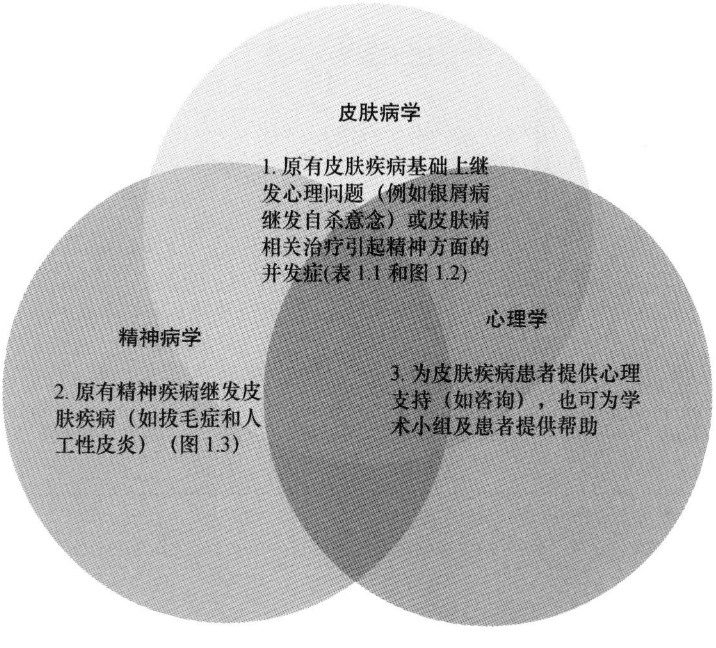

图1.1　精神、心理、皮肤间的关系（courtesy of Trevor Romain）

大部分患者来皮肤科就诊时，是皮肤疾病伴发精神心理症状，或是精神问题伴有典型的皮肤问题（表1.1）。临床研究发现，皮肤病患者精神压力及心理负担正在持续上升[1]。另外，压力常常是导致皮肤病突然发生或恶化的原因，同时也是与疾病预后息息相关的因素之一[2]。皮肤状态也会影响到个人生活的方方面面，例如人际关系、工作及社会功能。2011年英国皮肤科医师协会（British Association of Dermatologists，BAD）的一项评估精神皮肤病学服务的有效性的全国性研究[3]显示：

- 17%的皮肤病患者需要心理帮助以解决皮肤状况导致的心理问题。
- 14%的皮肤病患者因为自身的心理问题而导致皮肤疾病的恶化。
- 8%的皮肤病患者因皮肤问题而使精神问题越来越重。
- 3%的皮肤病患者伴随原发性精神障碍。
- 85%的患者表示皮肤病伴随的社会心理问题也是他们疾病的一个重要部分。
- 精神皮肤病患者自杀或其他原因的死亡率更高。

这些发现并不是个例，它们反映出了欧洲、北美乃至全世界的现状。

表1.1　精神皮肤疾病

由精神疾病共病引起或与其有关的原发性皮肤疾病（图1.2）	以皮肤疾病为表现的精神障碍（图1.3）
银屑病、湿疹、斑秃、痤疮、酒渣鼻、荨麻疹、白癜风、外观缺陷（毁容）、遗传性皮肤病（鱼鳞病）	寄生虫妄想症 躯体变形障碍 人工性皮炎 强迫症
可能由下列相关因素引起、加重或与其有关： 抑郁、焦虑、体象障碍、社交焦虑障碍、自杀意念、躯体化障碍、性心理功能障碍、图式、述情障碍、脑功能改变	拔毛癖 神经官能性表皮剥脱 感觉迟钝 躯体症状障碍 物质滥用 人为和诱导性损伤 其他

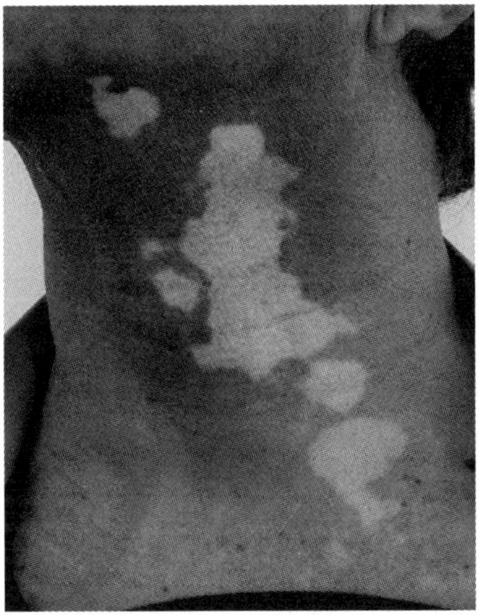

图 1.2 皮肤疾病（如白癜风）患者可能伴有精神问题，虽然症状隐匿或“轻微”。例如患者觉得身体不受控制、绝望或禁锢感（见彩图）

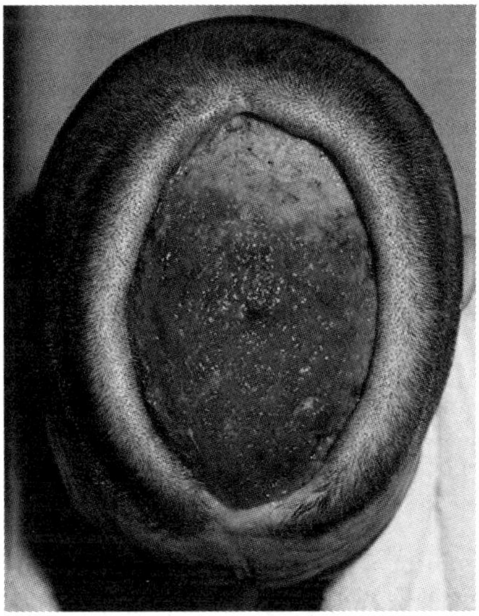

图 1.3 头皮部人工性皮炎患者（自伤）需要一个包括皮肤科医生、精神科医生、整形外科医生、护理人员和心理医生在内的 pMDT 的帮助，以解决她身体和心理方面的疾病（见彩图）

精神皮肤病的多学科团队

虽然患者大多前往皮肤科就诊，但是皮肤科医生往往不具备单独处理精神皮肤病患者的能力。越来越多的证据表明，一个精神皮肤病的多学科团队（psychodermatologymultidisciplinary team，pMDT）可以改善这些患者的预后[4]。组建 pMDT 的专家需要经过精神皮肤疾病患者管理的专门训练，然而这些训练很难获得（框 1.1）。希望本书可以为所有医务工作者处理精神皮肤疾病提供实用、方便的指导。并非所有精神皮肤病患者都需要由 pMDT 接手，这是不切实际也是不必要的。但对于某些精神皮肤病患者来说，pMDT 可能会做出更加迅速、准确且有效的处理。

框 1.1 pMDT 组成人员

- 皮肤科医生
- 精神科医生
- 心理医生
- 皮肤科或其他科室护理团队
- 儿童及成人心理健康专家
- 儿科医生
- 老年人精神科专家
- 社会工作者
- 毛发学专家
- 看护专家
- 儿童和（或）成人保护小组
- 患者保护及支持小组

精神障碍诊断与统计手册（DSM-Ⅳ与 DSM-5）

美国精神病学协会（American Psychiatric Association，APA）最近发表了第 5 版《精神障碍诊断与统计手册》（Diagnostic and statistical Mental Health Disorders，DSM）。第 4 版 DSM［DSM-Ⅳ-TR（修订版）］发表于 2000 年。DSM 旨在为精神疾病提供分类和诊断的标准。这些手册只是临床专家的工具，并不代表临床专家的观点。需要重点说明的是，精神皮肤疾病很难分类，患者展现出来的症状可能指向不同的 DSM 诊断。例如，一名躯体变形障碍（归类于强迫症相关疾病）患者可能有着明显的精神病症状，同时也表现出抑郁症状。或者一名银屑病（一种皮肤疾病）患者可能表现出严重的焦虑、抑郁症状或有药物滥用情况。

DSM-Ⅳ-TR 主要由 5 个轴组成：

轴Ⅰ：临床精神障碍（例如抑郁症、精神分裂症）

轴Ⅱ：人格障碍与精神发育迟滞

轴Ⅲ：一般医学状况

轴Ⅳ：心理社会与环境问题

轴Ⅴ：总体功能评价（0～100 个功能等级）

需要注意的是，DSM-5 工作组认为上述分类系统缺乏可靠的科学依据并将其抛弃。

ICD-10

疾病和有关健康问题的国际统计分类第 10 版（ICD-10）为所有疾病提供了分类标准。和 DSM-5 类似，这其中并未包括所有的精神皮肤疾病，但对于处理精神皮肤问题有所帮助。

作者希望《实用精神皮肤病学》是一本实用且方便的书，为此将此书分为如下部分：

1. 导论——概述及精神皮肤病的病史和检查。

2. 精神皮肤病学的管理——这些章节将介绍精神评估、风险评估与精神皮肤疾病患者的管理方式。本部分包括精神药理学、慢性皮肤病治疗中的依从性、皮肤病患者的精神心理评估及干预、精神皮肤病学中的风险和风险管理、皮肤病相关性心理问题的自助管理、习惯逆转疗法和精神皮肤病学中的护理干预。

3. 皮肤病继发精神障碍——包括脱发的精神心理影响、银屑病和精神皮肤病学、带着皮肤病好好生活、慢性皮肤病与焦虑、抑郁及其他情感障碍。

4. 精神障碍继发皮肤病——包括寄生虫妄想症、躯体变形障碍、强迫及相关障碍、人工性皮炎及其他人工性皮肤病。

5. 皮肤感觉（痛觉）障碍——包括医学难以解释的症状和健康焦虑、躯体症状及相关障碍、感觉异常综合征、慢性特发性皮肤黏膜疼痛综合征（外阴疼痛、阴茎疼痛和阴囊疼痛）、灼口综合征、结节性痒疹。

6. 特殊人群和情况——包括儿童和青少年精神皮肤病学、精神皮肤肿瘤学：对皮肤癌的心理反应、肉毒毒素治疗抑郁症、莫吉隆斯症的讨论、物质滥用和皮肤病患者。

作者希望通过这样划分，可以让读者更加清晰、有逻辑地去了解精神皮肤病学。另有对照检索章节，帮助读者快速找到阅读资料。

精神皮肤病学的工作模式

精神皮肤病学有着多种工作模式，并都需要 pMDT 的协助。这些模式包括：

- 皮肤科医生建议患者寻求邻近诊室的精神科医生或心理医生的帮助。

- 皮肤科医生建议患者寻求其他地方的精神科医生或心理医生的帮助。
- 皮肤科医生与精神科医生同在一诊室，并同时为患者提供就诊服务。
- 皮肤科医生有邻近区域心理医生的帮助（心理医生不常出诊）。

具体采用哪种模式往往和实际情况有关（同事、资金等），并无证据显示这些模式有优劣之分。但是研究显示，区域性的精神皮肤病学服务对满足精神皮肤疾病患者的需要十分重要[5]，并且是有效且划算的[6]。

成立精神皮肤病诊所

很多同事询问如何在当地成立一间精神皮肤病诊所。对此，建议如下[7]：

- 资金支持——在普通皮肤病诊所处理精神皮肤疾病患者往往是很困难的。因为可能涉及多个领域的专家，患者就诊时间比普通患者更长，并且可能需要更多的后续治疗等种种原因，精神皮肤病相关的服务往往被误认为是昂贵的。皮肤科与精神科医生联合诊疗可能会使诊疗费翻倍，所以最好根据具体情况来进行收费，这就需要明确的收费和报销系统。医院和管理者们将期待一个囊括精神皮肤病患者就诊需求，特别是联合诊疗的方案。越来越多的证据表明，精神皮肤病学的相关服务可以十分合理地利用资源(否则患者可能找了多位医生也无法很好地解决其躯体与精神的问题)[6-7]。
- 团队——皮肤精神病学是涉及多学科的亚专业，需要系统的训练来帮助护理团队、精神科医生及心理医生提高专业知识。
- 就诊时长——就诊时间往往较长，建议首次就诊患者时间为 45 min，再次就诊为 30 min。于心理医生处就诊往往需要 1 h，甚至更久。
- 独立的就诊时间——以方便协调其他医师的时间，更好地管理患者。
- 环境——咨询室及诊室应为皮肤科内的独立房间，并保证安静、不受打扰。联合诊疗时，诊室应足够容纳患者、2 名医生及 1 名护理人员。

英国皮肤科医师协会精神皮肤病学工作进展报告

2012 年，考虑到英国政府出台的《无精神健康何谈健康》（*No Health Without Mental Health*）一文[8]，英国皮肤科医师协会报告了提供精神皮肤病学服务的最低标准[7]，工作组推荐：

- 建立区域性或国家性临床网络，以确定需要培训的工作人员。
- 由接受过培训的专业精神皮肤病学专家开展区域性精神皮肤病学服务。
- 该区域精神皮肤病学服务的发展应有临床心理医生的协助。
- 须由专业人员开展认知行为疗法（cognitive-behavioural therapy，CBT）。
- 每间皮肤诊所均应有一名经验丰富的、拥有儿童与青少年精神健康服务（Child and Adolescent Mental Health Service，CAMHS）资质的精神皮肤病学专家作为主管，整合成人、老年人精神卫生服务及当地精神卫生组织。

心理医师介入

在之后的章节我们将讨论认知行为疗法及习惯逆转疗法的相关问题。其他治疗方式，例如生物反馈疗法、眼动身心重建疗法（eye movement desensitization and reprocessing，EMDR）、神经语言学编程（neuro-linguistic programming，NLP）及无意识放松疗法等仍需进一步跟踪，以确定疗效。

精神药理学

药理学与精神皮肤病学关系如下：

- 当病情需要时，可采取药物治疗。
- 皮肤科药物可能会引起精神或心理方面的后遗症。
- 治疗精神病时使用的药物也可引起皮肤不良反应。

具体内容将于第 3 章进行讨论。

精神皮肤病患者评估工具

通过标准化量表或临床互动，许多医疗保健专业人员能评估患者的社会心理共病。但也有一些简单好用的工具，具体如下：

- 皮肤病学特有
  - 皮肤病生活质量指数（Dermatology Life Quality Index，DLQI）
  - Skindex29
- 皮肤疾病特有（多与心理及精神问题有关）
  - Cardiff 痤疮量表
  - Salford 银屑病量表
- 非皮肤病学了特有
  - 医院焦虑和抑郁量表（Hospital Anxiety and Depression Score，HADs）
  - 9 条目患者健康问卷（Patient Health Questionnaire 9，PHQ-9）

这些工具可以快速反映出患者的实际状况（一些工具可对疾病进展程度进行评分），因此在研究中被广泛应用，并且在皮肤科常规诊疗中扮演着重要角色。一些皮肤病学特异性指标也是特殊皮肤疾病的专用量表。关于这些评估工具的问题，我们将在第 5 章进行讨论。

国际精神皮肤病学组织

精神皮肤病学是皮肤病学的分支，在皮肤科医生的努力下获得越来越多的关注。表 1.2 列举了一些在临床和学术方面较为优秀的精神皮肤病学组织。

表 1.2　与精神皮肤病学相关的机构

	机构/网站	会议
PsychodermatologyUK	英国精神皮肤病学	每年 1 月第 4 个周三，于伦敦皇家医学会举办

续表

	机构/网站	会议
	欧洲皮肤病学及精神病学组织（ESDaP）	每两年在欧洲范围内举办，并在欧洲皮肤病学和性病学学会的春、秋季会议上举办卫星会
	北美精神-神经-皮肤病学协会（APMNA）	每年于美国皮肤病学年会之前的周三举办
	日本精神皮肤病学协会	每年举办

医学司法及伦理问题

精神皮肤疾病患者可能因多种因素而受到医学司法方面的挑战。一些患者可能有人格障碍，这使得他们很难与医疗保健专业人员进行交流；一些患者患有司法精神疾病；一些患者可能有难以控制的妄想症等。这些问题将于第 6 章进行讨论。

实用提示

- 心理及精神因素在 85％的皮肤病患者身上扮演着重要角色，他们参与了脑、皮肤神经、皮肤免疫系统和皮肤之间的复杂相互作用。
- 精神皮肤病学相关的医疗保健专业人员需接受专门的培训，因为精神皮肤疾病有着潜在的发病率及一定的死亡率。
- pMDT 对经济有效地处理复杂的精神皮肤病患者至关重要。

- 相对于皮肤疾病本身，患者的生活质量与精神状态的关系更加紧密。生活质量测定是评估患者疾病精神负担的重要工具，并可指导治疗。
- 精神皮肤疾病患者的治疗包括心理治疗、精神药物治疗及来自家庭、社会、患者互助小组的支持。
- 全世界正在涌现出越来越多的在临床和学术方面较为优秀的精神皮肤病学组织。

参考文献

1. Sampogna F *et al.* Living with psoriasis: prevalence of shame, anger, worry, and problems in daily activities and social life. *Acta Derm Venereol* 2012; 92(3): 299–303.
2. Fortune DG *et al.* Psychological distress impairs clearance of psoriasis in patients treated with photochemotherapy. *Arch Dermatol* 2003; 139: 752–756.
3. Bewley AP *et al.* Psychocutaneous medicine and its provision in the UK. *Br J Dermatol* 2012; 167(Suppl 1): 36–37.
4. Mohandas P *et al.* Dermatitis artefacta and artefactual skin disease: the need for a psychodermatology multidisciplinary team to treat a difficult condition. *Br J Dermatol* 2013; 169(3): 600–606.
5. http://www.bad.org.uk/site/1464/default.aspx
6. Akhtar R *et al.* The cost effectiveness of a dedicated psychodermatology service in managing patients with dermatitis artefacta. *Br J Dermatol* 2012; 167(Suppl 1): 43.
7. http://www.bad.org.uk/Portals/_Bad/Clinical%20Services/Psychoderm%20Working%20Party%20Doc%20Final%20Dec%202012.pdf
8. http://www.dh.gov.uk/prod_consum_dh/groups/dh_digitalassets/documents/digitalasset/dh_124058.pdf

第 2 章　病史和检查

Ruth E. Taylor，Jason S. Reichenberg，
Michelle Magid and Anthony Bewley　著
李志营　译　马燕桃　校

精神皮肤病学的评估需要皮肤病学和精神病学的全面整合。最常见的情况是，对精神皮肤病学感兴趣的皮肤科医生首先完成初步评估，当患者接受一同解决心理和躯体问题的要求时，精神科医生再进入评估。在正式的精神皮肤病学门诊，皮肤科与精神科医生会共同评估患者。

初次访视

精神皮肤病患者通常就诊于皮肤科医生，因为他/她认为自己的疾病主要与皮肤有关（即使情况并非如此）。医生应当像对待真正的皮肤病患者一样，去处理可疑的精神皮肤病患者（例如，医生在初次访视患者时应从全面的病史和躯体检查开始）。注意倾听和“妙手回春”的意愿有助于为将来的治疗关系设定良好的基础。

设定预期

精神皮肤病患者比常规的皮肤病门诊患者需要更多时间。对患者和医生的互动造成最大压力的通常是紧张的时间。皮肤科医生需要为这些患者预留 30 min 或更多时间。在联合门诊中，每名新患者需要分配 1 h。当普通门诊遇到这类患者且眼下并没有额外时间时，应向患者提议预约另外的门诊时间完成评估。

应当告知患者，皮肤疾病对个体心理健康有很大的影响，因此对他们进行躯体和心理评估都很重要。患者可能会关心谁来进行精神科评估。应当告知患者会谈是保密的，但在得到他们允许以后，会酌情分享给其他医疗专业人员（healthcare professionals，HCPs）（如转诊医生和他们

的家庭医生）。会诊医生在写信时应当避免泄露不必要的细节，并且保证信中的内容都已经与患者提前讨论过。

就诊环境

考虑到会见精神皮肤病患者的特殊性，选择会谈房间时应同时考虑安全性和保密性。尽管不是很常见，但存在精神病障碍的患者会变得易激惹或对医疗专业人员有攻击性。房间需要一个无障碍出口，医生坐在患者和门之间。一旦有需求，要有交流系统保证获得诊室外同事的快速帮助。

在标准的皮肤科门诊中来回出入诊室很常见。当遇到精神皮肤病患者时，这样的干扰应减到最少，以形成一种方便患者讨论他们觉得尴尬或有耻辱感的心理问题的环境。

病史

即使首先怀疑是精神疾病，对每位患者进行全面的躯体检查也是至关重要的。这将确保不会遗漏任何疾病情况，同时有助于明确并治疗（如果有的话）任何潜在的疾病，即使这与患者的主诉不同。另外，如果患者感到其皮肤和躯体健康问题得到了处理，会更多地讲述其社会心理困扰。

甚至那些曾被证明是“妄想性”障碍的患者也可能是误诊的。在一项针对被诊断为寄生虫病妄想的患者的研究中，有 11%的患者存在能解释其疾病但未找到原因的躯体状况，17%的患者属于强迫特质而不是真正的妄想[1]。

当患者获得全面彻底的检查后（包括实验室检查和已获批的经验性治疗），一定要让患者及其转诊医生同时得到一份检查结果。这样可避免患者重复检查和治疗，那样会增加花费并影响发病率。在后续访视中重复一些调查也是必要的（例如检查妄想性感染患者提供的样本），以增加信任和治疗关系，但重复检查应被限制。

对怀疑为精神皮肤病的患者进行首次访谈的关键是面谈，一些精神皮肤病患者都曾有过被医生排斥和拒绝的经历，因此让他们宣泄失望和愤怒的情绪非常重要，并要全面倾听他们的故事。

对很多患者来说，最重要的问题是：“你认为这是怎么回事?”通过这样的谈话，医疗人员可以评估患者是否对其疾病的精神病方面有所自知。应当处理患者的恐惧情绪，大多数皮肤病患者会担心癌症或感染，他们经常会感到会谈并未详细讨论这些问题[2]。

如果患者有家属或朋友，通过询问他们来证实患者目前疾病的病史、是否观察到了患者行为上的变化（如谵妄或痴呆）以及当前用药情况是有帮助的。他们也能提供患者的病前性格和人格变化等有用信息（见下文）。

应当要求患者提供过去几年为他诊治过的 HCPs（包括精神科医生）的名单，以及详细的回顾性的病历记录。

精神检查

假如在联合门诊有合适的时间会见患者，需要在初次访谈时完成详细的精神科评估。假如仅有皮肤科医生会见患者，需要在随后的访谈中开始精神科评估及后续讨论。一些患者会强烈要求讨论其疾病的社会心理影响因素，同时对转诊精神科也持开放态度。其他患者（妄想性障碍或躯体变形障碍）可能对这样的建议表现出敌意。对后面这组人群急于进行精神科评估，在一定程度上对治疗关系是有害的，患者可能不再复诊。

尽管时间有限，但皮肤科医生至少应当询问疾病对患者生活的影响，询问患者情绪状态，并评估其伤害自我或他人的想法。如果患者表达了伤害的想法，必须要深入询问并评估患者在这些想法基础上实施行为的可能性（见第 5 章）。如果皮肤科医生认为风险较高，应当向精神科同事寻求进一步的建议，因此皮肤科医生了解紧急精神科转诊的流程是非常重要的。必要的时候，也应评估儿童保护问题（见第 6 章）。

皮肤科医生应致力于全面了解患者的精神科病史和精神状态，详见框 2.1 和 2.2。关于如何进行精神检查的详细资料，读者可参考本科精神病学教科书，任何一本都会介绍这些细节。

人格评估

人格障碍是偏离了个体文化期望的持久的行为模式，这些模式是固执的、呆板的，会影响人际交往功能、情绪反应、冲动性和认知能力（例如理解自我和他人的方式）。通常起病于青少年或成年早期。必须对个体的社会和职业功能有显著的影响，方能达到诊断标准。评估人格时重要的原则是不能仅仅依靠患者主诉，还要从非常了解患者的病史提供者（朋友或亲属）那里获得其行为模式的描述。

框 2.1 精神皮肤病病史

- 主诉
- 现病史：
  - 持续时间、既往发作次数、已知诱因？
  - 可能引起精神科疾病的近期发作的压力（躯体或精神的）
  - 症状的性质（烧灼感、爬行感、触电感）
  - 分布（皮区，不放弃少见的区域）
- 既往躯体病史
- 既往精神病史
- 物质滥用史（见第 27 章）
- 当前用药：
  - 处方药及非处方药
  - 草药/非医生提供的药物，如传统疗法
  - 发现多重用药
  - 发现尤其影响精神状态的药物（见第 3 章）：
    —强抗胆碱能药物（如抗组胺药和袢利尿剂）
    —麻醉剂
    —含类固醇的药物
- 家族史（包括躯体和精神疾病）
- 社会史：
  - 童年时期
  - 教育
  - 职业
  - 居住特征
  - 恋爱/婚姻史/子女
  - 当前社交环境
  - 社会支持
- 司法史
  - 违法史
  - 冲动或暴力行为史
- 病前人格

框 2.2 精神状态检查

- 外貌和行为
- 言语
- 情绪：主观和客观表现
- 思维：形式和内容
- 知觉（如听幻觉、视幻觉、嗅幻觉）
- 认知评估，包括定向力、注意力和集中能力、即刻和短期记忆、近期记忆、长期记忆、智力、抽象能力
- 自知力

DSM-5 列出了 10 种主要的人格障碍，分为 3 组。ICD-10 列出了 9 种同样的人格障碍，但把分裂型人格障碍归入精神分裂症，未分入人格

障碍。ICD-10 和 DSM-5 都列出了详细的标准来诊断特定的人格障碍。其中 3 个分组及其典型特征见表 2.1。

在皮肤科门诊以及生活中任何地方都可能见到这样的疾病。然而，目前发现人工性皮炎与女性边缘型和表演型人格障碍，以及男性偏执型人格障碍有显著相关性（框 2.3 和第 17 章）。

人格障碍患者难以管理，皮肤科医生应谨慎地尝试单独管理这些患者，并向精神科医生寻求评估和建议。

精神科评估中的筛查问卷

筛查问卷的使用有利有弊。当把筛查问卷作为常规发给每一位患者后（可能在候诊室），可以收集到有用的社会心理资料，而患者不会感受到威胁。尽管这些诊断可能与患者表现不符，但只要患者存在抑郁或焦虑表现，医生就可以通过筛查问卷来探索其精神病症状，同时以相对柔和的方式将患者转诊到精神科。缺点是筛查可能会揭示更多的精神病症状，而医生没有足够时间来评估。表 2.2 列出了常用的筛查问卷，为方便使用，部分包含在该章节（亦见附录）。

许多筛查问卷可免费在线获得（例如 http://www.phqscreeners.com/）。但一些问卷是受版权保护的（例如贝克抑郁量表第 2 版，简明精神状态评估量表），医生在使用前应注意这个问题。

一些问卷非常简短，可以在交谈过程中使用。患者健康调查问卷第 2 版（框 2.4）中抑郁部分只包含 2 个问题。记忆版的 SIG：E-CAPS（框 2.5）稍微长一点，但包含了诊断抑郁障碍需要的全部症状。

表 2.1　人格障碍分类

A 类	偏执型	一种对他人普遍的怀疑和不信任的模式
	分裂样	缺乏兴趣并脱离社会关系，情感表达受限
	分裂型	一种对社会密切关系极度不适及认知和知觉扭曲的模式
B 类	反社会型	一种漠视他人权利、缺乏同情心的普遍心理行为模式
	边缘型	一种人际关系、自我形象、身份、行为和情感不稳定的普遍心理行为模式，常常导致自我伤害和冲动性
	表演型	一种过度情绪化和追求他人注意的普遍心理行为模式
	自恋型	一种需要他人赞扬且缺乏共情的自大的普遍心理行为模式
C 类	回避型	一种社交抑制、能力不足感和对负性评价极其敏感的普遍心理行为模式
	依赖型	一种过度需要他人心理上照顾的普遍心理行为模式
	强迫型	特征性表现为对秩序、完美主义和控制的刻板追求

框 2.3　人工性皮炎常伴发的人格障碍

边缘型人格障碍的特征
- 避免被遗弃的疯狂行为
- 不稳定的紧张的人际关系
- 不稳定的自我形象和自我感觉
- 冲动性（如物质滥用、消费、暴食或性行为）
- 自杀行为、自杀姿态或威胁
- 持续数小时的情绪不稳定发作
- 慢性的空虚感
- 强烈的愤怒
- 应激相关症状，可短暂出现精神病表现

表演型人格障碍的特征
- 喜欢成为注意的中心
- 不恰当的性诱惑或挑逗行为
- 情绪表达表浅而变化迅速
- 利用身体外表吸引他人对自己的注意
- 言语令人印象深刻并缺乏细节
- 情绪夸张、戏剧化、“装腔作势”
- 易受暗示
- 认为人际关系比实际更为亲密

偏执型人格障碍的特征
- 没有足够依据地相信他人在剥削、伤害或欺骗自己
- 专注于怀疑同伴的忠诚和诚信
- 因为害怕一些信息被用来对付自己而不信任他人
- 认为善意的事件或评论隐藏有贬低性的含义
- 持久的心怀怨恨
- 对在他人看来不明显的打击作出愤怒的反应
- 对配偶的忠贞反复表示怀疑，虽然没有证据

表 2.2　精神皮肤科门诊使用的重要的精神科问卷

名称	问题数量	筛查诊断
2 条目患者健康问卷（PHQ-2）[3]	2	抑郁
9 条目患者健康问卷（PHQ-9）[3]	9	抑郁
15 条目患者健康问卷（PHQ-15）	15	躯体症状障碍
患者健康问卷（PHQ）	59	抑郁，焦虑，躯体症状障碍，酒精，进食问题
CAGE 问卷[4]	4	物质使用障碍
医院焦虑和抑郁量表（HADS）[5]	14	抑郁，焦虑
简明精神状态评估量表（MMSE）[6]	11	认知损害
贝克抑郁量表第 2 版（BDI-Ⅱ）[7]	21	抑郁

框 2.4　患者健康问卷-2 抑郁版

过去 2 周内，以下任一问题困扰你的时间有多少？	没有	几天	超过一半时间	几乎每天
1. 做事没有兴趣或愉快感	0	1	2	3
2. 感到郁闷、沮丧或绝望	0	1	2	3

得分达到 2 分或以上，诊断抑郁的敏感性为 86%，特异性为 78%[3]

框 2.5　用来诊断抑郁的记忆版 SIG：E-CAPS（最初由麻省总医院的 Carey Gross 医生研发而成）

患者存在情绪低落以及以下 4 条或更多症状，持续至少 2 周：

- 睡眠障碍（睡眠增加或减少）
- 兴趣缺失（快感缺乏）
- 罪恶感（无用感、无望感、后悔）
- 精力丧失
- 集中注意能力缺乏
- 食欲异常（增加或减少）
- 精神运动性迟滞或激越
- 自杀

体格检查和组织学评估

所有精神皮肤病患者都要进行全面的皮肤检查，除非该检查对治疗关系有害。由于患者需要感受到其皮肤症状受到重视，因此检查一般会增进治疗关系。所有的显著发现都应记录下来。表 2.3 提供了皮肤检查的流程。

表 2.3　精神皮肤病中主要的体检表现

表现	含义
一般状况——散乱	自我照料差
意识水平下降——定向障碍	谵妄/痴呆
Terra fima forme（褐斑病）	自我照料差
伤口双重细菌感染	继发感染，不一定是原发
虱子或寄生虫感染	自我照料差
线性或几何形状的腐烂/烧伤	人为损伤或虐待的征象
腹纹/皮肤萎缩	类固醇过量使用
皮炎/干燥病	药物或腐蚀剂的刺激
指甲/表皮磨损	强迫倾向
指甲或头发营养不良	营养失调
表皮脱落/过度抓挠	皮肤搔抓障碍，妄想性感染

由于患者或医生的犹豫，精神皮肤病患者经常不能得到全面的皮肤检查。鉴于此，全面的皮肤检查非常重要，医生可以寻找皮肤癌的症状和内在疾病的皮肤表现。如果怀疑药物滥用，则需要寻找相关的皮肤症状，相关概述见表 27.1。

组织学和实验室检查

如果最初的皮肤损害是可见的，组织学检查应能发现。如检查时间有限，告诉患者另选一天把组织学标本带过来也可以，但需要保证相关区域未被损害或未经药物治疗。

当患者带样本过来时，应按照标准程序处理。手持的皮肤血管镜可进行初步检查，应给患者提供样本瓶或载玻片，并要求患者下次复诊时携带新鲜样本。在将样本提交给商业实验室检测前应当注意，提前告知病理学家或微生物学家，他们可能会发现一些对人类皮肤病没有生物学意义的蠕虫或臭虫，并发送一份详细的结果报告，从而“证实”患者的担心，尤其是妄想障碍患者；而这些虫子也可使以后的护理人员产生困惑。遇到这样的病例，实验室人员仅需写“未发现人类寄生虫”。

目前并没有针对所有精神皮肤病患者的标准检测，应根据患者描述和体检发现来选择相应的实验室或其他检查方式。针对意识不好或精神状态改变的患者，进行谵妄和痴呆的基线评估较为有用（框 2.6）。

如怀疑药物滥用，尿液检查比血液检查更有帮助。

框 2.6　谵妄、意识混乱、痴呆或精神状态改变的初步评估（Adapted from Magid M et al.，2008[8]）

- 脉氧或其他非侵入性血氧监测（如有呼吸或代谢紊乱的迹象，应做动脉血气检查）
- 全血细胞计数
- 血清电解质：Na^+、K^+、HCO_3^-、葡萄糖
- 肝功能检测（视情况包括胆红素和血氨）
- 甲状腺功能检查
- 尿液检查
- 铁（铁蛋白）
- 维生素 B_{12}、叶酸
- 人类免疫缺陷病毒（HIV）
- 梅毒检测
- 尿液药物筛查
- C 反应蛋白和红细胞沉降率（视情况而定）
- 头颅磁共振（视情况而定）
- 所用西药和中草药的完整清单，留意那些对精神状态有影响的药物（见第 3 章，表 3.8）

随访计划

如果有谵妄或精神状态改变的先兆，告诉患者立即停用所有非基础用药。如果可能，尽力获得患者能依靠的他人的帮助。

在条件允许下应尽快安排随访，最好能让患者完成全面的体格检查。医生应为随访预留足够时间回顾既往记录，并与其他医务人员保持联络。

后续随访：转向精神病症状评估

在后续所有随访中，医生应询问患者药物使用情况并治疗其皮肤症状（感染、炎症或恶性症状）。

如果患者在原发皮肤病基础上继发精神病障碍，重点应当是治疗皮肤表现，并在每次随访时评估精神状态。如果皮肤科医生为患者开具抗精神病药物处方，必须要评估相关的药物反应。如果已经决定转诊至精神科医生，必须确定已完成了预约。

对于主要精神障碍表现在皮肤上（例如妄想性表现）的患者，最初的评估应集中在皮肤。后续随访的重点应持续关注患者的皮肤表现，同时建立相互信任的关系。这部分需要数次随访来完成。

精神皮肤病的精神科治疗方法

不幸的是，许多非常需要精神科介入的皮肤病患者并不能得到及时的转诊预约。精神科医生在这种情况下可以通过“路边讨论”与皮肤科医生一起处理患者。

精神科医生对原发皮肤病继发精神障碍的患者（如焦虑、抑郁或体象障碍）的评估和管理会非常直截了当，需特别注意药物对精神状态的不利影响（如类固醇或异维 A 酸），或者与精神科药物的相互作用（见第 3 章）。

原发精神障碍通过皮肤表现的患者（如妄想性感染、躯体变形障碍或人工性皮炎）对有经验的精神科医生也是重大挑战，因为这些常常是他们相当不熟悉的领域。这些患者很少看精神科医生的门诊。针对这些患者，集中解决皮肤症状引起的心理压力更为有益，而不是陷入到满足患者寻求疾病原因的需求中去。精神科医生应集中解决患者病情对其生活状态和功能的影响。记日记对患者有心理帮助，是非常有用的手段，重点追踪皮肤症状的变化，它们一般与生活中的压力性事件有关。与患者共同核查这些信息可以增进患者的自知力，帮助形成密切的心理治疗关系，尤其是人工性皮炎患者。假如精神科医生单独面见患者，访视期间最好不做体检或给予皮肤科的建议，以防止患者“离间”两个科室的医生或与另一医生敌对。细致的工作是最重要的，可以确保患者在其皮肤病方面不要对精神科医生产生错误的看法。

实用提示

- 初次访视中，为患者设定适当的期望非常重要，同时要为精神科评估调整咨询的环境。
- 每位患者都需要一次彻底检查，以排除症状的器质性因素。后续诊断性检查中要持续注意，因为这常常并不能让患者安心，而是持续认为器质性原因一直存在，只是尚未被发现。
- 让患者认识到其疾病的躯体和心理方面同等重要，都需要进行评估，这一点非常重要。
- 与患者形成相互信任的关系至关重要，以使患者感到可以分享心理社会信息，并逐渐接受精神科评估和处理。这需要数次访视来实现。
- 针对皮肤的外用和口服药物治疗（适当时候）是对患者表示关心的全过程中重要的部分，可以帮助建立相互信任的密切治疗关系。
- 皮肤科医生、精神科医生和初级保健医生应紧密合作，共同处理精神皮肤病患者。

参考文献

1. Reichenberg JS *et al*. Patients labeled with delusions of parasitosis compose a heterogenous group: a retrospective study from a referral center. *J Am Acad Dermatol* 2013; 68(1): 41–46, 46.e1–2.
2. Ahmad K, Ramsay B. Patients' fears and expectations: exploring the hidden agenda in our consultation. *Arch Dermatol* 2009; 145(6): 722–723.
3. Arroll B *et al*. Validation of PHQ-2 and PHQ-9 to screen for major depression in the primary care population. *Ann Fam Med* 2010; 8(4): 348–353.
4. O'Brien CP. The CAGE questionnaire for detection of alcoholism: a remarkably useful but simple tool. *JAMA* 2008; 300(17): 2054–2056.
5. Zigmond AS, Snaith RP. The hospital anxiety and depression scale. *Acta Psychiatr Scand* 1983; 67(6): 361–370.
6. Folstein MF *et al*. "Mini-mental state". A practical method for grading the cognitive state of patients for the clinician. *J Psychiatr Res* 1975; 12(3): 189–198.
7. Beck AT *et al*. Comparison of Beck Depression Inventories-IA and -II in psychiatric outpatients. *J Personal Assess* 1996; 67(3): 588–597.
8. Magid M *et al*. Management of psychodermatologic disorders. In: *US Dermatology*, vol 3, 2008. Published online Touch Briefings.

第二部分　精神皮肤病学的管理

第3章 精神皮肤病学的精神药理学

Sussann Kotara，Michelle Magid，Maureen Burrows 著
张于亚楠 张晓 译 岳伟华 校

本章将介绍精神皮肤病学中所采用的药物治疗。

药理学在以下三个方面与精神皮肤病学有关：

- 药物对于精神皮肤病的治疗可能是必需的；
- 治疗皮肤病的药物可能带来精神和心理后遗症；
- 治疗精神病的药物可能导致皮肤副作用。

抗抑郁药介绍

研究表明，抗抑郁药对治疗抑郁症（抑郁障碍）、焦虑症（焦虑障碍）、惊恐障碍、强迫谱系障碍以及疼痛和躯体症状障碍有确切疗效。一般情况下，在症状改善前需以治疗剂量使用抗抑郁药 3～6 周。如在使用抗抑郁药治疗 3～4 周后症状仅有小幅度改善，需要考虑增加剂量。如果仍然没有明显效果或不能耐受该种药物，需考虑更换药物种类。治疗开始时，监控患者自杀意念（黑框警告）的动态变化极为重要，尤其是对 25 岁以下的患者。抗抑郁药不会成瘾，但在停药前的几周需逐渐减少用量，如果突然停药，会出现让患者感觉明显不适的撤药综合征。

本章将谈到抗抑郁药的五大类别：①选择性 5-羟色胺再摄取抑制剂（selective serotonin reuptakeinhibitor，SSRI）类抗抑郁药，主要通过影响 5-羟色胺传递功能来发挥作用。SSRI 类药物包括西酞普兰、艾司西酞普兰、氟西汀和舍曲林。因具有良好的耐受性，这类药物通常是治疗抑郁症、焦虑症、惊恐障碍和强迫症的首选。其常见的副作用包括消化道症状（恶心、呕吐、消化不良）、多汗、头痛和性功能改变，如性快感障碍、性欲减退或射精延迟。这类药物有一定的激活效应，患者首次服用后焦虑感可能增加，但通常会在几天内恢复。非常罕见的不良反应有低

钠血症和出血风险增加。②5-羟色胺和去甲肾上腺素再摄取抑制剂（serotonin and norepinephrinereuptake inhibitor，SNRI）类抗抑郁药同时作用于5-羟色胺和去甲肾上腺素。SNRI类药物的许多副作用与SSRI类药物重叠，但通常在性功能方面的副作用更少。去甲肾上腺素的成分也有一定的激活效应，可以改善精力，但会加剧失眠和焦虑。度洛西汀和文拉法辛都属于这一类药物。③三环类抗抑郁药（tricyclic antidepressants，TCAs）是一类较老的抗抑郁药，也作用于5-羟色胺和去甲肾上腺素。三环类抗抑郁药与SSRI类和SNRI类药物相比有更强的镇静作用，抗组胺特性也较强，有助于改善瘙痒和失眠；同时具有抗胆碱能作用，可导致口干和视物模糊。过量服用三环类抗抑郁药可能致命，所以要尽量避免患者服用过量TCAs，心脏病患者禁用此类药物。TCA类抗抑郁药包括阿米替林、氯米帕明、度硫平、多塞平。④去甲肾上腺素能与特异性5-羟色胺能抗抑郁药（noradrenergic and specific serotonergic antidepressant，NaSSA）的典型代表药为米氮平。这类药物的特性是可能会导致镇静作用和体重增加。因此最好避免用于体重超标患者，但对失眠和体重减轻患者有一定帮助，尤其是老年患者。米氮平的性功能副作用很小。⑤去甲肾上腺素与多巴胺再摄取抑制剂（norepinephrine-dopamine reuptakeinhibitor，NDRI）类抗抑郁药的代表药为安非他酮，其因性功能副作用小和激活特性而广为人知，对精力差和注意力不集中的患者很有帮助。其激活作用可能会给焦虑患者带来麻烦。在英国，安非他酮未获批用于抗抑郁，而被用于戒烟（商品名为耐烟盼，Zyban）。

抑郁症的治疗

抑郁症可以是接受皮肤病治疗的患者的并发症，既可作为一个危险因素加重皮肤病症状，又可能是皮肤病引起的心理社会负担的结果[1]。皮肤是应激激素的作用靶点，众所周知，情感压力可导致许多疾病，包括银屑病、湿疹、荨麻疹、斑秃和疱疹[2]。

对拒绝转诊到精神科和无条件接受精神科服务的患者，在皮肤科治疗过程中可采用药物治疗。抗抑郁药是治疗抑郁症的适用药物（表3.1）。皮肤科医生应至少熟悉一种药物。西酞普兰因费用低廉、疗效好、耐受性良好而成为通常的选择。患者症状好转后，应持续服用抗抑郁药6～9个月，之后逐渐减少用量。某些患者可能需要更长的治疗时间。心

表 3.1　抑郁症的治疗

药物名称*	激活作用	镇静作用	性副作用	体重增加	起始剂量	目标剂量	最大剂量	监测/相互作用	注意事项
艾司西酞普兰	－	＋	＋＋	－	5～10 mg/d	10 mg/d	20 mg/d	无需实验室检查常规监测	很少有副作用或药物相互作用。对焦虑患者有良好疗效。在英国价格昂贵，英国国家医疗服务体系（NHS）限制使用
西酞普兰	－	＋	＋＋	－	10～20 mg/d	40 mg/d	40 mg/d	剂量较高时考虑心电图监测	研究表明，剂量大于 40 mg 会增加特定人群患心脏病的风险
舍曲林	－	＋	＋＋	－	25～50 mg/d	100 mg/d	200 mg/d	无需实验室检查常规监测	很少有副作用或药物相互作用。对焦虑患者疗效较好
氟西汀	＋	－	＋＋	－	10～20 mg/d	40 mg/d	80 mg/d	无需实验室检查常规监测	SSRI 类药物中半衰期最长的药物，适用于依从性差、可能漏服药的患者。突然停药不会引起停药综合征
文拉法辛缓释剂	＋＋	－	＋	－	37.5～75 mg/d	150 mg/d	225 mg/d	考虑监测血压	含去甲肾上腺素成分，有激活作用。适合乏力、疼痛和精力不济的患者
度洛西汀	＋＋	－	＋	－	20～30 mg/d	60 mg/d	120 mg/d	考虑监测血压	含去甲肾上腺素成分，有激活作用。适合乏力、疼痛和精力不济的患者

表 3.1　抑郁症的治疗（续表）

药物名称*	激活作用	镇静作用	性副作用	体重增加	起始剂量	目标剂量	最大剂量	监测/相互作用	注意事项
阿米替林	—	+++	++	++	睡前 10～25 mg	睡前 100 mg	睡前 150 mg	对老年患者和心脏病患者，治疗前要监测心电图。可能出现 Q-T 间期延长	镇静作用较强，适用于失眠患者。不要用于有过量服药风险的患者，过量服用可能因心脏毒性致死
多塞平（美国）/度硫平（英国）	—	+++	++	++	睡前 25～50 mg	睡前 150 mg	睡前 300 mg	对老年患者和心脏病患者，治疗前要监测心电图。可能出现 Q-T 间期延长	对瘙痒症状有缓解作用。因其镇静作用强，适用于失眠患者。不要用于有服药过量风险的患者，过量服用可能因心脏毒性致死
盐酸安非他酮片	+++	—	—	—	早晨 150 mg	300 mg	早晨 450 mg	无需实验室检查常规监测。进食障碍或有癫痫病史的患者不能服用	无性功能副作用。其激活作用对精力差的患者有帮助。可能增加焦虑。可用于戒烟。在英国不作为抑郁症用药
米氮平	—	+++	—	++	睡前 7.5～15 mg	30 mg	睡前 45 mg	监测体重	适用于体重减轻和失眠患者，广泛用于老年患者，避免用于超重患者。提醒患者注意体重增加并监控体重

* 以上简单的总结不包括所有情况，要参考有全面来源的完整处方信息。

—，无；+，轻度；++，中度；+++，重度理治疗对抑郁症患者有帮助，可考虑作为药物治疗的辅助[2]。

焦虑障碍的治疗

情绪焦虑、压力较大的患者，皮肤病症状会因其加重，恰当处理焦虑症状对该类患者特别有帮助[3-4]。从焦虑患者中筛选出抑郁症患者非常重要，因为焦虑是潜在抑郁症的表现之一[5]。

焦虑症状有急性和慢性之分。一般把有限时间内的焦虑症状加重定义为急性焦虑症，通常持续 2 个月或更短的时间。在乘飞机或公开演说等应激情形下间歇性短暂发作的焦虑症也被定义为急性焦虑症。难以控制且持续 6 个月以上的过度担忧则被定义为慢性焦虑症[6]。焦虑症会产生一系列躯体症状，包括肌肉紧张、消化不良和头痛。在焦虑中可能会出现惊恐发作，使用 SSRI 类药物有较好的治疗效果。除了药物治疗，急性和慢性焦虑症都可以通过心理治疗缓解。表 3.2 列出了急性焦虑症可选择的几种药物。

苯二氮䓬类药物常用于治疗急性焦虑症，其副作用包括镇静过度、精神错乱、呼吸抑制，以及操作机动车或机械的安全性降低。表 3.2 列出的药物因上述风险而通常不使用最大剂量。通常在治疗开始时使用低剂量，随后逐渐增加。如患者以最大剂量服用这些药物，或药物已作为

表 3.2 急性焦虑症的治疗

药物名称*	起效时间	半衰期	每日剂量	最大剂量	注意事项
氯硝西泮	慢	30～40 h	0.25～2 mg 每日一次或每日两次	4 mg/d	作用时间长，焦虑症状的反弹风险小
地西泮	慢	30～100 h	2～10 mg 每日两次或三次	40 mg/d	作用时间长，焦虑症状的反弹风险小
劳拉西泮	中等	10～20 h	0.5～1 mg 每日两次或三次	6 mg/d	肝功能损害患者使用安全，无肝代谢
阿普唑仑	快	12～15 h	0.25 ～ 0.5 mg 每日两次或三次	4 mg/d	极有可能造成滥用、依赖和焦虑症状的反弹，使用时要特别小心
羟嗪	中等	20 h	25～50 mg 每日三次或四次	600 mg/d	在美国使用居多。没有潜在的依赖和停药风险。有止痒作用

* 以上简单的总结不包括所有情况，要参考有全面来源的完整处方信息

处方药使用超过 1 个月，则考虑转变为慢性焦虑症的治疗方法，同时转诊至精神科医生。

精神科医生一般不把阿普唑仑作为好的选择，因相对此类药物中的其他药物（如长效苯二氮䓬类）而言，阿普唑仑更容易被滥用。但对可靠患者，阿普唑仑对短暂性或间歇性焦虑症状的缓解很有帮助，或在可引发焦虑症状的手术前使用。医生处方苯二氮䓬类药物前，应特别注意识别酒精滥用患者，因苯二氮䓬类药物可增强酒精的作用，引发足以致命的呼吸抑制。此类药物有成瘾特性，要避免向物质依赖患者处方。此外，由于此类药物有引起呼吸抑制的风险，要避免向有严重肺部损伤的患者处方此类药物。长时间服用此类药物会导致生理依赖，长期服用后突然停药会引起戒断反应。间歇性服用（即并非每天服用）可能会减少成瘾和耐受问题。

治疗慢性焦虑症的首选是 SSRI 类抗抑郁药。由于 SSRI 类抗抑郁药可能在开始时会引起焦虑的加重，并且需要 3～6 周才能发挥作用，故可以考虑在开始服用 SSRI 类药物时短期服用苯二氮䓬类或羟嗪加以辅助。表 3.3 列出了在慢性焦虑障碍（如广泛性焦虑障碍、社交焦虑障碍、持久性的惊恐障碍）治疗中常用的四种药物。

强迫及相关障碍的治疗

强迫及相关障碍（obsessive-compulsive and related disorders, OCRDs）包括重复性和强迫性行为，如搔挖皮肤、拉扯头发和咬指甲，使得最初的皮肤病表现复杂化[7-8]（见第 19 章）。除 SSRI 类和 TCA 类药物治疗外，OCRDs 症状还可通过习惯逆转疗法（habit reversal therapies）得以缓解（见第 8 章和第 16 章）[8]。表 3.4 列出了几种首选的治疗选择。

有效治疗 OCRDs 症状往往需要较高剂量的 SSRI 类药物，应增至耐受范围内的最大有效剂量。对于 OCRDs 的治疗，一种 SSRI 类药物无效并不预示着另一种也无效。在治疗剂量 10 周试验性用药后，改用另一种 SSRI 药物可能会有所帮助[9]。根据患者对治疗的反应，药物治疗应持续 6 个月，甚至更长时间。

躯体症状及相关障碍的治疗

躯体症状及相关障碍是一组精神障碍，患者表现出的疼痛或身体不

表 3.3 慢性焦虑障碍的治疗

药物名称*	激活作用	镇静作用	性副作用	体重增加	起始剂量	目标剂量	最大剂量	注意事项
艾司西酞普兰	一	＋	＋＋	一	5～10 mg/d	10 mg/d	20 mg/d	副作用少，药物相互作用少
西酞普兰	一	＋	＋＋	一	10～20 mg/d	40 mg/d	40 mg/d	考虑心电图监测。研究证明，剂量大于 40 mg 会增加特定人群患心脏病的风险
舍曲林	一	＋	＋＋	一	25～50 mg/d	100 mg/d	200 mg/d	副作用少，药物相互作用少
氟西汀	＋	一	＋＋	一	10～20 mg/d	40 mg/d	80 mg/d	半衰期最长，适用于依从性差、可能漏服药的患者

* 以上简单的总结不包括所有情况，要参考有全面来源的完整处方信息。

一，无；＋，轻度；＋＋，中度；＋＋＋，重度

表 3.4 强迫及相关障碍（OCRDs）的治疗

药物名称*	激活作用	镇静作用	性副作用	体重增加	起始剂量	最大剂量	注意事项
氯米帕明	一	＋＋＋	＋＋	＋＋	睡前 25 mg	250 mg/d	在强迫症中有深入研究。药效强，但比 SSRI 类药物副作用大。过量可致死，避免过量使用风险
多塞平（美国）/度硫平（英国）	一	＋＋＋	＋＋	＋＋	睡前 25～50 mg	睡前 300 mg	对老年患者和心脏病患者，治疗前要监测心电图。勿用于过量服用风险高的患者
艾司西酞普兰	一	＋	＋＋	一	5～10 mg/d	20 mg/d	副作用少，药物相互作用少
西酞普兰	一	＋	＋＋	一	10～20 mg/d	40 mg/d	考虑心电图监测。研究证明，剂量大于 40 mg 会增加特定人群患心脏病的风险
舍曲林	一	＋	＋＋	一	25～50 mg/d	200 mg/d	副作用少，药物相互作用少
氟西汀	＋	一	＋＋	一	10～20 mg/d	80 mg/d	半衰期最长，适用于依从性差、可能漏服药的患者

* 以上简单的总结不包括所有情况，要参考有全面来源的完整处方信息。

一，无；＋，轻度；＋＋，中度；＋＋＋，重度

适超出体检和实验室监测所能解释的程度。患者并非捏造或刻意产生这些症状，同时没有医学依据可解释症状严重程度[6]。皮肤科临床实践中遇到的很多疾病都属于这一类，包括外阴痛综合征（vulvar pain syndrome，VPS）和阴茎感觉迟钝综合征（penile dysaesthetic syndrome）（见第 20 章）。多种精神科药物可用于治疗这些躯体症状（表 3.5）。SSRI 类抗抑郁药对焦虑和强迫症共病患者有特殊疗效。SNRI 类和 TCA 类抗抑郁药对以疼痛为主要症状的患者疗效更佳[10]。

抗精神病药简介

妄想症状患者服用抗精神病药时（表 3.6 和 3.7），最好从极低剂量开始，以降低可能出现的头晕、镇静、低血压等副作用风险。逐渐增加剂量时，每次以较小的增量来增强患者的耐受性。对伴妄想症状的患者，小剂量抗精神病药可能产生疗效。

在治疗过程中监控服用抗精神病药的患者的不自主运动非常重要，这种不自主运动有可能成为永久性、甚至严重致残的问题。抗精神病药所致运动障碍有时被称为锥体外系症状，包括静坐不能、肌张力障碍、帕金森症状和迟发性运动障碍。服用抗精神病药时，患者出现代谢综合征的风险常会显著增加。代谢综合征包括以下症状中的三种或更多：体重增加、血糖升高、胆固醇升高、血压升高，可致心脏病、脑卒中、糖尿病等。此外，服用抗精神病药治疗痴呆相关精神障碍的老年患者（相对于安慰剂组），因心脏病和感染致死的风险会增加 1.7 倍。有痴呆的老年患者服用抗精神病药会增加脑卒中和短暂性脑缺血发作的风险。老年患者服用抗精神病药时务必谨慎，医生应提前考虑到上述风险。告知患者及家属上述风险并进行相应监测（表 3.7）。除喹硫平外，所有抗精神病药引发脑血管意外（cerebrovascular accident，CVA）的风险大体相同。喹硫平相对其他抗精神病药风险稍低，也是唯一存在剂量-风险关系的药物（剂量越大，风险越高）。此外，有迹象表明阿立哌唑也是 CVA 风险较低的药物。

多种抗精神病药会导致心电图 Q-T 间期延长，氟哌啶醇和匹莫齐特导致 Q-T 间期延长的现象尤为显著，既往已有心脏性猝死的报道。心脏病患者应慎用抗精神病药，并向医生咨询现有处方，同时考虑到与其他药物的潜在相互作用。

表 3.5　躯体症状及相关障碍的治疗

药物名称 *	激活作用	镇静作用	性副作用	体重增加	起始剂量	目标剂量	最大剂量	注意事项
艾司西酞普兰	－	＋	＋＋	－	5～10 mg/d	10 mg/d	20 mg/d	副作用少，药物相互作用少
西酞普兰	－	＋	＋＋	－	10～20 mg/d	40 mg/d	40 mg/d	考虑心电图监测。研究证明，剂量大于 40 mg/d 可能增加特定人群患心脏病风险
舍曲林	－	＋	＋＋	－	25～50 mg/d	100 mg/d	200 mg/d	副作用少，药物相互作用少
氟西汀	＋	－	＋＋	－	10～20 mg/d	40 mg/d	80 mg/d	半衰期最长，对依从性差、可能漏服药的患者有帮助
文拉法辛缓释剂	＋＋	－	＋	－	37.5～75 mg/d	150 mg/d	225 mg/d	考虑监测血压
度洛西汀	＋＋	－	＋	－	20～30 mg/d	60 mg/d	120 mg/d	考虑监测血压，可用于慢性疼痛患者
阿米替林	－	＋＋＋	＋＋	＋＋	睡前 10～25 mg	睡前 100 mg	睡前 150 mg	对老年患者和伴心脏病患者，治疗前需检测心电图。有镇静作用，对失眠患者有帮助。不要用于有过量服药风险的患者
普瑞巴林	－	＋＋	＋	＋	50 mg 每日两次或三次	共 300 mg/d	共 600 mg/d	用于各种疼痛综合征，包括疱疹后神经痛和神经性疼痛
加巴喷丁	－	＋＋	＋	＋	睡前 300 mg	300 mg 每日三次	共 3600 mg/d	用于各种疼痛综合征，包括神经性疼痛和疱疹后神经痛

* 以上简单的总结不包括所有情况，要参考有全面来源的完整处方信息。

－，无；＋，轻度；＋＋，中度；＋＋＋，重度

表 3.6　妄想性障碍的治疗

药物名称	疗效	耐受性	EPS 风险	体重增加和镇静	起始剂量	最大剂量	注意事项*
利培酮	+++	++	++	++	睡前 0.5 mg	6 mg/d	可能会升高催乳素水平
奥氮平	+++	++	+	+++	睡前 2.5～5 mg	20 mg/d	非常有效，但会增加体重及镇静效果，代谢综合征风险显著
阿立哌唑	++	+++	+	+	5 mg/d	30 mg/d	疗效稍弱，但体重增加风险和镇静作用较小。可用作抑郁障碍治疗中的增效剂。对老年患者的 CVA 风险比其他抗精神病药小
喹硫平	++	++	+	+++	睡前 50 mg	睡前 600 mg	体重增加，镇静作用强。失眠患者小剂量服用有帮助。和阿立哌唑相似，老年人 CVA 的风险小，风险与剂量相关
氨磺必利	+++	++	++	++	睡前 200 mg	1200 mg/d	在欧洲常用。妊娠 B 类药物
匹莫齐特	+++	+	+++	++	1 mg 每日两次	10 mg/d	基线和定期心电图监测。锥体外系症状风险高，抗胆碱能副作用大。由于其延长 Q-T 间期和心脏性猝死的风险，很少在欧洲使用

* 以上简单的总结不包括所有情况，要参考有全面来源的完整处方信息。

一，无；+，轻度；++，中度；+++，重度；CVA，脑血管意外

表 3.7　对服用抗精神病药的患者的监测

副作用	监测参数
心电图（ECG）	对服用匹莫齐特的患者监测基线心电图。服用其他药物的患者，考虑对其中有心脏病史、心脏病家族史，或者在服用抗精神病药期间出现晕厥或眩晕症状者监测心电图
迟发性运动障碍	每 6 个月一次
血脂	基线时，之后每 5 年一次
体重指数（BMI）或体重	前 3 个月每月一次，之后每 3 个月一次
血糖（空腹血糖或糖化血红蛋白）	基线时，3 个月时，之后每年一次
血压	根据临床指标决定
腰围	基线时，之后每年一次。多数患者拒绝此项监测

妄想性障碍的治疗

患者可能会出现以固定的、错误的信念为表现的感知障碍，伴自知力缺乏。躯体妄想症患者经常认为他们发出难闻的气味，身体遭受了昆虫或寄生虫的侵袭（见第 14 章），或者自己身体的某些部位是丑陋的或畸形的（如缺乏自知力的躯体变形障碍精神病亚型，见第 15 章）[6]。如妄想信念是另一种主要精神疾病的表现，如精神分裂症、双相躁狂或者具有精神病特征的抑郁障碍，应将患者转诊至精神科医生。如果考虑到患者的精神状况，担心其会有自杀或者伤害他人的紧急风险，要立即转诊至指定的紧急服务中心（见第 6 章）。

妄想性障碍患者的临床治疗面临着特殊挑战。由于妄想症状的临床特点，患者可能会比较抵触转诊到精神科。鼓励患者配合抗精神病药治疗有望减轻其临床症状。一些妄想患者可能很难被“治愈”——临床治疗的目标应该定位于降低患者对病态信念的关注程度，提高其社会和职业功能。

表 3.6 和 3.7 列出了一些常用抗精神病药和相应监测参数的简要概述。皮肤科医生应该了解其中至少一种药物。利培酮因成本低、疗效好、耐受性高，成为常用药物之一。

皮肤科药物所致精神病学副作用

某些在皮肤科处方中常见的药物会产生精神病学副作用。表 3.8 列出了最常见的皮肤科药物所致精神病学症状。

许多常用在精神科处方中的药物会产生皮肤病理学的不良反应或副作用。表 3.9 列出了部分该类药物及可能引起的精神病学临床症状。

表 3.8　皮肤科药物治疗可能导致的精神病学症状

药物名称	可能的精神病后果
抗组胺药	抑郁、锥体外系症状、意识模糊
抗疟药（如羟氯喹）	情感障碍、精神病（罕见）
氨苯砜	精神病性障碍（罕见）
炔雌醇环丙孕酮片（治疗痤疮）	抑郁、焦虑
异维 A 酸	情感障碍（尤其是抑郁）、自杀意念
甲氨蝶呤	情绪变化、情感障碍
米诺环素	类红斑狼疮综合征，可能伴精神病特征
PUVA 和 UVB	情感变化（如欣快）
全身性类固醇	抑郁，中老年人表现为意识模糊（常见）、躁狂症、精神病（罕见）

表 3.9　精神科处方中可能导致皮肤病的药物

精神科药物	皮肤副作用
情绪稳定剂	
锂	脱发、毛囊炎、痤疮、指甲色素沉着、诱发或加重银屑病
丙戊酸	脱发、狼疮、发色变化、硬皮病、皮肤血管炎
拉莫三嗪	重症多形性红斑（Stevens-Johnson 综合征）（图 3.1）、中毒性表皮坏死松解症、血管性水肿
卡马西平	痒疹、超敏反应（图 3.2）（如皮疹、淋巴结肿大、发热）、脱发、重症多形性红斑
抗抑郁药	
总体	过敏反应（如荨麻疹、风疹）、多汗、皮肤瘙痒
氟西汀	脱发
三环类抗抑郁药	光敏感
抗精神病药	
总体	光敏感、荨麻疹、斑丘疹、瘀斑、水肿
吩噻嗪类、氟哌啶醇、氯氮平	皮肤色素沉着（蓝-灰色色素斑）
氟哌啶醇、氟奋乃静、硫利达嗪	接触性皮炎
抗焦虑药	
阿普唑仑	光敏感

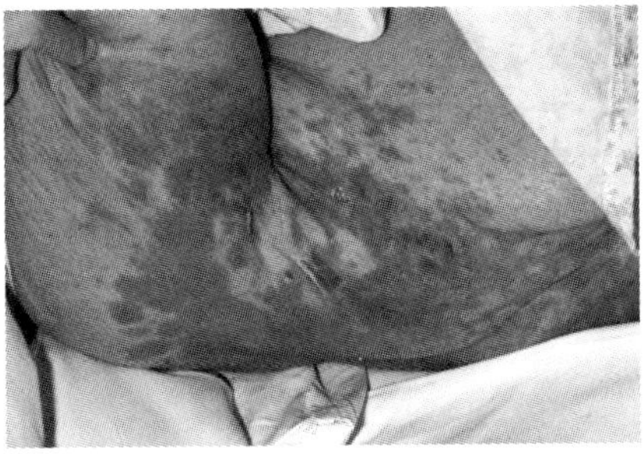

图 3.1 重症多形性红斑可以继发于多种精神科药物。该图是服用氟哌啶醇的病例（courtesy of Dr A. Bewley）（见彩图）

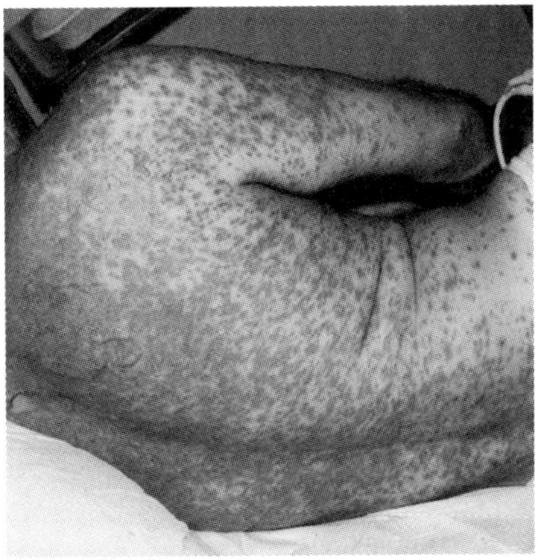

图 3.2 继发于卡马西平的超敏反应（该图是一位急性发疹性脓疱病患者）（courtesy of Dr A. Bewley）（见彩图）

实用提示

- 由于某些患者拒绝转诊到精神科，皮肤科医生可能需要学习如何处理精神障碍。
- 抗抑郁药如西酞普兰、舍曲林和氟西汀可用于治疗抑郁障碍、慢性焦虑症和躯体症状疾病。
- 可短期使用（不超过 1 个月）抗焦虑药，如劳拉西泮、氯硝西泮、地西泮治疗急性焦虑症，但要避免在有物质滥用史的患者中使用。
- 可使用抗精神病药，如利培酮和氨磺必利治疗妄想性障碍。
- 需要注意的是，某些皮肤科药物可能有精神病学副作用，而一些精神科药物可能有皮肤病学副作用。

参考文献

1. Lee CS, Koo J. Psychopharmacologic therapies in dermatology: an update. *Dermatol Clin* 2005; 23: 735–744.
2. Locala JA. Current concepts in psychodermatology. *Curr Psychiatry Rep* 2009; 11: 211–218.
3. Lee CS *et al.* Psychopharmacology in dermatology. *Dermatol Ther* 2008; 21: 69–82.
4. Poot F *et al.* Basic knowledge in psychodermatology. *J Eur Acad Dermatol Venereol* 2007; 21: 227–234.
5. Gupta MA, Gupta AK. The use of psychotropic drugs in dermatology. *Dermatol Clin* 2000; 18: 711–725.
6. American Psychiatric Association. *Diagnostic and Statistical Manual of Mental Disorders*, 4th edn, text revision. Washington, DC: American Psychiatric Association, 2000.
7. Gupta MA, Gupta AK. A practical approach to the

assessment of psychosocial and psychiatric comorbidity in the dermatology patient. *Clin Dermatol* 2013; 31: 57–61.
8. Folks DG, Warnock JK. Psychocutaneous disorders. *Curr Psych Rep* 2001; 3: 219–225.
9. Rasmussen SA, Eisen JL. Treatment strategies for chronic and refractory obsessive-compulsive disorder. *J Clin Psychiatry* 1997; 58 (Suppl 13): 9–13.
10. Somashekar B *et al.* Psychopharmacotherapy of somatic symptoms disorders. *Int Rev Psychiatry* 2013; 25: 107–115.

第 4 章　慢性皮肤病治疗中的依从性

Laura F. Sandoval，Christine S. Ahn and
Steven R. Feldman　著
路雪艳　译　谢志强　校

依从性指的是患者的行为（无论是服药还是改变行为）与医嘱一致的程度（框 4.1）[1]。依从性并不是一个单一的事件，而是一系列影响治疗结果的事件的集合体。首先，患者必须去寻求医学建议，接受评估，得到诊断，接着医生会处方一些药物，患者取药，然后服药（很好或很差）。对一个早期步骤的不依从将会导致对后续一连串步骤的依从性差。对早期步骤依从性的轻微下降可导致无法得到好的治疗效果。在皮肤科，依从性差作为治疗效果不佳的一种原因，长期以来并未得到重视。

评估依从性的方法

对于药物治疗的依从性有几种评估方法（框 4.2）。临床医师通常依赖患者的自我汇报，临床研究可能根据患者日记评价其用药的依从性。这些方法的局限性在于需要依赖患者的能力和诚实，考虑到患者的心理倾向，这种局限性使得这些评价方法无法正确评估真实的依从性。自我汇报的方法，比如日记记录，通常是在实际服药之后一段时间才完成，可能存在回忆偏差，不准确，以及对依从性的过高估计。其他常用而不

框 4.1　定义

- 依从性——患者的行为（无论是服药还是改变行为）与医嘱一致的程度。
- 一致性——患者和医生通过协商达成一致意见，尊重患者的需要及其关于服药（或不服药）的信念。
- 顺应性——患者的行为与医嘱一致的程度，这一术语有着负面含义，将不听从医生建议的错误归咎于患者，现在这一术语已基本被“依从性”替代。

框 4.2　评估依从性的方法

- 主观的（患者汇报依从性、日记）——不可靠，患者总是过高地汇报依从性
- 半客观的（药量称重/药片计数）——波动大，通常不可靠，结果受制于患者的操作。不能提供细节，如用药时间和频率
- 客观的（MEMS）——可靠，但有时不实用。能提供用药时间和频率的细节，可以评估依从性的模式

准确的评估方法包括药片计数、药房记录、药管称重。这些评估依从性的传统方法的不可靠性已被反复证明。

服药电子监测系统（medication electronic monitoring system，MEMS）是最常用及研究最多的依从性监测系统之一。该系统包括一个带有微处理器的药瓶盖，可以发现并记录下每次药瓶盖的开启（图 4.1）。瓶盖的一次开启被认为等同于服用了单次剂量的药物。这一系统广泛应用于口服药物的依从性研究，在外用药物的依从性研究中它也是可行的、准确的。

Carroll 等应用多种方法评估了银屑病患者外用药物治疗的依从性，包括电子监测瓶盖、服药记录及药量称重[2]。由 MEMS 得到的总体平均依从率为 55%，而根据患者服药记录得到的依从率为 87%，证明患者会过高估计自己的用药量。根据药量称重得到的依从率波动较大（27%～458%），说明药量称重也不是一个可靠的评估外用药物依从性的方法。

电子监测系统不仅为依从性的评估提供了一种准确的方法，而且能收集用药时间及用药间隔，从而识别患者的依从模式（图 4.2）。已有研究显示，应用 MEMS 瓶盖监测外用药物治疗痤疮、特应性皮炎和银屑病的依从性，能提高约定访视期前后的依从性[2-4]；关于复诊对患者依从性的这种一贯的强大作用，心理学基础尚不清楚。另外，一项研究发现，随着时间延长，依从性会下降，同时在整个研究期间治疗缺口的数量和

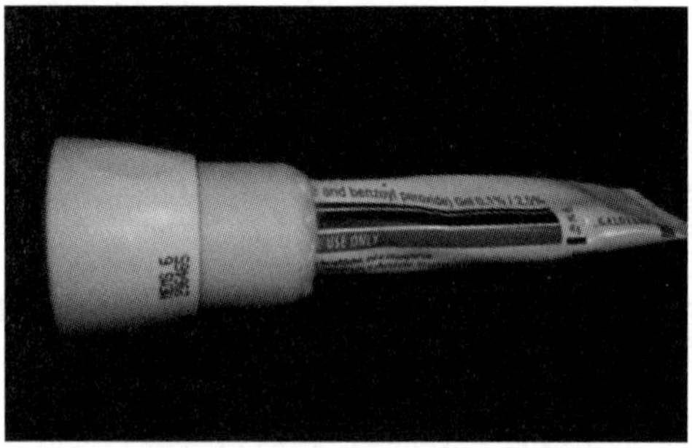

图 4.1　示例：外用痤疮治疗药物连接上服药电子监测系统（MEMS）的瓶盖

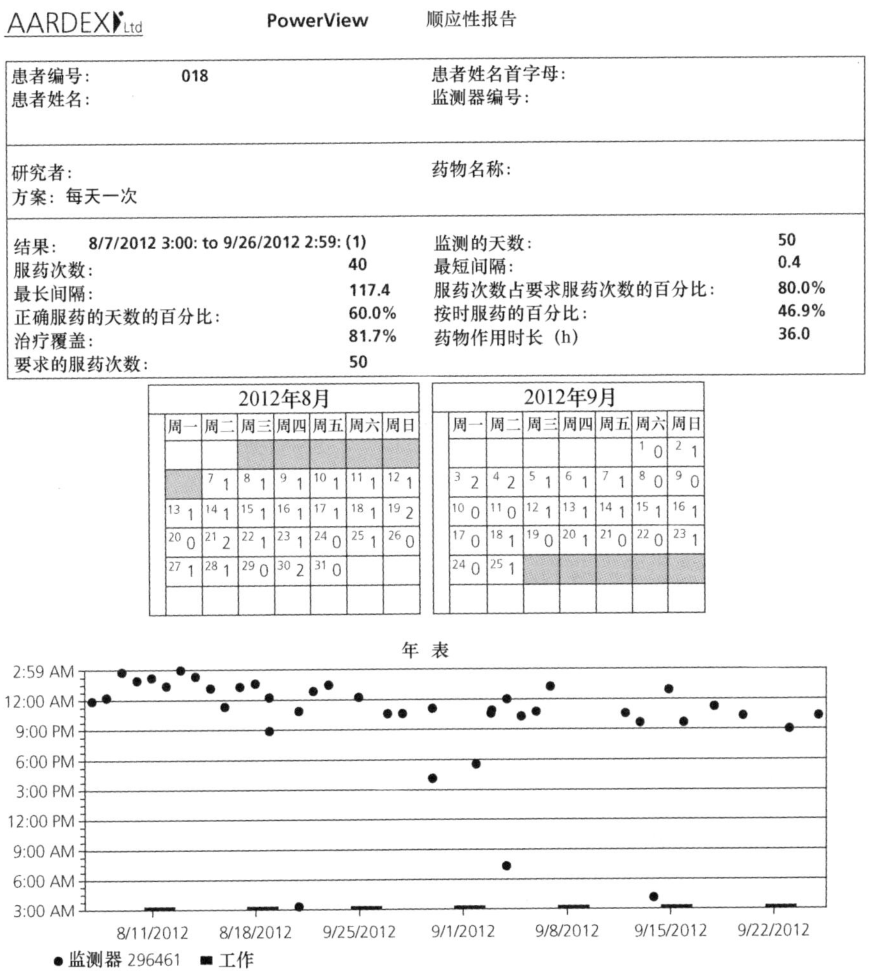

图 4.2　示例：服药电子监测系统（MEMS）收集的依从性数据。数据从 MEMS 的瓶盖上下载后，由 PowerView 软件进行分析（Aardex Group Ltd.，Switzerland）

时长逐渐增加[2]。

慢性皮肤病患者的依从性

在治疗皮肤病的处方中，约有 1/3 的处方，患者根本不会取药[5]，这是初级不依从。次级不依从是指不按医生建议使用药物。在慢性皮肤病（如特应性皮炎和银屑病）的治疗中，初级和次级不依从率都要高于急性皮肤病[5]。而且，外用药物的依从性低于其他治疗，如系统治疗[1,5]。有一点可能很奇怪：疾病越严重，治疗依从性越差，其心理学基础不清。总体来说，对慢性皮肤病的治疗效果不满意是很常见的，这种不满意与依从性差有相关性[6]。

影响依从性的因素

多种因素会影响慢性皮肤病治疗的依从性（表 4.1）。患者通常将治疗效果不佳作为依从性差的原因[6-7]。患者对于无效治疗的看法也受很多因素影响，包括缺乏对疾病慢性特征的认识以及对于治愈疾病的不切实际的期望，或者也有可能患者并未按医嘱用药或用得太少，以至于治疗无效。对治疗失望是很常见的[6-7]。实际上，1/3 的特应性皮炎患者和近一半的银屑病患者不会购买医生处方的以前未用过的药物[5]。

副作用（如干燥和刺激）是对痤疮外用治疗依从性差的常见原因。现在有更多耐受性好的药物可以选择。由于价格高是导致依从性差的原因之一[7]，所以新药物的耐受性虽好，也应考虑其价格高的问题。

患者常只承认忘记了用药[7]，而这种健忘的心理学原因可能很多，包括患者对疾病的认知（这受信仰和文化的影响），或者缺乏积极性。患者也是普通人，即使积极性很高的患者也有忘记用药的时候。患者也可能会忘掉应该怎样用药，以至于依从性不佳。很多患者刚看完病就忘了该如何用药，可能是因为医嘱对用药方法解释不清，也可能是患者接受到了太多信息，很快忘记了其中的细节。

患者给出的其他依从性差的原因包括外用药太麻烦、让人不快、用起来太花时间[6-7]。

种族或文化、健康理念和社会经济状况也会影响用药的依从性[1]。如果关于医疗保健的文化信仰是导致依从性差的原因，应及时发现并做

表 4.1　影响慢性皮肤病治疗依从性的因素

疾病因素	患者因素	用药因素	医生因素
● 疾病严重度 ● 病程	● 吸烟 ● 未婚 ● 患者教育 ● 健忘 ● 失望	● 效果不佳 ● 副作用 ● 对副作用的恐惧 ● 费用 ● 太复杂（如每天多次用药） ● 太耗时 ● 太麻烦	● 访视的频率 ● 患者与医生的关系

出处理。同样，社会经济地位也需要予以考虑，以确保患者得到了合适的治疗。为患者推荐其负担不起的治疗方案会导致患者对医嘱的不依从。

提高依从性的措施

更频繁的互动

根据 MEMS 的依从性研究数据，在随访前后的一段时间内，患者依从性有明显改善。这种“白大衣顺应”现象在非皮肤科疾病的治疗中已有很多报道，而且在外用药治疗银屑病、寻常痤疮和特应性皮炎的患者中也有发生[2-4]。更频繁的访视提供了探讨用药相关问题的机会，包括有效性和副作用，而且医生有机会给予患者鼓励，这是很多患者需要的。从心理学上来说，制订短期的治疗目标（必须用药 1 周或 2 周看起来比必须用药数月或终身要容易得多）会让患者感觉治疗负担减轻。虽然可能有人担心更频繁的访视不太可行，但是将第一次访视的时间由 8 周或 12 周改成 1 周并不会增加访视次数。如果早期的访视使患者使用了治疗药物并且病情得到改善，那么后期因治疗反应不佳而需进行的访视次数可能会减少。

患者与医生的关系

患者与医生的关系是影响治疗依从性的一个重要因素。良好的沟通有助于建立良好的医患关系，包括花时间进行充分的患者教育，讲解疾病、治疗的选择、治疗预期以及可能的副作用。患者信任是依从性好和满意度高的重要预测指标，在信任度最高的 1/4 的患者中，有 62%汇报自己始终会用药并遵医嘱，而信任度最低的 1/4 患者中，仅有 14%能做到[8]。不同患者的信仰和观念不同，认识到这些不同，医师就有机会改善与患者的关系。

患者教育

患者教育可以产生积极的作用并给予患者想要的自主权。另外，患者常会健忘或迷惑于医嘱要求自己做什么，通过演示、小册子或视频进行患者教育可以强化医嘱。由于医生的访视是有时间限制的，这种患者教育可以由护士来进行。通过护士进行的湿疹患者教育会议（视频、演示、讨论）可以使患者的依从性以及特应性皮炎病情均有所改善。有报道显示，对特应性皮炎患者进行教育干预后，患者病情严重度下降高达89%[9]。对患者教育需求的护理评估及护理特异性干预措施将在第9章进行深入讨论。

书面行动计划（written action plans，WAPs）是帮助管理慢性疾病的正式书面指南，已成功应用于哮喘患儿的治疗，而且在特应性皮炎的治疗中也有潜在的益处[10]。WAPs能提供清晰的书面治疗指南以及每日用药提醒，从而可能改善依从性及预后，并有助于医务工作者和患者的沟通。

支持团队也可以进行患者教育并提高患者依从性。这些团队让患者分享经验，并给予患者有关治疗方案的信息。对于已知会影响患者生活质量的慢性皮肤病（如银屑病），支持团队能满足患者的心理需求，使患者感觉不那么孤单。同样，应鼓励银屑病患者参加国家银屑病基金会（National Psoriasis Foundation）或其他类似的团体，其能为患者提供一些同样的支持服务并鼓励患者提高治疗依从性。

提醒

良好依从性的一个常见障碍是健忘。电话提醒系统或发短信提醒患者用药可以显著提高治疗依从性及效果[1]。实际上，一些药物网站，尤其是生物制剂厂商的网站会使用提醒程序，通过电话、电子邮件或短信提醒患者使用药物。但提醒并不总能提高依从性。有些患者容易有逆反行为，不愿被提醒，提醒反而可能降低依从性。在针对寻常痤疮青少年患者的研究中，患者被随机分为四组：一组为标准治疗组，不接受任何附加的干预措施；一组需频繁复诊（第1、2、4、6、8、12周）；一组每天接受电话提醒；一组为患者父母每天接受电话提醒。其中中位依从率最高（82%）的组是频繁复诊组。每天接受电话提醒的组（本人或是父母被提醒）依从性最差，其中父母接受提醒的组依从性显著低于其他各组[4]。

使用贴纸图表可能有助于改善慢性皮肤病（如特应性皮炎）患儿的依从性。这些图表的目的是积极强化，将这些图表挂于一个显眼的位置，如浴室或厨房，可以提醒患儿用药。

简化治疗方案

简化治疗方案是一个心理学上合理的、改善依从性和治疗效果的方法。长期每日一次服药的患者依从性优于服药次数更多的患者[1]。目前临床已有每日用药一次的口服抗生素，以及银屑病或痤疮患者使用的每日一次的外用复合制剂。

其他改善依从性的心理学方法（见第 5 章和第 9 章）

人们都有强烈的心理倾向，更愿意计较自己失去的，而不是得到的。这一点可以被利用，与其向患者说明依从性好可以得到什么，不如说明依从性差会失去什么。例如，你可以说："如果不用防晒霜，你可能会失去年轻的容颜。"而不是说："如果避免阳光损伤，你年轻的容颜就能保持更久。"

显著性也会影响患者的认知，可以用它来改变患者对副作用风险的认知。描述越详细的画面似乎越容易影响到患者的改变。可以应用这一现象来鼓励患者提高对防晒霜使用的依从性。不要告诉患者"如果不用防晒霜，你会得皮肤癌。"可以这样说："如果不用防晒霜，您的鼻子上可能出现一个高尔夫球大小的、溃烂的、有硬壳的恶性肿瘤，需要手术去除您的鼻子，并安装一个可移动的假鼻子。"

实用提示

- 慢性皮肤病治疗的依从性很差，这通常也是治疗失败的原因。
- 依从性差的原因包括治疗无效、失望、副作用、费用较高、健忘、太麻烦，以及外用药物太费时。
- 建立良好的医患关系以加强沟通对于提高依从性非常重要，包括承认患者关于其疾病和治疗的信念，以及对患者进行教育和提供关心支持。
- 干预措施，如增加访视频率、简化治疗方案、提供教育资源以及进行提醒，都可以帮助改善慢性皮肤病治疗的依从性。

参考文献

1. Gupta G *et al*. Adherence to topical dermatological therapy: lessons from oral drug treatment. *Br J Dermatol* 2009; 161(2): 221–227.
2. Carroll CL *et al*. Adherence to topical therapy decreases during the course of an 8-week psoriasis clinical trial: commonly used methods of measuring adherence to topical therapy overestimate actual use. *J Am Acad Dermatol* 2004; 51(2): 212–216.
3. Krejci-Manwaring J *et al*. Stealth monitoring of adherence to topical medication: adherence is very poor in children with atopic dermatitis. *J Am Acad Dermatol* 2007; 56(2): 211–216.
4. Feldman SR *et al*. Adherence to topical therapy increases around the time of office visits. *J Am Acad Dermatol* 2007; 57(1): 81–83.
5. Storm A *et al*. One in 3 prescriptions are never redeemed: primary nonadherence in an outpatient clinic. *J Am Acad Dermatol* 2008; 59: 27–33.
6. Krejci-Manwaring J *et al*. Adherence with topical treatment is poor compared with adherence with oral agents: implications for effective clinical use of topical agents. *J Am Acad Dermatol* 2006; 54(5 Suppl): S235–S236.
7. Brown KK *et al*. Determining the relative importance of patient motivations for nonadherence to topical corticosteroid therapy in psoriasis. *J Am Acad Dermatol* 2006; 55(4): 607–613.
8. Thom DH *et al*. Further validation and reliability testing of the Trust in Physician Scale. The Stanford Trust Study Physicians. *Med Care* 1999; 37(5): 510–517.
9. Cork MJ *et al*. Comparison of parent knowledge, therapy utilization and severity of atopic eczema before and after explanation and demonstration of topical therapies by a specialist dermatology nurse. *Br J Dermatol* 2003; 149(3): 582–589.
10. Chisolm SS *et al*. Written action plans: potential for improving outcomes in children with atopic dermatitis. *J Am Acad Dermatol* 2008; 59(4): 677–683.

第 5 章　皮肤病患者的精神心理评估及干预

Reena B. Shah　著

鞠延娇　译　谢志强　校

人们早就认识到皮肤疾病与精神心理问题是有联系的，一些研究指出，30％的皮肤病患者有明显的精神心理压力[1]。对皮肤病患者的歧视是个严重的社会问题，明显的皮肤异常会引起精神心理障碍，影响患者的生活质量。据报道，皮肤病患者自杀率达 8.6％，高于一般疾病自杀率[2]。本章将从精神心理学的角度阐述皮肤病的管理——从初步评估到治疗方式。

目前有研究在探讨皮肤病对精神心理的影响，所涉及的疾病主要是银屑病、湿疹、痤疮和白癜风。最多见的影响是对自身外观的担心所致的焦虑、社交能力弱及自卑。这些患者可能具有社交障碍，并且经常拒绝参加任何会暴露皮肤的活动，比如游泳、亲密关系。这可能是因为害怕被嘲笑或被拒绝，或感到尴尬和（或）羞耻感和自卑感（图 5.1）。压力和皮肤疾病的加重也有着密切联系。

非常重要的一点是要注意皮肤病患者的压力具有变异性，精神心理压力的严重程度与皮肤病的严重程度并不完全相关。这可能是因为社会支持、对疾病的认知、信念和处理技巧的不同。同样需谨记，那些没有可视见的皮肤表现（例如外阴痛）的患者也可表现出较大的精神心理压力及消极的自我评价[3]。

种族、性别、文化都与皮肤疾病对生活质量的影响相关。例如，有些白癜风患者认为色素脱失会影响他们的种族身份，或者某些文化认为色素脱失是之前做过坏事的表现。

心理学家应对皮肤病患者的主要方式

面对患者，最重要的一方面是形成治疗关系，这是改变发生的载体。患者在积极的治疗关系中依从性更好且康复更快。同情、真诚、尊重、

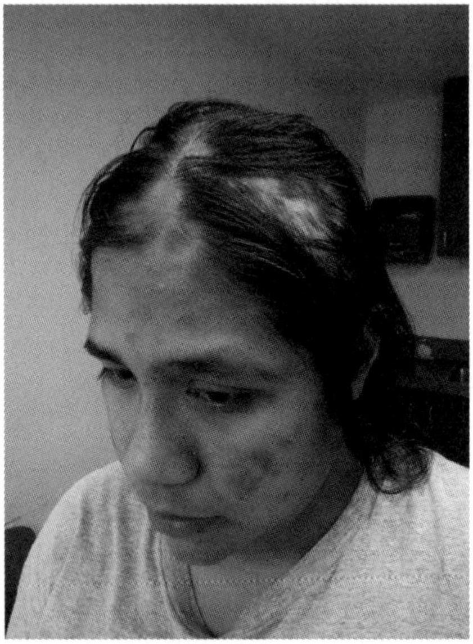

图 5.1　女，21 岁，新诊断为系统性红斑狼疮，脱发，面部皮疹。尽管她的系统症状控制良好，对其皮肤病变及心理问题的评估仍非常重要（见彩图）

保持眼神交流、提供支持、建立信任可以促成上述治疗关系。

苏格拉底提问法

在咨询过程中采用苏格拉底提问法可以更有效地与患者沟通，更好地了解患者的想法（框 5.1、5.2）。古希腊哲学家苏格拉底采用这种系统的提问方式来发现真相，引发思考性的对话，改变人们的观点。Padesky[4] 认为采用这种提问技巧有助于了解患者对自身疾病的看法，同时探索替代性观点，以产生积极的改变。作为一种“引导性发现法”，苏格拉底提问法已广泛应用于认知行为治疗（cognitive-behavioural therapy，CBT）。

苏格拉底提问法主要有四个阶段：

- **询问信息**：帮助患者发现自己的困难且促进医患相互理解。
- **倾听**：对非语言信息、特殊的词语、情绪反应加以注意并做出回应，以加强互动。

框 5.1　什么是苏格拉底提问法？

苏格拉底提问法所提问题应该：
- 患者知道答案
- 将患者的注意力引向与正在讨论的问题相关但可能与其目前的关注点不同的信息
- 通常将具体的转化为抽象的
- 最后，患者能够采用新获得的信息来评价之前的结论或形成新观点

框 5.2　苏格拉底提问法举例

澄清式问题
- 你认为最主要的问题是什么?
- 你患银屑病的经历是怎样的? 它是怎么影响你的日常生活的?
- 你说 X 的意思是?
- 你最担心的是什么?
- 你希望有什么样的改变?

引起注意的假设
- 你为什么会这样想?
- 什么使你形成这样的观点或什么影响你的思考?

引起注意的原因及证据
- 什么使你相信这种观点?
- 这些困难给你的生活带来哪些改变?
- 遇到这些困难后你停止或开始了什么事情?
- 这问题有多严重?
- 当你产生这种感觉或遇到这种情况时你的大脑里有什么想法?
- 你有注意到你身体有任何改变吗? /你在经历这种问题时身体有什么感觉?
- 你自己怎样应对这种情况?

引起注意的不同的观点/视角
- 你的伴侣/照料者怎样看待 X?
- 你可以采用不同的方式来看待它吗?
- 在应对皮肤问题时你的优势和弱点分别是什么?

引起注意的影响和后果
- 这会有什么影响?
- 如果这个问题解决了，你的湿疹会怎样?
- X 如何影响 Y?

- **总结听到的信息**：这可以使患者感觉到自己被倾听，自己的担忧得到了理解。
- **询问分析性及综合性问题**：每隔几分钟就应该有一次这样的提问，即获取新的信息后将这些信息与患者最初的担忧联系起来。例如："这些信息为什么让你认为自己是个失败者?"[4]

精神心理评估

要认识到评估本身就是一种治疗并且可以提高疗效。进行精神心理评估的理想时间是 1 h（或更长）。因为时间限制，在进行总体精神心理评估之前要先采用初级筛选评估看是否能获得精神或心理评估授权。在进行精神心理压力评估及解释精神与皮肤之间的联系时，标准化是非常重要的。图 5.2 及框 5.3 给出了简要精神心理评估（内圈）及进一步精神心理评估（外圈）所应涉及问题的建议。

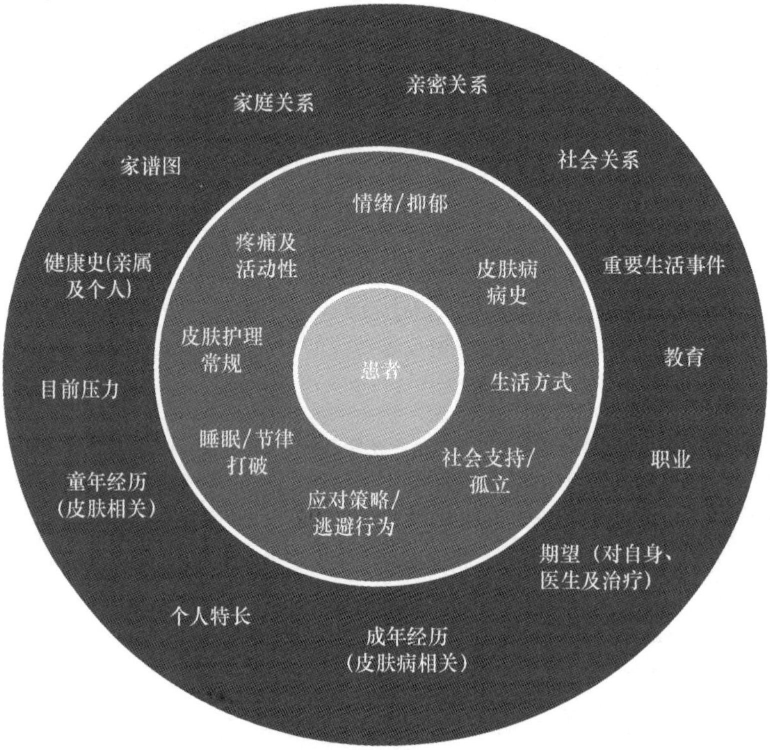

图 5.2　对皮肤病患者进行简要的精神心理评估时需要涉及的内容（内圈），以及进行长期心理评估需要涉及的内容（外圈）

框 5.3　皮肤病患者的初步精神心理评估

- 询问患者皮肤问题的严重程度（严重度评分 0～10 分）
- 询问皮肤病对患者日常生活的影响（日常活动被打断、引起应对策略及逃避行为）
- 询问患者的生活方式及睡眠情况（注意对他们生活的影响）
- 如果患者有搔抓行为，询问一般什么时候搔抓（尤其是每天哪个时间段/什么情况下/当自己一人时）以及搔抓的方式（是否用器具挠）
- 询问详细的皮肤疾病进程（例如什么时候减轻，什么时候加重）
- 询问平时或擦药的时候是否有疼痛感（如针刺感）
- 如果患者有外用药膏，询问他们的具体用法（如涂得厚还是薄，持续用药还是仅仅在皮肤干燥的时候用），以及他们停止用药的原因

进一步进行精神心理评估的问题

- 若怀疑有认知功能障碍，可采用简明精神状态评估量表
- 如果患者年龄超过 50～55 岁，考虑痴呆的可能性

标准化量表

在病情评估阶段、整个治疗阶段及追踪患者状况的随访（如每 3 个月一次）阶段都可以使用标准化量表及主观感觉评分。主观感觉评分（如从 1～10 中选一个数来评价自己的焦虑感觉，10 是最坏）在任何就诊及反馈过程中都可以使用。表 5.1 中列出了一些有效且常用的标准化量

表 5.1　精神皮肤病学常用的标准化评估量表举例——分为皮肤病学特异性量表、皮肤病特异性量表和非皮肤病学量表

皮肤病学特异性量表	主要方面	适用年龄
皮肤科生活质量调查表	生活质量	≥15 岁
Skindex-29	生活质量	≥18 岁
Skindex-16	生活质量	≥18 岁
儿童皮肤病生活质量调查表	生活质量	4～16 岁
家庭皮肤病生活质量调查表	患者的家人及照料者的生活质量	≥16 岁
欧洲五维健康量表（www.euroqol.org）	生活质量	≥18 岁
皮肤病特异性量表		
皮肤癌量表	皮肤癌患者（黑素瘤除外）的生活质量	≥21 岁
皮肤癌生活质量影响评估量表	非转移性皮肤癌患者的生活质量	—
银屑病障碍指数	银屑病患者的生活质量	≥16 岁
白癜风特异性健康相关生活质量量表	白癜风患者的生活质量	≥18 岁
Cardiff 痤疮障碍指数	青少年痤疮患者的生活质量	青少年及青年
患者主导的湿疹评估（根据年龄分为两个版本）	湿疹患者的生活质量	儿童（家长协助）及成年人
皮炎对家庭影响的调查问卷	皮炎患者的家人及照料者的生活质量	≥16 岁
婴幼儿皮炎生活质量评估量表	生活质量（由患者的家人或照料者填写）	≥4 岁
非皮肤病学特异性量表		
一般健康问卷	当前心理健康状况	≥16 岁
医院焦虑和抑郁量表	焦虑和抑郁	≥16 岁
简明 Derriford 外观量表	对外表的担忧	≥18 岁
简明负面评价恐惧量表	社交恐惧	≥16 岁
疾病认知问卷	健康观念	≥18 岁
患者健康问卷	抑郁、焦虑、对身体的担忧、饮酒、饮食情况	≥18 岁
9 条目患者健康问卷	抑郁	≥18 岁
15 条目患者健康问卷	对身体的担心	≥18 岁
广泛性焦虑障碍量表	焦虑	≥18 岁
生活事件压力量表（Holmes 和 Rahe 压力量表）	压力导致疾病的风险	—

表，其中有通用的，也有针对皮肤病的。只要遵从实施及分级测量说明，任何医务人员都可以不经过进一步培训就可使用这些量表。

风险评估

皮肤病患者的自杀意念发生率非常高，所以应当对其进行自我伤害风险评估。男性自杀的可能性比女性高 4 倍，但是女性自杀意念的发生率比男性高 3 倍[5]。如果患者有自杀风险，医生必须花时间真诚地倾听他们的担忧。讨论自杀问题并不会将自杀意念引入患者的头脑中，他们可能已经经历自杀的想法，而分享这种想法能使他们释怀。与患者一起努力，使他们参与你为他们提供帮助的过程。了解你的资源及转诊选择，为患者制订一份安全计划/合约。为患者创造希望并与患者一起朝向实际可做的事情努力。找出任何可以帮助患者或与患者联系的人，如家人、老师、朋友、宗教领袖等，确保患者有自杀帮助热线或紧急心理问题服务等可以立即提供帮助的机构的详细联系方式。如果你认为患者有直接自杀风险，这时允许采取精神病学诊治，可以考虑根据《精神卫生法案》将其收入院监管。关于自杀的详细探讨见第 6 章。

特殊情况

对于复杂的患者，如人工性皮炎或寄生虫妄想症患者，目前的理念不是帮助患者克服对关系破裂的担忧。目前猜想，皮损的出现是为了满足潜意识里的心理需求，如果这种需求被满足，病情就可以缓解。这进一步强调了在探寻患者的心理负担前发展治疗关系的重要性。强调精神心理与皮肤之间的联系对讨论与皮肤问题相关的心理压力以及其可能带来的影响有帮助。

对于抵触治疗的患者，动机性访谈是一种探索并解决抵触心理的方法。其以患者的动机过程为中心，促使其改变。更多相关信息，请访问 www.motivationalinterview.org。

精神心理干预

对皮肤病患者来说，精神和心理干预都有必要，如果皮肤科能接受这一观点并切实实施，就可以减少过度或强化治疗。精神皮肤病学的护士可指导患者进行自助（见第 9 章），已经证实这比患者自己进行自助要有效得多（图 5.3）。

目前有许多种基本的、复杂的疗法来帮助皮肤病患者（患者个人、群体、夫妻或其家人），然而并没有清楚的证据表明哪一种治疗方式是最有效的。

基本治疗

心理教育

临床实践证明，通过解释、提供教育卡片等方式对患者进行心理教育有助于加强患者的理解和治疗依从性，还可以减轻患者的焦虑。提供教育卡片可加强大脑和皮肤间的联系，增强患者对自身精神心理状况的洞察力且促进其正常化，减少其羞耻和害怕的感觉。

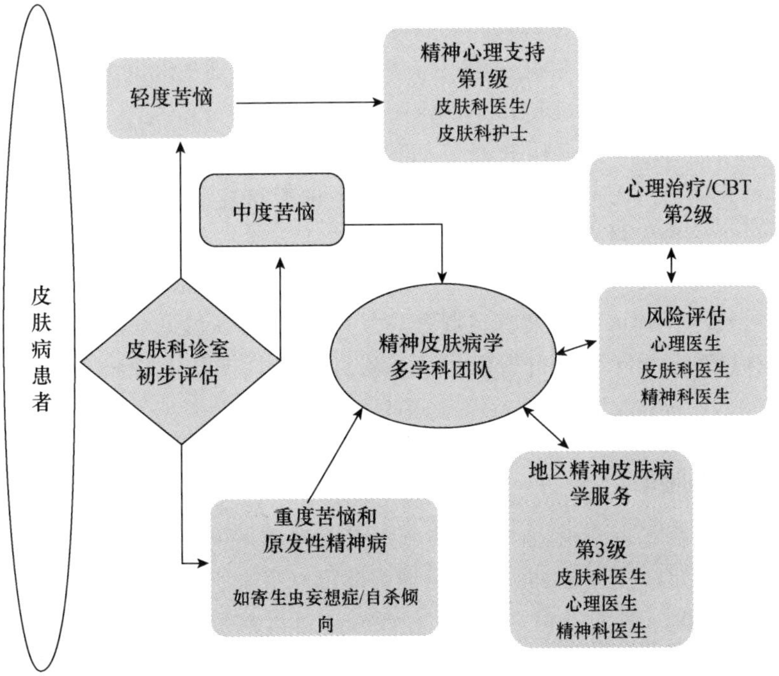

图 5.3　精神皮肤病学服务的分级（BAD Working Party report，2012；http://www.bad.org.uk/Portals/_Bad/Clinical%20Services/Psychoderm%20Working%20Party%20Doc%20Final%20Dec%202012.pdf）。注：心理痛苦水平通过 HADS 和 DLQI 评估确定（HADS，医院焦虑和抑郁量表；DLQI，皮肤病生活质量指数）。CBT，认知行为疗法

自助

自我管理疗法是使患者对治疗师的依赖最小化、自助最大化的简单疗法，它通常基于认知行为疗法。基于电脑和文献的自助疗法可节约成本和资源，并为患者提供与其需要相适应的有效帮助。另外，自助疗法（包括何时使用自助疗法的计划）可以减缓皮肤病相关的心理痛苦[6]（见第 7 章）。

放松疗法

目前有大量研究强调精神心理压力与皮肤病暴发之间的关系，如银屑病、湿疹、痤疮[7]。压力可导致病情加重，而病情加重又会带来更多的压力，这样就形成了恶性循环。放松可以有效降低唤醒水平，进而减轻焦虑和紧张。放松技巧有许多种形式，如想象、渐进式肌肉放松法、色彩呼吸疗法、外部聚焦疗法、瑜伽、冥想等。人们发现，在临床实践中仅仅包含一些基本放松技巧的自助教育卡片也是有益的。放松和转移注意力的方式十分人性化并且是有效的。更多详细资料可从网上获取，如 http://www.getselfhelp.co.uk/docs/Relaxation.pdf。

教给患者简单的呼吸技巧，如数 3 秒，缓慢地从鼻子吸气，用嘴呼气，每天睡前练习几分钟会十分有效，且进行这样的练习可帮助理解治疗进程。医护人员自己也可以练习这些技巧，这样可以帮助我们体会这些疗法，进而更好地向患者解释练习这些技巧的作用。仅有想象疗法的单个放松疗程就可以极大减轻湿疹患者的焦虑状态和主观瘙痒感觉，提高精神放松水平[8]。免费想象疗法资料可从网上获取（如 http://www.getselfhelp.co.uk/docs/ImagerySelfHelp.pdf）

社交能力训练

对皮肤病患者来说，社交能力训练是有效的，可以帮助他们应对别人的反应，学习社交互动。社交技巧训练还可以带来正调节，通过促进患者在社交中从别人那里获得更多的积极反馈，可以减轻社交焦虑，由此患者会逐渐形成更积极的自我认知[9]。关于社交能力训练请详见第 12 章。

更多复杂疗法

更多复杂的疗法需要一些特殊训练，使用时需要监督。

习惯逆转疗法

习惯逆转疗法是一种行为治疗，它有助于减轻搔抓欲望，而搔抓可以加重皮损（见第 8 章）。

认知行为疗法

认知行为疗法的理论基础是我们的感觉可以影响我们的想法和行为，精神心理问题也由此获得且可以通过学习而改变。在治疗过程中，患者应是积极的参与者，他们可以帮助发现、挑战并修饰自身那些致使症状一直不能缓解的错误观点和行为模式。认知行为疗法可以立刻起作用，减轻精神心理问题的症状和体征[10]。图 5.4 中的基本模式图体现了我们的思想、躯体感觉、情绪和行为之间的联系以及环境、压力和早年的经历对它们的影响。

认知行为疗法必须与每个患者或每对夫妇及他们的特定问题相适应。例如，社交焦点与白癜风相关[6]。目前认为这种恐惧的主要原因是逃避。有社交焦点的人基于之前的经历形成了一系列对自身及他们所处的社会

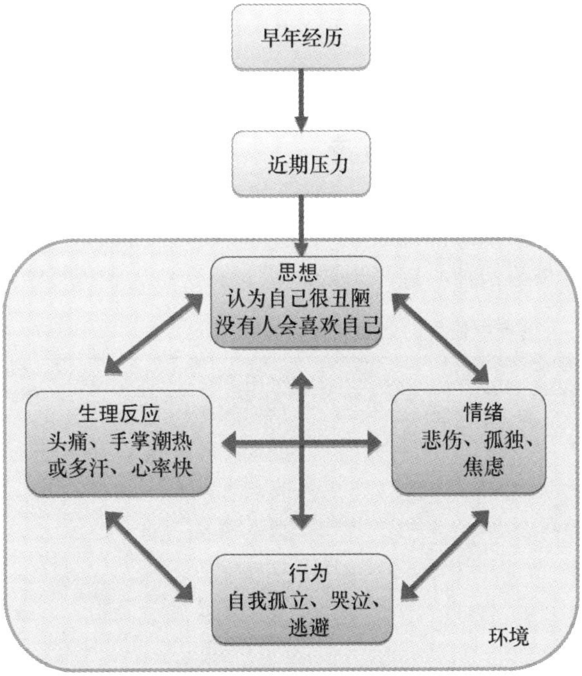

图 5.4　基本认知行为模式

环境的不良假想。这些假想致使他们认定社交环境是危险的，并且预测自己肯定不会有理想的表现。他们还会把良好的或模棱两可的社交暗示当作别人对他们的负面评价[11]。鉴于患者解决皮肤问题的方法会影响他们应对社交焦虑的方式，帮患者找到适合他们的应对策略也是十分重要的。

在治疗期间，经过专业培训的治疗师会根据他们对患者、患者的问题及相关特定目标的不断变化的概念模式调整训练课程，选择治疗技巧。表 5.2 列举了在认知行为疗法中最常用的治疗方法，训练课程后的“家庭作业”的概念很重要。

研究证明，认知行为疗法是一种有效的疗法，尤其是在针对银屑病、湿疹、瘙痒患者的研究中，这种心理干预可以有效减轻症状的严重程度，减少对药物的依赖，减轻心理痛苦，增强控制和调节皮肤问题的能力[12]。

有专门针对躯体变形障碍的认知行为治疗模式[13]。这种治疗模式认为，担忧躯体形象的患者的心理障碍最初来源于害怕和逃避，认知障碍使得心理问题持续存在[13]。

认知行为疗法的自学课程可从网上获取（如 http://www.getselfhelp.co.uk/docs/SelfHelpCourse.pdf），从中度到重度都有相关的临床指导。

基于临床实践的其他治疗

一些患者心理障碍的出现早于皮肤问题，皮肤病可以看作创伤、受虐、退休、丧亲等精神心理压力的表达。对这些患者进行治疗时着重关注

表 5.2　认知行为治疗中使用的认知和行为技巧

行为	认知
周日记	信仰调查
行为实验	探索思考类型
安全行为实验	挑战思想
分散注意力	成本-效益分析
放松/体育活动	积极肯定
时间调度平衡	思想日记
分级挑战	积极思考、感觉、行为日记
自我奖赏	

精神心理问题有助于减轻皮肤问题，缓解心理困扰。目前多种疗法有效，如认知行为疗法、系统家庭治疗、接受和承诺治疗、图式治疗、专注与叙事疗法等。临床实践中，系统家庭治疗原理的应用可有效减轻心理压力，增强积极的夫妻关系，减轻皮肤病的严重程度，对银屑病、皮肤搔抓、人工性皮炎尤其有效。这种治疗方法的关键是理解患者的精神心理问题是基于怎样的家庭及社会关系背景，以及这些相互关系是如何影响患者的心理问题的。这些问题是多种因素共同促成的，它不仅仅在于患者本身，而且是患者与其周围环境，如社区、文化等相互作用的结果[14]。为确定系统家庭治疗对皮肤病患者的疗效，实证性研究十分有必要。

皮肤科医生如何实施精神心理治疗?

理想的精神皮肤病学系统应该是一个多学科团队，包括皮肤科医生、保持联络的精神科医生、心理医生及护理专家。实际上，皮肤科医生往往是独立工作的，所以他们应该了解使患者得到心理帮助的当地途径。皮肤科医生应该通过医院电话总机与医院的精神病联络服务、临床心理健康学科或教育小组建立联系，并且熟悉会诊路线。

精神心理帮助还可以通过网络资源获得，在英国可以访问促进精神心理服务（Improving Access to Psychological Services，IAPT）网站（www. iapt. nhs. uk），在美国可访问 www. psychologytoday. com.

实用提示

- 关键是建立治疗关系，因为这是发生改变的载体。
- 使用苏格拉底提问法有利于吸引患者，了解患者，与患者共同探讨选项。
- 应用 DLQI、Skindex-16、HADS 等量表可提高咨询效率。
- 心理教育和自助是有效的基本心理干预。
- 在对精神皮肤病患者的管理中，理解什么时候、为什么、怎样寻求精神心理健康专家的帮助非常重要。

参考文献

1. Gupta MA, Gupta AK. Psychiatric and psychological co-morbidity in patients with dermatologic disorders. *Am J Clin Dermatol* 2003; 4(1): 833–842.
2. Picardi A *et al.* Prevalence and correlates of suicidal ideation among patients with skin disease. *J Am Acad Dermatol* 2006; 54: 420–426.
3. Wylie K *et al.* Psychological difficulties within a group of patients with vulvodynia. *J Psychosom Obstet Gynecol* 2004; 25: 257–265.
4. Padesky CA. *Socratic Questioning: Changing Minds or Guided Discovery?* Keynote address delivered at the European Congress of Behavioural and Cognitive Therapies, London, September 24, 1993. Available at www.padesky.com.
5. American Psychiatric Association. *Dimensions Proposed for Suicide Risk Assessment in DSM-V*, 2010. Available at www.DSM5.org. Accessed 12.01.13.
6. Shah R *et al.* Enhancing self-help for social anxiety associated with vitiligo. Oral presentation at The Division of Clinical Psychology Annual Conference, Birmingham, December 2011. *Clinical Psychology Proceedings*.
7. Al'Abadie M *et al.* The relationship between stress and the onset and exacerbation of psoriasis and other skin conditions. *Br J Dermatol* 1994; 130: 199–203.
8. Horne D *et al.* The effects of relaxation with and without imagery in reducing anxiety and itchy skin in patients with eczema. *Beh Cog Psychotherapy.* 1999; 27: 143–151.
9. Robinson E *et al.* The evaluation of the impact of social interaction skills training for facially disfigured people. *Br J Plast Surg* 1996; 49: 281–289.
10. Roth A, Fonagy P. *What Works for Whom? A Critical Review of Psychotherapy Research.* New York: Guildford Press, 1996.
11. Clarke *et al.* A cognitive model of social phobia. In Heimberg R *et al.* (eds) *Social Phobia: Diagnosis, Assessment and Treatment.* New York: Guilford Press, 1995, pp. 69–93.
12. Shenefelt P. Psychodermatological disorders: recognition and treatment. *Int J Dermatol* 2011; 50: 1309–1322.
13. Veale D. Cognitive-behavioural therapy for body dysmorphic disorder. *Ad Psych Treat.* 2001; 7: 125–132.
14. Dallos R, Stedmon J. Systemic formulation: mapping the family dance. In: Johnstone L, Dallos R (eds). *Formulation in Psychology and Psychotherapy.* Hove: Routledge, 2006.

第 6 章　精神皮肤病学中的风险和风险管理

William H. Reid and Simon Kirwin　著
张于亚楠　张晓　译　岳伟华　校

精神病风险和皮肤科患者

本章将讨论到的三种精神或社会心理风险都是皮肤科医疗工作者应该充分认识和警惕，并在会诊/转诊前应能加以识别和处理的风险。这三种风险是：患者的自杀或自伤风险；患者给他人（包括临床医生、同事和家人）带来的风险；儿童的虐待或忽视风险（可能属于也可能不属于精神障碍症状）。本章还会涉及一些共患精神障碍的情况，影响皮肤病表现或患者整体情况判断。

一些机构，像精神皮肤病学诊所和专业单位，非常适合做详细的精神科评估和临床干预。对大多数人而言，目标是识别潜在的危险或复杂情况，更好地理解它们对皮肤病治疗的影响，在这些情况出现时及时恰当地处理。不要求皮肤科医生对所有患者都进行详细的精神科评估，也不倡导在皮肤科开展深入系统的风险管理。

临床风险、风险处理和保护患者的原则是国际通用的，但是与此相关的法律却是因地点而异。以上事件的处理方式在不同国家有较大差异，如临床医生的责任（如在医疗事故中的责任）问题。本章以美国和英国为例，讨论通用的临床和安全原则。本章内容并不打算涵盖所有国家的法律和文化，也不应被认为是任何形式的法律意见。

自杀、自杀意念和自杀风险

一般人群中自杀可能不属于常见死亡原因（每年在英国和美国

100 000 人中有 8～12 人选择自杀[1]），但在皮肤科至少有以下两个原因促使医生充分重视自杀问题。首先，到皮肤科就诊的患者有时可能存在严重的自杀风险；其次，如能实施充分的风险识别和精神科服务，自杀往往是可以预防的。一般来说，从统计角度看，慢性疾病患者的自杀风险一般会逐渐增加[2]。随着临床症状日益加重，患者逐渐出现挫败感，且躯体歧视、体质虚弱和（或）精神障碍易感性高等都可能促使其实施自杀行为。

皮肤病本身较少引起自杀风险的显著增加。最常见的情况是精神障碍易感个体出现了皮肤问题而加重其早已存在的自杀风险，不管这种皮肤疾病是否与其精神障碍相关，已出现的自杀倾向往往会因患严重（或认为严重）的皮肤病（如可导致毁容的银屑病）而加重。

自杀风险的评估与识别

全面系统的自杀风险评估可能超出了大多数皮肤科医生的执业范围，但掌握识别和优先处理重要风险因素的原则有望显著降低患者自杀的可能性。

多数自杀行为发生于精神障碍状态下，通常是抑郁症（抑郁障碍）、严重焦虑障碍、精神病性障碍、物质滥用或多种精神障碍共存。因此，强烈建议在对患者进行初始评估阶段或症状回顾阶段筛选精神障碍患者，甄别重要症状。

- **评估皮肤病对患者的情绪影响**。直接询问严重痤疮等皮肤病对患者的精神和社会心理学影响。尝试识别患者古怪或夸大的情感反应、情绪或其他反应（如患者表现出与现状不符的害怕、绝望和担忧），接着直接询问这些情况对患者来讲意味着什么。
- **询问自杀和其他精神问题时尽量直接**，不要因为瞻前顾后而推迟询问。专业的询问一般不会使事情更糟，但询问不充分则可能因错过重要信息而面临更大风险。
- **不要随便相信确有强烈自杀念头的患者的口头保证**。已决心自杀的患者有时会撒谎，隐瞒其自杀想法和意念，而非精神科医师常不擅长甄别患者是否在说谎，故有必要从其他知情人和医疗记录中获取尽可能多的确凿资料。
- **主要的风险因素很少会被所谓的“保护因素”而抵消（这种现象与某些风险评估规范中声明的相反）**。多数确有强烈自杀意念的患者常被这些风险因素驱动，压倒他们的洞察力、逻辑力和判断力，进入一种走向死亡的“窄视”状态。在这种情况下，诸如家庭、宗教或者良好的预后这些“积极因素”与他们当下的风险相比就显得无关紧要了。

- **专业医生对“自杀意念”概念的理解非常重要**。对医生而言，任何伤害或者可以伤害患者的主动行为都应被考虑为“自杀意念”。不要试图区分“自杀未遂”和“尝试”。非致命性的尝试、“自杀演练”和“准自杀”行为（如装卸枪支、做绳套、切割或灼烧皮肤等）都可能是常见的自杀前兆。

框 6.1 总结了重要的自杀风险因素。

一般而言，越是近期出现的令人担忧的自杀风险及行为，越值得密切关注。过去数天或数周内出现的自杀尝试行为更需要立即请精神科会诊或转诊（同时保护患者直到完成转诊）。

许多风险评估规范所列的其他因素（如年龄或婚姻情况）在临床实践中可能并不具有可预测性，反而会使精准的风险评估变得更加模棱两可（如：当患者并非处于高自杀风险年龄或性别组时，可制造假的信任感）。考虑到患者的风险水平，当医生决定是否需要对患者采取进一步措施时，框 6.1 所列主要风险因素应纳入优先考虑范围。

框 6.1　自杀的风险因素

- 既往自杀尝试（见正文）
- 自杀计划
- 严重的、强迫性的自杀念头（对增加的稍纵即逝的想法认真对待，但这些想法是常见的，并非总是大幅增加自杀的风险）
- 急性抑郁或焦虑
- 精神不稳定（包括情绪的不稳定以及消长变化的自杀意念）
- 精神病性障碍，尤其当患者感到被迫害、有缺陷、身处危险或重大损失时
- 绝望（与精神障碍、临终疾病或严重毁容等躯体疾病或其他生活情况有关）
- 物质滥用（包括中毒、成瘾、处方药滥用，及某种形式的物质戒断反应）
- 与世隔绝（独居或近期自我隔离）
- 有重大损失（失去亲人或伙伴、失业、截肢、近期被捕或定罪、重大经济损失、毁容、被严重羞辱）。相比长期处境，自杀风险更易受到近期社会或关系状况改变的影响，但二者都很重要
- 上述任何情况下患者洞察力、判断力或自我控制力的削弱

特定皮肤病的风险问题

许多皮肤科疾病会增加精神疾病易感性较高患者的自杀风险。在健康人群中，有些皮肤病（如顽固性瘙痒症）患者也会因瘙痒难耐而出现

自杀的想法，但与自杀的具体关系仍有待深入研究。

毋庸置疑，死亡风险高的皮肤病患者，以及伴皮肤症状的重症全身性疾病患者常表现出显著的心理压力和不适。罹患恶性黑色素瘤面临死亡的患者，尤其是坚信自己所患疾病将会导致死亡或长期痛苦的患者，面临的自杀风险可能更为突出。对这些患者而言，充分评估上述疾病的自杀风险，对疾病预后和治疗方案进行明确而实际的讨论，以及考虑向精神科转诊等都是非常重要和必要的。

很多疾病诊断貌似不祥的患者并未意识到医学进步已经可以充分改善疾病的预后。有些患者则夸大了诊断的严重程度，如鳞状或基底细胞癌（似乎隐含着可怕的“癌症”一词）。那些没有被充分告知病情的患者往往承担了不必要的情绪沮丧，其中一些选择了自杀（见第 24 章）。

甚至对于精神健康的患者，皮肤病引发的躯体缺陷也会导致患者自尊心大幅降低。那些同时患有精神障碍（见第 13 章），尤其是抑郁障碍、重度焦虑、精神病性障碍和躯体变形障碍的患者，应该受到额外的关注。

面部对于身体形象尤为重要（见第 12 章）。大多数执业医生都知道，严重的痤疮可诱发或加重抑郁症，特别是对青少年患者。据估计，在皮肤科就诊过的银屑病患者中，15%有过自杀的想法，这种想法与自尊心及身体形象受损有关[3]。特应性湿疹患者有相似程度的心理困扰。

严重的痤疮和类似的导致毁容的疾病可能成为被羞辱（被他人羞辱或者自我内心感受的结果）或欺凌（包括所谓的“网络欺凌”）的一个因素，尤其在青少年中比较常见。在这类患者中，被欺凌成为自杀的原因是比较罕见的，但是本身即情感脆弱的患者需要额外的评估和支持，有时需要转诊到精神科。

明显的脱发（见第 10 章）往往与抑郁相关，并且关系到自我形象。女性和精神脆弱的患者可能会出现更严重的情绪症状，从绝望到产生自杀的念头都有。

可能以皮肤病症状首发的精神障碍

皮肤科医生和初级保健医生可能是首先接诊躯体变形障碍患者的医生（见第 15 章）。躯体变形障碍是常见的严重精神障碍，患者一般不存在身体缺陷（或仅有小的瑕疵，被显著夸大），但却强迫固执地认为自己有显著的身体缺陷或不足。此类患者的抑郁和焦虑情绪较常见，若负性情绪严重到一定程度，患者常会出现自杀念头。至少有一篇文献显示此类疾病的自杀率要高于临床抑郁症[4]。

本章主要内容不是讨论单纯存在于寻求皮肤科治疗的患者的所有精神障碍。像所有医生一样，皮肤科医生应该警惕那些未能接受治疗或未充分治疗的精神障碍患者，意识到皮肤科和精神科诊断和治疗间的潜在相互作用，注意在没有与为其开具处方的医生讨论时，变更患者的精神障碍治疗方案要慎重。

对经常接触精神障碍共病患者的皮肤科医生来说，改变接诊室的布局可以减少患者的易激惹性，提高员工安全（框 6.2）。

皮肤科常见非自杀伤害

许多寄生虫妄想症（见第 14 章）患者试图用有害的方式治疗或清洗自己（例如使用汽油、电、烧或剜）。其中一些方式，像自杀尝试的一些形式，对他人来说也是有危险的（如用汽油有引发火灾的风险）。

人工性皮肤病（见第 17 章）患者在试图导致令人相信的皮肤病变时可能会严重伤害自己。儿童和残疾监护人的风险特别大，因为他们不能控制行凶者的施害行为，且通常不能诉说或提供足够的证据（见虐待和忽视部分）。

框 6.2　门诊风险最小化（见第 2 章）

布局

- 尽量减少走廊的角落布局，以便从接待处即可以轻易观察到等候区。
- 安静平和的氛围。
- 咨询与辅导室要在安静区域，有利于心理辅导工作。
- 如果是联合诊所，空间应足够容纳两名医生、患者和照顾患者的人。
- 诊疗室的门应能从外面但不能从里面锁住，或容易从外面打开，以防患者把自己锁在屋内。
- 安装防碎窗户。如果在高楼层，窗户应不易被打开。
- 诊疗室不能有易碎的家具或尖锐物体。
- 有从诊疗室出入的安全路线（最好有两个独立的出口），避免患者出现暴力或攻击行为。
- 如果诊室只有一个出口，其布局应使医生总处于最靠近门的位置（如检查床位靠在墙边，距离门最远）。
- 紧急报警系统——无论是身体携带式还是安置在房间内的，应确保所有员工知道如何使用/回应。

临床

- 接待人员接受专业培训，能够理解患者的需求。
- 如果患者有高风险，不要让独自一名医生进行评估。
- 当评估异性患者时应有陪护在场，每位患者都有被陪护的权利。
- 在就诊期间，其他工作人员（护士或接待人员）尽量避免进入诊疗室。

风险管理

无论是自杀风险还是其他类型的风险，风险管理的首要原则就是要保护患者。对在本章内容中出现的情况，则意味着要在可行的前提下尽可能快地降低风险，寻求专业帮助。

降低严重自杀风险的第一步往往是做好特定的控制和监测。即要请患者在合适陪护的陪伴下尽量留在办公室或诊所，直到精神科会诊或其他恰当救援到达。临床医生不是警察，但其做出的每个合理、非强制的行为都应保证患者的安全，并防止他/她离开。高危患者有时会要求离开诊室，偶尔会变得易激惹。除非患者对他人有直接的危险或情况非常危急，一般不与患者对抗可能比直接限制其人身自由更好。不要把自己、职工或其他人置于不必要的危险境地。

医务人员不要高估自己预测或控制患者激越或暴力行为的能力。大多数因患者造成的医务人员受伤事件都发生在不可预测和令人吃惊的情况下。除非是特别紧急的情况，要将有技术含量的任务，比如“使患者冷静下来”留给专业人员去做。

不要试图约束患者。皮肤科医生和初级保健人员很少接受如何安全约束患者的培训。此外，当地的法律可能有关于违背患者自身意愿限制和束缚患者的严格法规（框 6.3）。如果患者离开了，可以试着观察他/她离开的方向，但是不要试图束缚他/她，那是紧急状况危机干预人员的工作。

- **寻求帮助**。在多数情况下，需要寻求紧急的精神科会诊，这种情况常发生在急诊科或精神科医院。如患者拒绝急诊精神评估（例如医务人员没来得及劝阻，患者即离开了诊室），务必考虑报警或给患者亲属打电话。
- **不要依靠患者家属去做临床医生或医院的工作**。不要指望配偶和其他亲属能全天候照看患者或做预防性决断，如患者是否可以安全地单独前往洗手间这样的问题。不能指望他们能排除所有环境中的自杀潜在工具。
- **不要依靠“安全约定”**。患者“承诺”或“约定”不会自杀并不能降低其自杀风险。这种“安全约定”在几十年前很流行，但目前很明确的是，所谓不自杀“合约”是肯定不能依赖的（“安全约定”和谨慎的“风险管理计划”是完全不同的概念，在“风险管理计划”中，潜在自杀风险患者和精神健康治疗人员会在患者的精神科治疗中协同合作）。

框 6.3　《精神卫生法》（Mental Health Act，MHA）1983 年（2007 年修订），英格兰及威尔士[8]

英国《精神卫生法》中的一条规定要求必须有三个人赞同患者被拘留：两名医生，其中一名医生必须符合《精神卫生法》第 12 条规定，以及一位取得认证资格的精神卫生专业工作者（Approved Mental Health Professional，AMHP）。两名医生必须首肯，之后 AMHP 决定是否申请强制入院。S4 是例外条款，在危机状况下紧急使用，只有在满足 S2 的标准但没有时间等待第二位医师的建议（必须在随后的 72 h 内获得）时允许使用 S4。AMHP 会征询或告知患者最亲近的亲属（the nearest relative，NR）对该患者的拘留决定。最亲近的亲属不能阻止 S2，但可阻止 S3，也可申请将他/她的亲属从拘留所释放。在某些情况下，最亲近的亲属的权利可以移交。

如果警方认为一名患者需要立即治疗，S136 允许他们将患者从公共场所带离至安全的场所。S136 持续 72 h，在此期间，该患者必须完成上述评估，结果是 S2、S3 或被放出院。

S2 可持续最长 28 天；S3 可持续最长 6 个月，并可适当延长。S4 和 S136 持续最长 72 h，在此期间必须做出相应安排以评估是进行 S2 还是 S3。

被拘留的患者可以申诉，他们的诉讼会上交至法庭。

S2 的标准

- 此人正处于本身的精神错乱状态或达到了需要被留在医院至少一段有限时间以进行评估（或治疗后进行评估）的程度；
- 为了保护此人或他人的健康及安全，留院观察是必要的。

S3 的标准

- 此人正处于本身的精神错乱状态或者达到了适合接受医院治疗的程度；
- 为他/她的健康和安全或者为了保护他人而进行治疗是必要的；
- 能够得到适当的治疗。

- **宁可选择安全**。当怀疑存在潜在风险时，首先要充分保护患者，同时寻求有力的帮助。
- **一旦医务人员做出了保护的决定，就要坚持下去**。不想去急诊室或在诊室等精神科会诊的患者常试图说服医生改变想法，取消保护。有时患者会引用新的“无风险证据”，或承诺可以自行前往急诊室。此时医生需记住首要原则：保护患者。

框 6.4 总结了风险管理的原则。

框 6.4　风险管理的原则

- 保护患者；
- 寻求专业帮助；
- 不要指望患者家属能替代医院的监测和照看；
- 不要依赖患者的保证或“安全约定”；
- 宁可选择安全；
- 一旦做出了保护的决定，就要坚持下去。

对他人的风险

以下将简要讨论三种对其他人的风险：直接、故意的暴力行为风险；患者无指向的暴力行为风险；患者的偶然行为风险。皮肤科医生如何处理患者被虐待和忽视的有关内容将在下一部分中介绍。

直接、故意的暴力行为

和其他科室一样，故意针对皮肤科医生及工作人员的暴力行为的发生率是很低的。不时会有报道称有妄想障碍患者，如寄生虫妄想症患者的妄想内容可能会涉及他/她的治疗医生，患者偶尔会对医生实施危险行为[5]。

多数患者的攻击行为常没有预兆即发生，许多只是简单地由于在错误的时间被安排在了错误的地点。有时临床医生，包括皮肤科医生的动作被精神病患者误以为具有威胁性，患者出于恐惧或愤怒而出现暴力行为。医生要对举止怪异的患者保持警惕，特别是表现出恐惧或疑虑的患者，单独会见这类患者时需提高警惕。同时，采用有分寸、有目的的方式解释自己的行为，避免吓到患者。

当面对或被具攻击性的患者威胁时，首要原则是保证自身和职工的安全。让人们脱离危险。不要试图缓和局势或与患者发生身体接触，除非别无选择（见自杀风险部分中相似的更多、更详细的讨论）。

努力去保护处于危险的他人是很重要的（如意识到危险或可能造成他人伤害的不安定因素）。通常要通知保安或警察及风险管理人员，与负责治疗的人员讨论安全性，或根据对情况的判断，让患者家属知道医生的担心。不要羞于启齿关于风险的善意通知。**当安全已经成为真正问题的时候，保密已经不是一个问题了。**

间接或附加风险（含意外风险）

虽非与皮肤疾病高度相关，但许多国家的临床医生有义务在病情（或治疗）使患者处于不安全的状态时降低风险。医生应警告患者哪些药物可能影响驾驶能力；癫痫患者需向驾照机构报告；某些传染病患者也需有所警示，乃至隔离。

识别自杀风险同时寻求帮助之所以重要，是因为危险并非只是针对患者。试图用枪支自杀的人往往会伤害或杀害他人，试图在交通事故或火灾中自杀的人也同样对他人有危险。患者策划的一氧化碳中毒事件也可杀死意外受害者（如密闭车库中汽车运行发出烟雾，有可能渗入酣睡者的房间）。

即使他人没有受到身体伤害，配偶、父母或子女自杀对家庭成员（有时是他人）造成的情感伤害也会非常巨大。活着的人常感到失落、内疚、自责，且往往在之后几年甚至几十年期望“它也会发生在我身上”。

对儿童及其他弱势群体的虐待和忽视

儿童受虐是一个众所周知的社会和临床流行病学问题。事实上，对老年人和残疾人的虐待可能同样常见，把家庭和机构中的恶意忽视也包括在内时更是如此。

此处列出了多种虐待和忽视相关的皮肤病图例（图 6.1，图 6.2a、b，图 6.3 和图 6.4）。如果皮肤科医生意识到虐待或忽视现象，通常需采取措施进行阻止。

有些皮肤病是其他人难以容忍的，在某种程度上，是由于皮肤病引起的情绪反应（如内疚、焦虑、排斥、失望）。这种“不完美”情况和（或）看护需求与不成熟、不稳定、有精神障碍、反社会或施虐的看护人员结合是非常危险的。

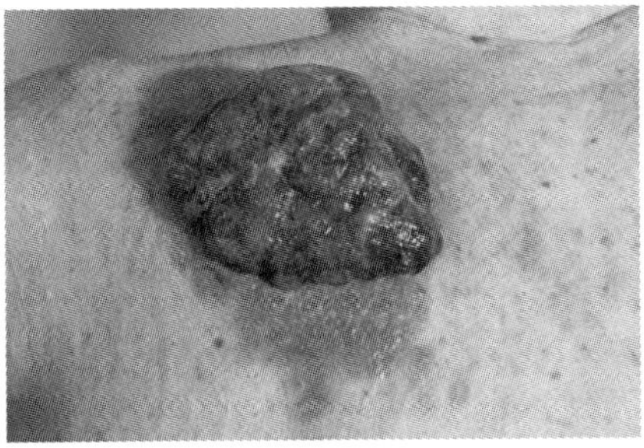

图 6.1　一位被忽视的恶性黑色素瘤患者。该患者为老人且社会孤立。当其皮肤病进展至特别恶臭时方查出晚期恶性黑色素瘤（courtesy of Dr A. Bewley）（见彩图）

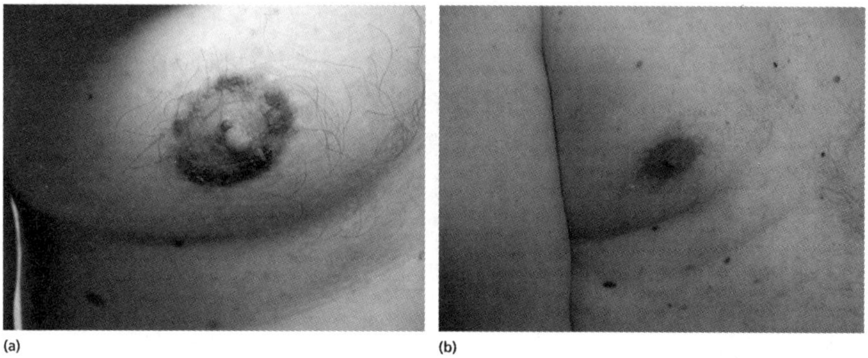

图 6.2 (a) 皮肤垢着病(一种因忽视导致的皮肤病)的孤老男性患者，患者常年不洗澡且生活无人照料。(b) 去除局部外皮，用酒精棉球大力擦洗后(courtesy of Dr J. Reichenberg)(见彩图)

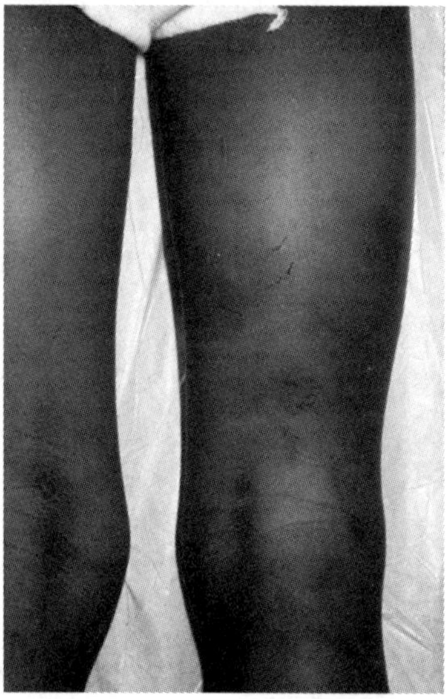

图 6.3 几何状褐色斑块和皮带伤后大腿后部结痂的年幼儿童(courtesy of Dr Moise Levy)(见彩图)

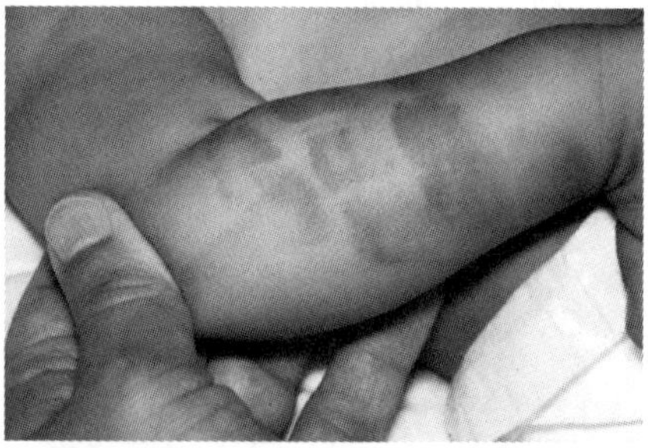

图 6.4 蹒跚学步幼童前臂被握持导致的青紫(courtesy of Dr Moise Levy)(见彩图)

风险识别与怀疑指数

在任何临床实践情况下，临床医生时刻保持对可能存在的虐待或忽视的敏感和怀疑都是必要的。

当评估淤滞性溃疡、皮疹、皮肤敏感等时，考虑虐待或忽视比较合乎逻辑，特别是上述症状反复发作或未能如期愈合时。尽量避免不公正的批评，认识到照顾不周有时也可能是缺乏教育、训练或经验的结果。但要充分提高警惕，把患者安全放在首位，必要时向恰当的调查人员报告善意的怀疑。

临床医生不要试图自行调查可能的虐待或忽视。识别和报告可疑的病变或症状是临床医生的重要职责，但多数西方国家的社会服务机构更倾向于使用训练有素的调查人员实施虐待/忽视评估规范。在美国多个州和其他多个国家，发现可疑虐待或忽视而没有报告是犯罪行为。

施害者往往试图避免医生收集相关信息。旁系亲属来源的信息非常重要，但也要试着多花时间与患者私下交流。如亲属或照顾者拒绝离开房间就要保持怀疑态度（让医务工作者作为陪护人员是一个很好的建议）。比较可行和合适的做法之一是从患者所在疗养院、医生、医院，甚至学校护士处复查记录。

有时，非施害者带患者就诊，引起临床医生的注意，有时施害者会在症状太严重而难以被忽视（如其他人注意到）时出现。施害者也可能因为异常行为、精神病或装病而伤害患者。

在代理做作性障碍（亦称代理孟乔森综合征）中，施害者出于心理原因而非明显的个人利益，故意对受害者制造一些标记和（或）症状，同时掩盖真正的病因。虽然它源于真正的精神障碍，但这种代理性人为伤害行为并不能免除行为人的责任，同时也属于虐待的范围。

在所谓的“代理诈病”中，施害者会故意在他人身上制造症状来获取金钱或其他有价值的东西。这种行为可能危及他人生命（如慢慢毒害某人以获得遗产），也可无生命危险（如造成假性慢性病，以便为家庭获得残疾补助；或者在一些文化氛围中，将孩子致残，以使他/她成为更有用的乞讨者）。

皮肤科医生或其他临床医生要保证易受伤害者的安全，对其进行保护。无论施害者意图如何，涉嫌虐待或忽视时要立即上报有关机构。

当遇到父母或其他照顾者拒绝为儿童或其他易受伤害者治疗时，要认真检查有无虐待或忽视的迹象，往往要转移到恰当的机构进行调查。有行为能力的成人可以拒绝大多数针对自己的医疗服务，但大多数国家，包括美国、加拿大和英国，不允许他们拒绝针对孩子或无资质的病房的必要医疗服务（框 6.5）。

框 6.5 案例展示

一位 12 岁的女孩患了恶性黑色素瘤。在手术切除肿瘤后的最初几周，切除部位的边缘又出现了新的黑色素细胞。她的肿瘤科医生和皮肤科医生都强烈建议更积极的手术方案，但孩子的父母却拒绝进一步治疗，声称其宗教信仰反对第一次手术治疗，复发是对他们缺乏信念的惩罚。这件事情闹到法庭，法院认为家长属部分忽视行为，并指定一名律师专门负责监督孩子的医疗权。

一位独立的医学专家对孩子接受再次手术的风险和效益进行了审查。法官注意到孩子本人并不想接受手术，但不能将 12 岁的孩子视为一名有行为能力、可拒绝治疗的成人。法官还指出，医生建议的手术治疗方案可能导致毁容，但手术好处会远高于风险，且美容措施也可尽量减少瘢痕。法院认为，鉴于不会有出现严重不良后果的实质性风险，父母没有权利让女儿拒绝可能挽救生命的治疗方案。

医生对于“必要”医疗的决定并非总像框 6.5 呈现的那么简单明确。一位母亲拒绝给她的儿子服用皮肤科医生处方中治疗严重痤疮的抗生素是否构成忽视？假设治疗具有非常有利的效益-风险比，那么当前和未来的面部毁容的后果是否成为家长选择的依据？孩子是否会因家长看似非理性的拒绝而遭受损伤？

尽管医生通常不是虐待/忽视决定者，但也应该做好下述准备：

- 识别虐待或忽视的迹象；
- 在必要和适当的时候（包括住院时）提供及时保护；
- 及时向有关机构报告发现和怀疑；
- 在调查、法庭听证会时支持受害者。

处理疑似被虐待或忽视的患者的许多原则和处理急性自杀患者的原则相似，包括保护患者，寻求会诊，宁可选择患者的安全，一旦做出安全的选择就坚持到底。

皮肤科医生和精神病风险评估

尽管一些皮肤病和精神病有共通之处，但许多皮肤科医生不乐意诊断和治疗精神皮肤病。尽管各科医生都预计会接触到精神障碍与其临床专科的交集，并且英国健康部门也希望所有临床工作人员都可以评估和管理自残行为（并已发布了风险评估和管理准则）[6-7]，但并不建议皮肤科医生承担精神科医生自杀风险的主要评估者、暴力风险评估者或虐待和忽视调查者的第二角色。

考虑到皮肤科医生缺乏全面的精神病学培训及经验，皮肤科医生的职责主要是，当皮肤病患者共患精神障碍或症状时（反之亦然），要有充分意识，做好相关筛选，识别预示并发症的体征和症状。此外，必须建议选择管理和治疗精神障碍的临床医生（至少在英国和美国），希望能够达到精神科医生的服务标准（如为了避免医疗事故），而非想象中的“皮肤科医生治疗精神病”就应有更低标准。临床医生的选择是能够合理识别寻求会诊或转诊的需要，或继续治疗，同时要达到精神科医生的服务标准。

实用提示

- 皮肤科医生的职责是有充分意识，做好相关筛查，并识别出需要精神科会诊或转诊的体征和症状。
- 如患者处于高自杀风险状态，应立即寻求精神科的紧急帮助。
- 无论是对自杀风险还是其他类型风险，风险管理的首要原则都是保护患者。
- 当安全成为真正的问题时，保密就不再是一个问题。
- 皮肤科医生要熟悉儿童或易受伤害的成年人被虐待或忽视的体征，涉嫌虐待或忽视时要上报相应的主管部门。

参考文献

1. Royal College of Psychiatrists. Self-harm, suicide, and risk: helping people who self-harm. RCP Report CR158, 2010. Available at www.rcpsych.ac.uk/files/pdfversion/cr158.pdf. Accessed 13.8.2013.
2. Gupta MA, Gupta AK. A practical approach to the assessment of psychosocial and psychiatric comorbidity in the dermatology patient. *Clin Dermatol* 2013; 31(1): 57–61.
3. Gupta MA *et al.*Suicidal ideation in psoriasis. *Int J Dermatol* 1993;32(3): 188–190.
4. Phillips KA (2007). Suicidality in body dysmorphic disorder. *Primary Psychiatry* 2007; 14(12): 58–66.
5 Bourgeois ML *et al.* Delusional parasitosis: folie à deux and attempted murder of a family doctor. *Br J Psychiatry* 1992; 161: 709–711.
6. NICE Clinical Guidelines for Self Harm (the short-term physical and psychological management). 2004. Available at http://www.nice.org.uk/CG16.
7. NICE Clinical Guidelines for Self-harm (longer term management). 2011. Available at http://www.nice.org.uk/CG133.
8. Department of Health. *Code of Practice Mental Health Act 1983*: 24. London: The Stationery Office, 2008.

第7章　皮肤病相关性心理问题的自助管理

Andrew R. Thompson　著

刘子莲　译　谢志强　校

人们普遍认为皮肤问题可能会导致一系列不可预测的困扰，引起疼痛、刺激和（或）仅仅是引起他人的注意。目前认为皮肤疾病的可视性是造成心理压力的唯一客观因素。显然，控制他人对患者的反应比较困难，并且这本身也会给患者带来困扰。有一系列报道称那些皮肤病可视化程度高和（或）被误解的患者遭受歧视和侮辱的风险可能更高[1]。

保守估计，约有1/3在皮肤科诊所就诊的患者存在显著的精神心理问题[2]。发现问题时最先出现的主要是焦虑，患者采取回避的应对方式后往往对生活质量产生负面影响。而患有皮肤病的人还需要应对别人对他的看法，越来越多的证据表明，患者对于负面评价的恐惧程度等个人心理因素带来的心理冲击越来越明显，这些都是需要接受心理干预的。

本章围绕心理干预的一种类型——自助（self-help）进行介绍，这是一种性价比较高的方法，同时也能够提高患者的自信心。

应当注意的是自助并不适合治疗所有与皮肤病相关的心理障碍。例如一些严重的原发心理障碍（如躯体变形障碍、人工性皮炎或妄想症）或严重的继发心理障碍（如严重抑郁症）通常需要“高强度”精神或心理辅导，不太可能从自助中受益。

什么是自助?

自助涵盖多种方法，从自助式的心理教育信息和具体的应对技能指导（这可能被认为是“纯自助”），到使用类似工具的支持服务。自助通过一系列多媒体手段，越来越多地应用于更广泛的心理保健措施中，其中包括：

- 互联网
- 阅读疗法
- 宣传页
- 应用程序

有一些证据表明，多媒体形式的自助对行为改变的建立是有效的，但是这一手段并未在皮肤科领域得到验证[3]。

出人意料的是，有关于自助的疗效，尤其是针对皮肤问题所产生的心理困扰的自助疗效方面的心理健康研究少之又少。有研究显示，与对照组相比，在一般人群中采用自助的方法缓解焦虑是有效的，并在随访中仍能维持中等以上的效应量[3]。针对焦虑症（焦虑障碍）的大量文章中主要提到了以下几种自助的方法：

- 心理教育（什么引起了焦虑）
- 放松情绪
- 暴露（引起恐慌的刺激或环境）
- 自我监测（例如保持记日记）
- 指导如何分辨及纠正负面和无益的想法
- 重新引入活动或行为激活

框 7.1 指导读者借助常用的资源进行深入了解。

框 7.1　提供自学“自助”的材料和资源

- 诺森伯兰郡的 NHS 成员撰写的自助手册集合，供免费下载：http://www.ntw.nhs.uk/pic/selfhelp
- 认知行为治疗自助资源，口碑较好的独立网站提供免费下载资源：http://www.getselfhelp.co.uk/freedownloads.htm
- 来自 NHS 的自助信息：http://www.nhs.uk/Conditions/stress-anxiety-depression/Pages/self-help-therapies.aspx
- 免费自助电脑程序“健身房”，为焦虑抑郁易患人群提供认知行为治疗技巧教学：https://moodgym.anu.edu.au/welcome
- 行为认知疗法自助书中的克服系列，用于健康书籍处方服务：http://www.overcoming.co.uk/single.htm? ipg=4795
- 特应性皮肤病，为医生和患者设立的网络社区，提供有用信息，尤其是关于习惯逆转：http://www.atopicskindisease.com/categories/about-us

证据表明医疗保健专业人员支持并监督患者，上述大部分资源可发挥有效作用。

现在大多数心理干预措施通常采用针对皮肤状况的方法，而不是经过正规评估的心理治疗及干预措施，并且针对这方面的专业自助的干预实例屈指可数。Lavda 等[4]进行的 meta 分析统计了一些特定皮肤问题的心理干预实验，发现现有的干预措施对患者的社会心理功能有一定程度的影响。他们定义了七种用于治疗皮肤疾病的心理干预手段：习惯逆转，通过认知行为疗法（cognitive-behavioural therapy，CBT）进行干预，放松，群体治疗，精神分析或心理动力学方法，情感披露（治疗性写作）和联合干预措施（即包含其他手段）。放松是实验中最常见的干预措施之一，并且在五项相应的实验当中发现具有中等程度的疗效[4]。放松是一种易学易用的自助手段，该技术的细节下文描述。

放松技巧包括肌肉放松、正念冥想和意向引导（放松的指导方法和MP3可以从框7.1所列举的网站下载）。在至少3个有关银屑病患者的研究中，冥想为主的自助技巧有积极意义，患者皮损的清除速度增加[5]，焦虑情绪加速缓解[6]。然而，研究的结果依然模棱两可，首先研究中没有发现其对焦虑情绪的改善有显著统计学意义，其次试验方法存在很大的问题，缺乏有效性。近期一项针对130例银屑病患者的随机对照试验中，参与者被随机分配到基于同情心自助或基于正念自助的小组，实验进行超过4周的时间。这两种干预措施被认为是可以接受的，超过70%以上完成实验的参与者认为这种方法有帮助。这两种干预措施在帮助降低患者自我羞愧感和改善生活质量上有显著意义[7]。这些发现需要反复实验，但提示人们那些因为银屑病而苦恼的患者可能通过自助的方式进行情绪放松和目标性的自我检讨，并从中获益。

阶梯式护理

英国国家卫生保健研究所制定了治疗“常见的精神障碍”（如焦虑、抑郁）的指南[8]，倡导按照阶梯护理的模式进行自助。从本质上讲，阶梯式护理模式力求确保患者能够获得自己所需要的、最容易获得、成本最低、限制最少并且最有效的干预方式，例如第一步骤可能只是对轻度苦恼的患者进行建议和监测，当患者认为需要的时候再以更密集的形式进行干预。Thompson[9]回顾与皮肤疾病相关的社会心理影响，并提出了有关社会心理干预的阶梯护理模式的框架（图7.1）。最近，阶梯护理模式获得了英国皮肤科医师协会（British Association of Dermatologists，BAD）心理工作小组[10]的推荐。

虽然有关阶梯治疗和自助的报道普遍认为是积极的，但也有一些研究表明患者不信任这样的方法[3]。将阶梯治疗融入精神皮肤病学服务需要仔细规划和明确的评估策略。

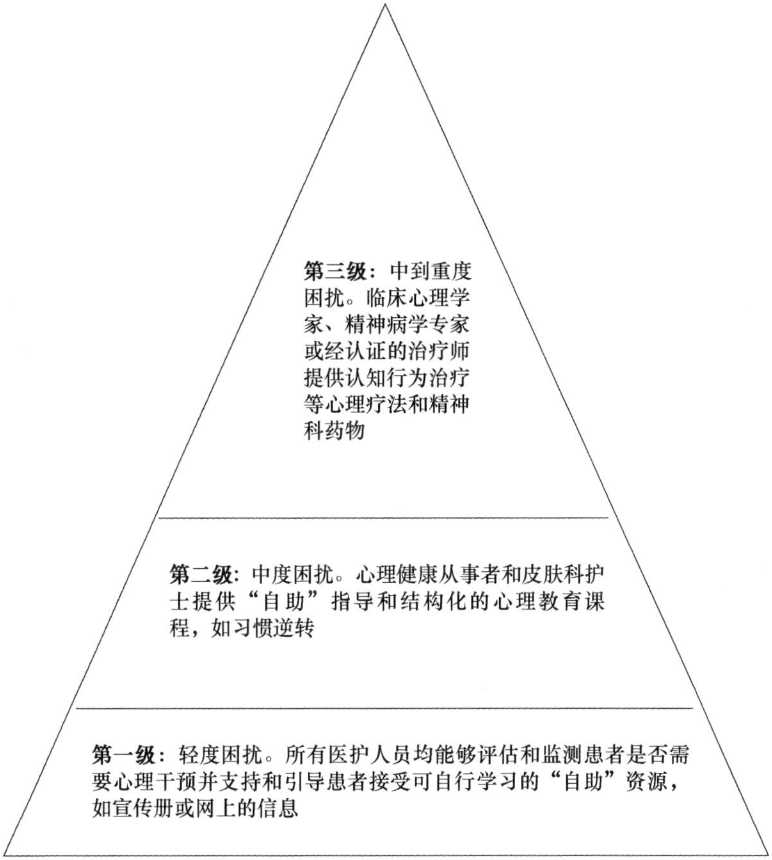

图 7.1 为皮肤病患者提供精神心理干预的简化阶梯治疗模型（source：Thompson，2009）

人们对阶梯治疗所需的步骤一直争论不休，但是看起来四步法对于心理卫生保健的提供是足够的[3]。第一步中，对于那些承受轻度心理压力的患者，通常包括指导患者应用适当的教育资源并进行活动监测；第二步包括指导性自助和心理教育小组，可能涉及压力管理、放松情绪以及习惯逆转训练；第三步包括精神药物、实践指导的心理动力学疗法或认知行为治疗；第四步，对于有严重心理压力的患者需要进行医院的三级诊疗（如住院），并由皮肤科医生、精神病专家和心理学家多学科会诊。图 7.1 所示的模型局限于在皮肤科就诊时进行的三个步骤，如需进行第四步，则最好转诊到专业的精神卫生服务部门。

阶梯治疗和自助评估的意义

作者对此曾建议：

在评估与干预之间有一条微妙的分界线，一个移情作用和敏感的皮肤病学评估能提供给患者一个情感披露、症状正常化及获取自助信息的重要机会。"[9]。

详细的心理健康评估是可以通过特定的研究生培训获得的临床技能；然而通过支持和有限的进一步培训，所有的医疗从业人员都可以提出框7.2所示的任何问题，进一步的培训也可以使诊所核心工作人员在必要时能够进行自杀危险评估。框7.2并不是最为详尽的评价表，但却是一个

框7.2　皮肤病患者社会心理障碍评估所包含的方面

情绪

主要问题是"你感觉怎么样"。围绕以下方面询问具体问题：

- 紧张
- 情绪低落（或自杀观念）
- 尴尬和羞愧
- 愤怒

行为和应对策略

主要问题是"这种情况对你的行为产生什么影响？你是如何应对的"。围绕以下方面询问具体问题：

- 逃避
- 过度隐瞒
- 易怒
- 搔抓
- 药物滥用

认知因素（思维模式和内容）

主要问题是"你是怎么看待自己的皮肤病的？这对你自己的自我评价有什么影响？你认为别人是怎么看你的"。围绕以下方面询问具体问题：

- 担忧
- 自尊心
- 自我批评
- 对他人看法及应对观念的无益期望

社会和亲属关系的影响

主要问题是"皮肤病给你的生活和人际关系带来什么影响"。围绕以下方面询问具体问题：

- 目前的压力
- 对支持的看法
- 被歧视的事件
- 性关系及性功能

续框

对疾病和治疗的观念 主要问题是“你认为你目前所接受的治疗效果怎么样”。围绕以下方面询问具体问题： ● 病情改变 ● 病情严重程度 ● 副作用 ● 对治疗的反馈

有意义的开端，让我们得以采取更广泛的方法来评估皮肤科患者。

与检查框 7.2 中列出的人们所关心的问题一样，也应该考虑使用简单的主观评价测量其中一些问题（1～7 分）。这种评价量尺可以针对特定情况现场制定。此外，一致的证据表明，临床的病情严重程度与心理压力的严重程度无明显相关，因此询问患者自觉的病情严重程度比仅依靠客观评价更重要。与患者探讨其对于治疗（局部治疗、光疗等）的预期值也可提供有关其心理脆弱性的重要信息（例如，当治疗被认为不成功时）。

阶梯治疗的一种模式是先评估患者，如果必要则使用更多心理干预的形式加强治疗。这需要一个或多个严格措施保证治疗的进行。心理工具可保证其实施，同时还用于评价治疗效果。英国皮肤科医师协会（BAD）工作小组[10]提出了一些举措，可在该情况下使用，其中包括皮肤病生活质量指数（DLQI，见附录 A2）及医院焦虑和抑郁量表（见附录 A4）。作者也建议使用 9 条目患者健康问卷（PHQ-9，见附录 A7）和广泛性焦虑障碍-7（GAD-7），因为这些都是免费提供的，并广泛应用于初级心理健康保健服务[11]。

研究展望

自助在皮肤科应用有效性的相关研究相对较少。然而，使用放松和减压等相当简单的方法有着很好的前景。

目前仍需要针对皮肤病患者的自助进行深入研究。BAD（www.bad.org.uk）正在寻求能为患者提供现有的疾病特异性资源、支持团体、论坛和求助热线的一个一站式服务商店。研究人员和临床医生也应进一步进行自助措施的开发和测试，并保证其硬件设备可供利用。

实用提示

- 认识到社会心理功能障碍与皮肤病相关的事实及重要性，并进行积极评估。
- 常规询问患者对自己皮肤病严重程度的主观看法，因为这与精神心理问题密切相关。简明 1～7 分主观量表可以应用于就诊过程中。
- 常规使用精神心理评估工具评估患者的社会心理功能和生活质量，GAD-7、PHQ-9、DLQI 尤其有效。
- 理解哪种自助是可行的，并有意识地告诉患者从哪里能获得这方面资源。
- 自己也应学习一些这方面的技巧，在向患者推荐时才更有信心。
- 理解哪些情况下需要加强对患者的干预，在需要的时候坚决对患者进行进一步评估。

参考文献

1. Thompson AR. Skin conditions. In: Cash T (ed) *The Encyclopaedia of Body Image and Human Appearance*, vol 2. San Diego: Academic Press, 2012, pp. 738–743.
2. Gupta MA, Gupta AK. Psychiatric and psychological co-morbidity in patients with dermatologic disorders – epidemiology and management. *Am J Clin Dermatol* 2003; 4: 833– 842.
3. Webster R *et al.* Self-help treatments and stepped-care. In Emmelkamp P, Ehring T (eds). *Handbook of Anxiety Disorders: Theory, Research and Practice*, Vol II. Oxford: Wiley Blackwell, in press.
4. Lavda A *et al.* The effectiveness of psychological interventions for adults with skin conditions: A meta-analysis. *Br J Dermatol* 2012; 167: 970–979
5. Kabat-Zinn J *et al.* Influence of a mindfulness meditation-based stress reduction intervention on rates of skin clearing in patients with moderate to severe psoriasis undergoing phototherapy (UVB) and photochemotherapy (PUVA). *Psychosom Med* 1998; 60: 625–632
6. Jackson K. Undertaking nurse-led research in stress and psoriasis. *Dermatol Nurs* 2006; 5: 11–12.
7. Muftin Z. A randomised controlled feasibility trial of online compassion-focused self-help for psoriasis. *Body Image (Dissertation Abstracts and Summaries)* 2013; 10: 1.13
8. National Institute for Health and Care Excellence. Anxiety: management of anxiety (panic disorder, with or without agoraphobia, and generalised anxiety disorder) in adults in primary, secondary and community care. Clinical Guideline 22 (amended). London: NICE. Available at http://www.nice.org.uk/nicemedia/pdf/cg022niceguidelineamended.pdf
9. Thompson AR. Psychosocial impact of skin conditions. *Dermatol Nurs* 2009; 8: 43–48
10. Bewley A *et al. Working Party Report on Minimum Standards for Psycho-dermatology Services.* British Association of Dermatologists, 2012. Available at http://www.bad.org.uk/Portals/_Bad/Clinical%20Services/Psychoderm%20Working%20Party%20Doc%20Final%20Dec%202012.pdf. Accessed 22.06.2013
11. Spitzer RL *et al.* Validation and utility of a self-report version of PRIME-MD: the PHQ Primary Care Study. *JAMA* 1999; 282: 1737–1744.

第 8 章　习惯逆转疗法：一种治疗特应性湿疹和其他皮肤疾病的行为学方法

Christopher Bridgett　著

兰宇贞　译　谢志强　校

行为医学将医学与人类行为相关联，以促进我们对躯体疾病的认知，从而促进其治疗。每个相关人员的行为都可被考虑在内，包括治疗实施者、患者和重要他人（significant others）。“行为学”这一术语并不仅仅指明显的动作，还有思想和情感，包括态度、信仰以及与重要的社会和文化影响的必然联系。

理解并考虑到疾病的存在以及健康服务机构作出的回应是行为学医疗的重要组成部分，而这些都会受到相关人员的态度、积极性和期待值的影响。

在皮肤病学领域，行为学疗法似乎对很多疾病都有独特的治疗作用，尤其是特应性湿疹[1]。本章首先陈述成人和大龄儿童特应性湿疹管理中的习惯逆转训练。幼龄儿童的治疗遵循相同原则，将在随后描述。最后，对其他可从行为学疗法中获益的其他皮肤疾病进行概括。

患特应性湿疹的成人和大龄儿童

在 20 世纪 80 年代，瑞典的 Peter Norén 医生和他的同事们认识到慢性湿疹的皮肤苔藓样变是由习惯性搔抓引起的，从而介绍了特应性湿疹治疗管理中被称为习惯逆转疗法的行为医学技术。习惯逆转联合最佳局部治疗，即联合疗法，在 4～6 周内成功治疗了慢性特应性湿疹[2-3]。此治疗计划适用于 8 岁以上的患者，可以由初级或二级医疗服务的实施者提供。同时还有一个自助治疗版本[4]。

慢性湿疹患者可出现情绪低落和意志消沉。有些人曾经从很多渠道寻找治疗意见，他们的期待值因这些过去的经历而变得多样化。很多人称他们的疾病与压力本身以及对压力的敏感性有关。

联合疗法的计划是有教育意义的。通过使用患者手册来完成，必须包括患者的家庭作业以及数次在诊所就诊。

本计划中，治疗主要集中在三个治疗级别：

- 级别 1——保湿剂
- 级别 2——外用糖皮质激素
- 级别 3——习惯逆转

还应注意行为的三个更深的方面：

- 个人态度
- 其他人的态度
- 压力管理

建议的就诊日程见框 8.1，可根据以上情况的需要进行调整。

评估

联合疗法用于治疗对局部治疗抵抗的顽固性特应性湿疹。由于湿疹是长期存在的，首次评估就诊时询问“为什么现在考虑进行一种新的治疗方法”可以观察到相关的态度、期望值和动机。了解重要他人所起的作用是十分重要的。评估慢性湿疹患者的生活质量，并讨论随后治疗计划可为生活带来的改善很有用。需要强调此计划与过去治疗方法的不同之处。因此，多次就诊很重要，以确保治疗计划成功实施。重点应放在让患者学会成功地管理自己的疾病，而非依赖于临床医师的经验。

慢性湿疹以易变化、易复发、可缓解但无法通过局部外用药物完全根除为特征。其“慢性”可能与习惯性搔抓有关。区别瘙痒的感觉和搔抓的行为是必要的。搔抓包括摩擦和搔挖，当问及多大比例的搔抓是由瘙痒引起时，慢性湿疹患者通常承认大多是习惯性的，而并非因为瘙痒。本章回顾自发性的、相对无意识的习惯性行为，介绍行为逆转疗法的治

框 8.1　随访日程

1. 评估——1 周家庭作业
2. 治疗——2 周家庭作业
3. 巩固——2 周家庭作业
4. 随访

疗原则。为了有所改变，首先必须尽可能使这一行为变为有意识的。

分发给有患者手册的患者一个手掀号码计数器。第一周家庭作业需要记录每天搔抓发作的频率，并将所有发作记录记于手册，同时记录搔抓发作时主要的相关情况。成人习惯性搔抓倾向于是清晨醒来的第一件事情、傍晚的第一件事情和夜晚的最后一件事情。它可被厌烦、沮丧和压力激发。在第一周期间并不需要尝试停止搔抓。可以要求其他人给予适当帮助，包括避免说类似“停止搔抓!”这样的话，如果可以被患者接受，可以说“Click!”（象声词，意为“咔嗒”）之类的话。睡眠中的搔抓不需要记录。

治疗

第二次就诊的重点是优化局部治疗。可使用保湿剂和局部外用糖皮质激素。可使用手册确保患者理解有效治疗的原则。使用保湿剂时，很重要的一点是要向患者解释它们并非从外界向皮肤导入水分，而是阻止水分从内部丢失。确保保湿剂涂抹时轻薄、频繁、温和、没有摩擦也很重要。手册解释了局部外用糖皮质激素的抗炎效应并讨论了对其长期使用可能带来的副作用的担忧。过快停止外用糖皮质激素导致过早复发的风险需要特别注意。

随后应给予患者习惯逆转疗法的简单说明，这些在手册和此项计划的网站（http：//www.atopicskindisease.com）中也有详述。从此以后，简单地将手握成拳头，然后轻捏皮肤或是在瘙痒皮肤上用手指轻压，替代所有搔抓行为（图 8.1）。

与搔抓有关的其他困难情况（如更换衣物）和预先一致的策略也列入计划。手册中列举了实例。鼓励每位患者制订自己的计划列表以备使用。

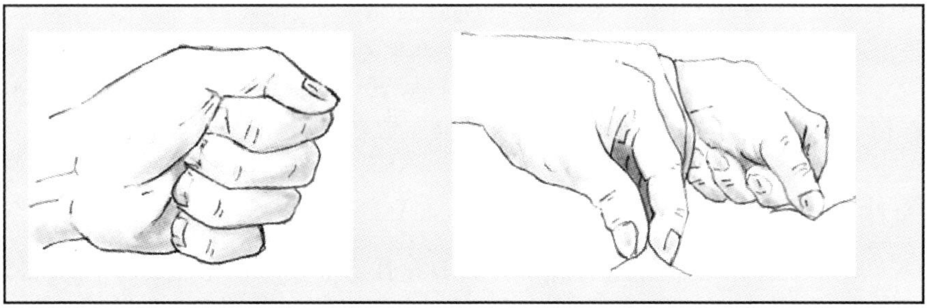

图 8.1　握拳，然后轻捏或按压（reproduced with permission of Peter Norén）

对于成人和大龄儿童，睡眠中的搔抓可被忽略，在清醒的时间内联合疗法会迅速予以足够治疗。

继续使用手揿号码计数器与手册中的日常完整记录来显示习惯逆转疗法的效用。离开诊所前，将外用药治疗记录于手册，并看时机确保患者已经理解他们的治疗方法。建议患者将其治疗计划解释给重要他人，并让他们在开展行为逆转练习时提供帮助通常是很有用的。

巩固

2 周后是第三次就诊会面，特点是可以听到已经发生的显著改善。睡眠常常是最先得到改善的，无论是患者还是和他们居住在一起的人。回顾每一级别的治疗，以确保患者理解这些治疗建议。现在搔抓的频率会有所减少。鼓励患者关注每天习惯逆转的特别时间，以确保获得成功的结果。

压力和特应性湿疹的关系在此次会面可以得到最好的揭示。慢性特应性湿疹的经历本身就是有压力的。很多患者在联合疗法治疗 2 周后压力明显减少。如果需考虑采取其他措施，可讨论一个简单的减压计划，在治疗者的手册中有详述[3]。

随访

在大多数患者的第四次就诊会面时，慢性湿疹已被根除。要讨论的是未来对急性湿疹的管理，要强调合理使用外用药物治疗的肯定疗效以及对此的早期认识。为受试者安排更进一步的随访会面是非常有用的。

结果

联合疗法的临床观察已经表明原始研究[2]报道的很好的结果可在无任何心理治疗专家经验的临床治疗中易于取得。

为什么有些结果不好？

临床经验认为联合疗法治疗失败主要有三个原因：第一，时机问题。此计划需要 5 周时间保证达到成功。如果与重要生活事件冲突或有类似干扰发生，结果势必差强人意。在一切事务恢复正常后进行再次尝试值得考虑。第二，少部分患者似乎难以领会治疗计划的内容，即使有治疗补贴和充足时间。第三，有些患者对疾病的态度和期望值可能会导致不可避免的失败。他们可能会说自己深受疾病困扰，同时却并不积极去了解如何使用新的治疗方法成功治疗疾病。

特应性湿疹的幼龄患儿[5]

对于儿童来说，治疗计划必然包括他们的父母，患儿年龄越小，父母牵涉越多。尤其是在此计划适用的 4 岁以下的儿童。在考虑使用此计划时首先问清父母中是否存在令人烦扰的特应性湿疹是很重要的。如果父母患有特应性湿疹，在孩子进行治疗前，其需要首先解决自己的问题。发现治疗对自己有效对于接受孩子使用这一治疗方法有重要驱动作用。

评估

像对成人一样，联合疗法适用于对外用药治疗抵抗的特应性湿疹患儿，本病易复发、可缓解，但不能根除。在第一次就诊会面时，应向患者解释慢性湿疹和习惯性搔抓的关联。结合患者手册回顾习惯性行为的特性并介绍习惯逆转疗法。不使用手掀号码计数器。取而代之，患者父母和其他可被“征用”的人在制订计划时需被考虑纳入其中。数日之后需要制定 3 张列表。第一张是可能会导致患儿疾病恶化的激发因素（如屋尘、猫、过热、羊毛衣物）。第二张是所有孩子喜欢做的事情，特别是能让患儿的手一直忙着的事情（如用蜡笔画画、玩拼图玩具、玩橡皮泥）。最后，观察患儿数日，所有与患儿搔抓有关的活动和环境都应注意（如穿衣和脱衣、坐在便盆上、看电视）。这些都列举在手册中。

治疗

治疗计划在手册中有所罗列。像对成人一样，根据基本原理选择最佳外用药物治疗并给出明确说明尤为重要。在习惯逆转的第一阶段，历时 4 天，计划应包含足够人力，以确保孩子日夜有人陪伴。一个长周末或许是最理想的。在这一时期，除了使用最佳的保湿剂和外用糖皮质激素进行局部治疗外，那些计划内人员轮流看着孩子，以确保孩子在足够长的时间里独立处理自己的皮肤，而并没有任何人说“停止搔抓”。需要强调的不仅仅是必须做的，还有不可做的。要使用的参考意见列于第三张表：对一名幼儿的习惯逆转包括注意力分散和转移，要密切注意搔抓易于发生的时机和活动。对于幼儿，睡眠中的搔抓应予以处理（如抓住其手，提供温和的鼓励并尽量分散注意力，直到在无搔抓的情况下继续入睡）。

夜间“轮岗”通常在 4 日后便可撤销。在习惯逆转治疗同时，外用药物治疗应按计划继续进行。在看到患儿没有摩擦和搔抓地玩耍时，应对孩子予以关注和奖励。继而是一个为期 4 周的继续治疗，即使在此期间皮肤似乎已经完全治愈。如上述对成人和大龄儿童的治疗计划一样，对幼年儿童的局部糖皮质激素治疗亦不可过快停止[5]。

随访

4 周后回顾显示，治疗足以帮助减少局部外用药物治疗的频率。应继续鼓励和关注无搔抓行为。继续局部使用糖皮质激素治疗另外 2 周后，应予以停用，继续予保湿剂治疗。

如成人和大龄儿童的治疗计划一样，自此之后的进程取决于迅速和彻底治疗急性湿疹发作，需更多地使用保湿剂和合理外用糖皮质激素。最初罗列的激发急性湿疹的因素需要记住，应给予有关急性湿疹特征认知的明确建议。如果急性发作被正确处理，便可阻止慢性湿疹的发生，从而可以改善每位患儿的生活质量。

联合疗法的更多发现

特应性湿疹患者手册的副本可从该计划的网站获得（http://www.atopicskindisease.com），网站的实施者指南详述了联合疗法以供参考，并可获得支持信息和与治疗实施者及患者讨论操作方法的机会。普通湿疹的信息和支持均广泛存在于互联网。框 8.2 列举了一些网站。

框 8.2　湿疹网站

- 联合疗法之家（www.atopicskindisease.com）
- 国家湿疹协会（英国）（www.eczema.org）
- 国家湿疹协会（美国）（www.nationaleczema.org）
- 加拿大湿疹协会（www.eczemahelp.ca）
- 澳大利亚湿疹协会（www.eczema.org.au）

习惯逆转和其他皮肤疾病

习惯逆转训练对习惯性搔抓、摩擦和搔挖引起的任何疾病或并发症的治疗会起到部分作用。特别适用于：

- 痤疮抓痕——痤疮伴发习惯性搔挖（见第 16 章）
- 拔毛癖——拔头发（见第 10 章）
- 咬甲癖——咬指甲
- 精神性表皮剥脱——强迫性搔挖皮肤（见第 16 章）

上述疾病均只有轻度瘙痒或无瘙痒。习惯逆转疗法可能对其他瘙痒比较严重的疾病也有帮助，如：

- 扁平苔藓——因搔抓导致皮肤增厚
- 肛周瘙痒症——肛周的顽固性瘙痒
- 结节性痒疹——散在的瘙痒严重的结节（见第 22 章）

在评估时需要考虑一些可变影响因素，包括相关身体特征，尤其是相关的瘙痒和任何相关的精神异常或个人性格。根据病情，习惯逆转训练之外的其他治疗可能同样重要。正如慢性特应性湿疹的成功管理一样，联合疗法不仅需要习惯逆转，同样需要选择最佳局部外用药治疗。

实用提示

- 联合疗法治疗特应性湿疹是一个治疗计划。
- 此治疗是有教育意义的方法，包括让患者学习如何自行治疗。
- 除了教授习惯逆转方法之外，同样应重视优化局部治疗。
- 此治疗并不需要心理学专家的专门培训。
- 习惯逆转法对由习惯性行为导致的其他皮肤疾病也有治疗作用。

参考文献

1. Thomas K *et al*. Role of psychological interventions and patient education for atopic eczema. In: Williams HC *et al*. (eds) *Evidence-Based Dermatology*. Chichester: Wiley, 2008, pp. 152–155.
2. Norén P. Habit reversal: a turning point in the treatment of atopic dermatitis. *Clin Exp Dermatol* 1995; 20(1): 1–5.
3. Bridgett C, *et al*. *Atopic Skin Disease: A Manual for Practitioners*. Bristol, PA: Wrightson Biomedical Publishing, Ltd, 1996.
4. Armstrong-Brown S. *The Eczema Solution*. London: Vermilion, 2002.
5. Bridgett C, Ogoo I. Habit reversal for habitual scratching in younger children with atopic eczema. *Dermatol Nurs* 2013;12(3): 28–30.

第 9 章　精神皮肤病学中的护理干预

Fiona Cowdell and Steven Ersser　著
王文慧　译　谢志强　校

越来越多的人认识到，皮肤状况会严重影响患者的精神健康和生活质量，对患者的伴侣、家庭和朋友也如此[1]。大多数患者独自应对这样的问题，也有一些患者寻求初级保健护士或医生的建议，只有很小一部分人会被转到专科医生那里。鉴于皮肤病的患病率，有可能所有的护士都会需要照护有皮肤问题的患者。因此，本章的重点在于护理干预，来评估和解决皮肤疾病患者的社会心理问题，尤其是长期皮肤疾病的患者。

皮肤病中的社会心理问题

许多原发性皮肤病患者会患继发性精神疾病，其可从社会心理支持中获益（参见第 1 章）。在与大多数患者共同应对社会心理问题的过程中，护士居于首要地位。原发性精神障碍（例如妄想症）患者则需要更专业的治疗，将放在第 14 章中讨论。

皮肤病产生的痛苦可能有心理和社会两方面的因素。心理方面是指那些关于精神状态、思维方式、一个人如何应对其环境和经历的问题。社会方面则是，一个人如何与其他人交流，在社会中如何行使功能。心身连接是一个公认的概念，并且远在对大脑和皮肤之间联系的性质进行更为科学的研究之前，就已经为护理实践所认可。

皮肤病患者可能会出现很多社会心理问题（框 9.1）。对个人外表的在意很常见，同时也易于被归结为“虚荣”，但对个人外表的关注应该被认为是人的一部分，对精神健康来说不可或缺，其重要性不应被低估。情感和外表之间有相互作用；处理不好这些，可以影响我们的外表、情感和功能。

框 9.1　与皮肤病相关的社会心理状态[1-2]

● 愤怒	● 体形不佳
● 焦虑	● 人际关系问题
● 回避	● 憎恨
● 欺凌	● 隐匿自己
● 抑郁	● 自我意识
● 难堪	● 性功能障碍
● 疲惫	● 睡眠剥夺或失眠
● 挫败感	● 社会隔绝
● 负罪感	● 污名化
● 无助	● 压力
● 酒精摄入增加	● 自杀的意念
● 易激惹	● 自杀
● 缺乏自信	● 取笑
● 自卑	● 失业
● 行为问题	● 戒断

有效的咨询

护士已经掌握了广泛的技能贯穿于咨询过程。还有别的技能可以被整合进咨询，以促进交流，确保社会心理问题被识别和解决。

护理咨询的整体目标主要有两个层面：

- 为皮肤病患者提供支持和教育。
- 增进患者的精神健康，使他们能尽可能有效地处理自己的问题。

四阶段的治疗咨询策略可用于全面检查患者[3]：

1. 临床观察和整体评估——患者的行为如何？说话如何？有哪些语言之外的沟通交流？外表如何？如何与他人互动？

2. 临床医生的感觉——氛围如何（患者的情绪和语言之外的交流给人怎样的印象）？氛围与患者所说的是否一致？

3. 询问与睡眠障碍、食欲、体重变化、生活质量、对工作和社交的影响相关的问题。

4. 问卷有助于更准确地评估问题和疾病的结果，可以作为评估干预的临床效果的基础（见下文）。

在任何咨询当中，交流沟通都是中心，应满足以下三项条件：[4]

- 真诚
- 共情

- 无条件的正面关注（无论一个人说什么做什么都予以接受和支持）

患者必须有机会表达自身的想法和感受。任何咨询都应该在安静、温暖、舒适，并且不受打扰的环境中进行。关键的步骤包括：

- 建立融洽的关系
- 议事日程设置（每个人希望从咨询中得到什么？）
- 问开放式的问题：
  - ○“你的皮肤有什么样的感觉？”
- 有回应的聆听：
  - ○“听起来，你感觉……”
  - ○“听起来，你遇到了一些麻烦……”
  - ○“你觉得……”
  - ○“你遇到了一个问题……”

心理健康和生活质量评估

生活质量可以定义为一个人的希望和预期与其当前经历的差距。有很多经过验证的工具可以测量生活质量，从测量整体到针对特定疾病的都有。皮肤病领域的常用测量工具将在第 5 章中总结。这些工具可以用作讨论的指南，如果连续重复使用，患者和护士可以观察到随时间的变化。

以人为中心的皮肤病自我照护指数（Person Centred Dermatology Sefl-Care Index，PeDeSI）（图 9.1）是一种以行为为基础的工具，用于确认怎样才能最好地帮助患者照料他们的皮肤问题。这种简单的循证问卷由患者和护士共同完成，能发现患者需要哪些教育和支持。满足这些需求将增强和谐性和自我管理。有充分的证据表明，改变人的健康相关行为对身体和精神的健康都有重大影响[5]。

心理干预

咨询之后，护士已经了解患者的情况，包括其在支持和教育方面的需求，以及是否需要转诊。如果患者的情况适用护理干预，使用一些心理学技巧可能有益。这些干预用于辅助而不是取代药物治疗。应使患者明确，行为疗法是皮肤病治疗的补充治疗。在皮肤科内进行心理支持的一大优势是这些照护会“正常化”，如果是在“正常”医疗机构中提供的。强化、坚持和练习是关键。

名字标记：　　　　　健康状况：　　　　　外用治疗

请给接受治疗的患者在交谈中的各项能力打分，在对应的方块中划勾

PeDeSI 号码	独立的程度				
能力	0＝无能力	1＝有一些能力	2＝有足够的能力	3＝有充分的能力	4＝与行动计划一致
1. 你是否了解自己皮肤的状况？					
2. 你是否知道哪些因素有利于或不利于你皮肤的状况？					
3. 为什么使用这样的治疗？					
4. 你是否知道最初的治疗需要多长时间见效？					
5. 你是否知道这种治疗常见的副作用有哪些？					
6. 你是否知道每次应该使用多少乳膏/软膏/乳液？什么时间使用？					
7. 你是否能给患部上药？（请演示）					
8. 如果皮肤的状态恶化，你是否知道如何以及何时调整治疗或寻求帮助？					
9. 你是否知道如何再次获取处方？					
10. 你确信在家里你能自己治疗？					

满分/30 分（最高总分）

总分范围：0～10，需强化教育和支持，以发展知识、能力、信心

总分范围：11～20，需一些教育和支持，以发展知识、能力、信心

总分范围：21～29，需有限的教育和支持，以发展知识、能力、信心

总分 30：拥有足够的知识、能力、信心，可自我管理

签名　　　　　　　　　　日期

图 9.1　以人为中心的皮肤病自我照护指数（© Ersser，Cowdell，Gradwell & Langford，December 2011）

认知行为疗法（见第5章）

认知行为疗法（CBT）是基于我们如何想会影响我们的感知和行为的概念。其目的在于帮助患者专注于改变他们无益的思维模式，从而改变行为和情绪状态。认知行为疗法虽被归类为“谈话疗法”，但可以通过面对面、电子途径或自助读物实现。它专注于当前，而不是试图与个人的过往建立联系。此疗法需要患者和护士建立起合作关系。患者需被激发想去改变的动力，因为治疗需要患者方面做出很大的努力。表9.1总结了CBT的一种方法。

习惯逆转（见第8章）

习惯逆转疗法（HRT）是一种基本干预，基于一个旧习惯可以被打破并由更理想的新习惯取代的前提。习惯的定义是反复发生、经常是潜意识的或自动的行为模式，通过不断重复形成。HRT在皮肤病中已经获得了成功的应用，主要是用于管理一些皮肤病中的瘙痒-搔抓循环，比如湿疹，也用于拔毛癖和人工性皮炎。表9.2概述了护理特异性干预手段。

表9.1 CBT治疗过程的6个阶段和相关措施[6]

阶段	措施
评估	与患者及其家庭成员交谈，评估一系列自述的措施，以确认心理障碍的程度，并决定适当的治疗过程 帮助患者评估个人意义和事件的重要性，考虑其需求和对特定情况的反应
重新定义	护士帮助患者重构其经验。这也许仅仅需要护士提醒患者注意到负面反应（如“我因为皮肤不好而人生失败”）
获取技能	指导患者如何处理日常的困难和如何避免陷入错误的思维模式。 患者需要理解想法和感觉之间的直接联系（有更多积极的想法会有更好的感觉）以及生理/身体的感觉可以被改变。这可能需要一些技巧（如深呼吸）
巩固技能	给患者布置任务，以巩固新获得的技能
总结和维持	患者与护士讨论并就患者如何维持其技能达成一致
治疗后的随访评估	护士和患者检测和评估CBT技能如何与患者的日常生活结合

表 9.2　用于慢性搔抓的习惯逆转（HR）临床干预模式（data from Grillo et al. 2007[7]）

HR 的阶段	行动
习惯概念的教育	为患者提供明确的解释：习惯是什么？HR 为什么有用？
瘙痒-搔抓循环教育	应明确患者的瘙痒-搔抓循环，细节用图解呈现
状况感知训练	患者需要认清自己的搔抓行为： ● 要求患者在一段固定的时间内进行搔抓行为日记 ● 学会识别将要搔抓的动作
行为评估	患者需要知道瘙痒和搔抓之间的区别（因为有些人会将两种情况混淆）。评估应包括： ● 患者具体怎么搔抓？（用什么、在哪里、何时、频率、强度、持续时间） ● 确认触发/加剧搔抓的因素（温度、环境等） ● 明确瘙痒发生时的想法 ● 考虑后果 ● 列出患者的目标（停止搔抓、让皮肤愈合等）
设计概要	可以制订计划来练习竞争性反应，这包括： ● 可以在床上或公共场合做 ● 和搔抓行为相矛盾 ● 至少维持 1 min ● 允许正常活动继续
竞争性反应练习	每天至少需要使用 10 min，在触发因素出现时也要使用
象征性的排练	在练习竞争性反应时，患者被要求描述瘙痒和搔抓的细节

社会认知理论

社会认知理论（social cognitice theory，SCT）支撑着很多长期疾病的行为干预，并且聚焦于发展自我效能。自我效能就是一个人相信自己可以成功地开始并完成特定情况下需要采取的行动，以达到特定的效果。为实现这一目的，个人必须获得足够的知识、技能和高效管理其皮肤病的信心。自我效能可以用 PeDeSI 测量。自我效能的要素在表 9.3 中总结。

研究展望

未来的研究应当包括：

- 开发更灵敏的测量方法，用于检测精神健康和生活质量受到的影响。

表 9.3 自我效能的各个要素及其在皮肤科实践中的应用

要素	描述	实践应用
掌控体验	建立自我效能强意识的最有效途径 使人能在个人合适的水准上掌控任务。如果过于容易，人们会预期即刻的成功；如果太难会失去勇气。学会克服困难会带来恢复的能力	将任务分解为不同的部分（例如，如果一名患者需要学会将几种药膏涂抹到身体的不同部位，或许她/他应该先被教导如何、何时使用润肤霜） 患者需要在不同的环境中，结合所需的支持、鼓励和反馈，反复练习这些任务。当他们对任务中的这些要素有了信心之后，再加入进一步的行动
间接体验	对缺乏经验和信心的人有用。看到相似的人成功完成特定的任务能说服人们，他们也能掌握这些技能	分组学习中，更有经验的成员能演示将外用药涂到皮损上，并避开健康的皮肤
社会说服	通过有效的沟通和社会说服，患者会知道，看上去很难的治疗能如何成功地整合进他/她的生活	强调成功是个人的收获。与护理人员合作并记录的患者最可能获得成功 鼓励患者仔细考虑他们真正想实现的目标，这些目标常常与护士预设的目标有很大的不同
情绪调控	指导患者如何准确解释他们的生理和心理状态。患者必须学会避免这种结论：心理和情绪反应是无法完成特定任务的信号。积极的心态会加强可感知到的自我效能，而沮丧会降低它	给出压力管理和放松技巧的建议

- 对心理学干预进行稳定性测试（焦虑管理、专注力、认知行为疗法），这些心理干预被整合进护理实践，以改善长期皮肤病患者的精神和身体健康。
- 教育护士的方法，需要教育护士进行精神皮肤病学干预，并评估这些干预对患者健康和精神状态产生的影响。

实用提示

- 皮肤科护士可通过将一些心理学技巧整合进咨询，改进对患者的治疗。
- 如果可能，使用可行手段来评估皮肤状况对患者生活质量的影响（见第 5 章）。
- 利用“以人为中心的皮肤病自我照护指数”，皮肤科护士可以评估患者对教育和支持的需求。这种有效的工具可以确认如何最好地帮助患者照料其皮肤病，这将带来更好的治疗效果。

参考文献

1. Schofield J, Grindlay D, Williams H. *Skin Conditions in the UK: A Health Care Needs Assessment*. University of Nottingham: Centre of Evidence Based Dermatology, 2009.
2. National Institute for Health and Care Excellence. *Management of atopic eczema in children from birth up to the age of 12 years*. 2007. Available at http://guidance.nice.org.uk/CG57 accessed 8.2.13.
3. Poot F, Sampogna F, Onnis L. Basic knowledge of psycho-dermatology. *J Eur Acad Dermatol Venereol* 2006; 21: 227–234.
4. Rogers C. *On Becoming a Person*. Boston: Houghton Mifflin, 1961, pp. 283–284.
5. National Institute for Health and Care Excellence. *Behaviour change at population, community and individual levels*. 2007. Available at http://www.nice.org.uk/nicemedia/live/11868/37987/37987.pdf accessed 8.2.13.
6. Gatchel R, Rollings K. Evidence informed management of chronic low back pain with cognitive behavioral therapy. *Spine J* 2008; 8: 40–44.
7. Grillo M, Long R, Long D. Habit reversal training for the itch-scratch cycle associated with pruritic skin conditions *Dermatol Nurs* 2007; 19: 243–248.

第三部分　皮肤病继发精神障碍

第 10 章　脱发的精神心理影响

Paul Farrant and Sue McHale　著
戴珊　宋清华　译　谢志强　校

脱发的人一般都会在心理方面受到影响。但是大家所不熟悉的是情绪与心理压力是如何影响毛发生长及引起脱发的。精神疾病也可引起创伤性脱发等与毛发相关的临床疾病，例如拔毛癖（表 10.1）。

虽然哺乳动物的毛发在体温调节和伪装中起着重要作用，但其主要作用体现在外貌、性吸引以及社会交往方面。因此，脱发在自尊、自信和体象方面有着重要的负面影响。

毛发周期

毛发是生长期（anagen）、退行期（catagen）、休止期（telogen）和脱落期（exogen）循环的结果。在任意时间，大多数头发（85%～90%）都处于生长期，且通常持续 2～5 年（图 10.1）。毛发经历退行期、休止期和脱落期大约需要 3 个月。

表 10.1　精神皮肤病学和毛发疾病

合并心理疾病的皮肤毛发疾病	可能影响头皮和头发的心理和精神疾病
● 斑秃 ● 休止期脱发 ● 化疗引起的脱发 ● 男性型脱发 ● 女性型脱发 ● 瘢痕性脱发 ● 多毛症	● 躯体变形障碍（见第 15 章） ● 寄生虫妄想症（见第 14 章） ● 拔毛癖 ● 创伤后应激障碍 ● 抑郁 ● 焦虑

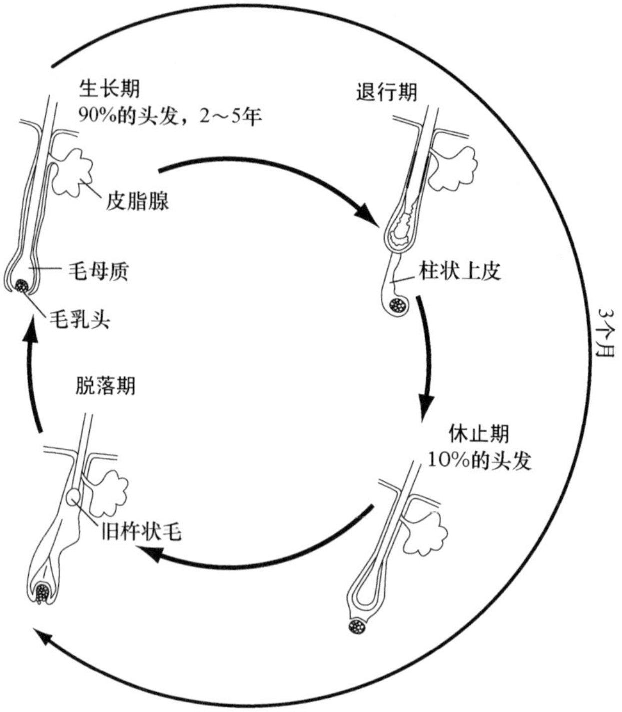

图 10.1　正常毛发周期示意图。生理和心理压力可干扰头发周期，导致头发进入休止期，最终在 2～3 个月后在脱落期脱落

心理应激可导致脱发

毛囊有时可同步进入退行期和休止期。妇女在产后通常有 2～3 个月的显著脱发期，这可能是一种正常的生理现象。同步现象也可由严重的心理和情绪压力导致。分离、丧亲之痛、担忧或任何重大生活事件都可干扰毛发周期，导致临时脱发增加或休止期脱发（见下文）。

患者经常提到“压力”是他们脱发的原因。他们经常会讯问毛发疾病与之前发生的生活重大事件的相关性。下面将讨论一些相关的科学原理。

临床毛发疾病的精神影响评估

应该注意的是，大多数皮肤病的生活质量（quality of life，QoL）工具可对银屑病和湿疹进行有效测评，但只是简单地用“皮肤”“头皮”或“头发”等字眼来测评毛发疾病缺乏有效性。因此有必要制定一个毛发特异性生活质量工具。

毛发疾病的临床评估

大部分患者属于非瘢痕性脱发，可为普遍性脱发、区域性头发变薄或片状脱发（框 10.1、图 10.2）

瘢痕性脱发较少见，特点是毛囊口缺失，往往留下一块发亮的硬化或萎缩的头皮。

框 10.1 临床评估

- 头顶头发弥漫性变薄是遗传性脱发的一个共同表现
- 弥漫的广泛性脱发可能是毛发周期紊乱的结果。可由内分泌（如甲状腺）或营养异常、药物的副作用或心理压力导致。
- 脱发斑是斑秃最常见的表现。
- 毛囊开口缺失、毛囊周围红斑、色素改变、头皮萎缩都指向瘢痕导致的脱发。

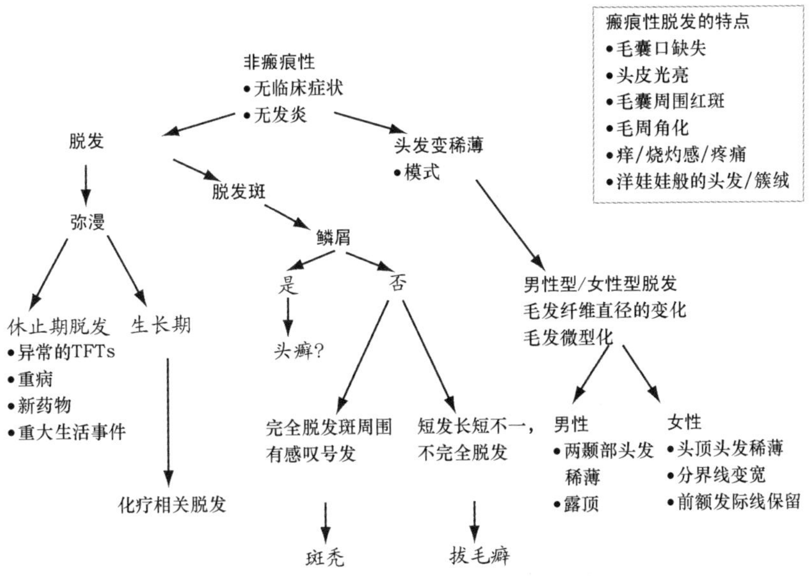

图 10.2 判断非瘢痕性脱发的临床方法

斑秃

斑秃（alopecia areata，AA）被认为是一种可导致脱发的自身免疫病。典型的斑秃最开始表现为1～2小片的脱发。在片状脱发区的外围可看到明显的类似感叹号的小断毛。它还可累及眉毛、睫毛、体毛。斑秃可累及整个头皮的头发（全秃），或者导致整个头皮及体毛的丢失（普秃）(图10.3)。

长久以来，人们一直认为心理事件可触发一些患者发生斑秃。人类头皮器官培养模型已论证，与压力相关的神经肽、P物质可以导致毛囊免疫豁免的崩溃。免疫豁免的丢失是导致斑秃的非常关键的第一步。P物质在早期斑秃病损中增多，其中表达神经激肽-1受体的 $CD8^+$ T细胞介导P物质作用。

然而在不同的斑秃患者病例系列中，心理压力的作用差别很大。有些对照系列证明，跟同龄及同性别的对照人员相比，斑秃患者压力要增加许多（来自丧亲之痛、家庭纠纷等）[1]。然而，在更大的病例系列中，仅有不到10%的患者其压力被确定为一个潜在的触发因素[2]。

毫无疑问，与斑秃有关的脱发会对精神产生深远的影响，这可能不同于其他脱发的几个原因如下：斑秃可在童年开始，常导致校园对抗和欺凌问题；常为不可预知的缓解和复发性脱发；医疗作用有限，经过一段积极的头发生长期后，很快发生再次脱发。在Tucker的一项系统综述中，19项研究中的17项表明，斑秃对自尊产生负面影响，并增加了抑郁、焦虑、恐惧反应和偏执。这篇综述中的一些研究表明，脱发对女性的影响更大，这归因于头发在女性身份中扮演着重要的角色[3]。

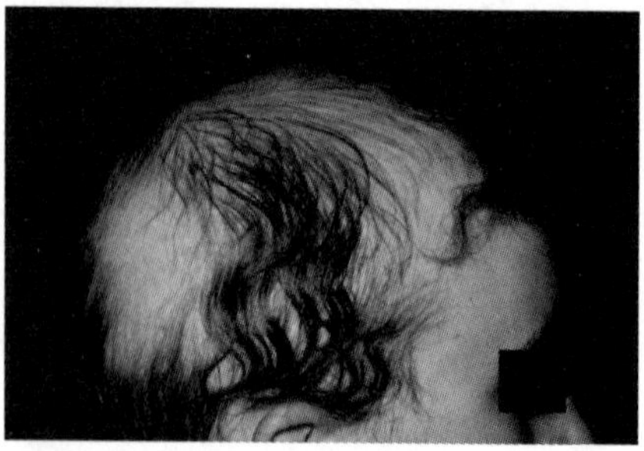

图10.3　斑秃的典型临床表现为头发片状脱失并可蔓延至整个头皮（全秃型）或者累及整个头皮的头发及体毛（普秃型）

在斑秃患者中可发现，年龄可能会影响心理状态的类型，如抑郁症在年轻人中更常见（通常不到 20 岁），而焦虑在成年人中更常见。这可能与童年和青春期来自同龄人的与抑郁相关的压力有关。

在伴有抑郁的斑秃患者中，除了医学治疗（如外用、局部或口服糖皮质激素），抗抑郁药的使用可能对头发的再生有益。

休止期脱发

休止期脱发（telogen effluvium，TE）是指一种对毛发周期的干扰，此时毛囊同步进入消退（退行期）和休眠期（休止期）。当休止期结束时（2～3 个月后），毛发会进入脱落期，同时在毛囊重新进入生长期之前，老的毛发会脱落。毛发周期的干扰通常是短暂的，很少有研究评估此期的心理影响。毫无疑问，休止期的特征——脱发加剧对患者来说是非常令人沮丧的。然而，对于大多数患者来说，这是短暂、可恢复的。

从心理学的角度看，心理困扰在引发毛发周期问题中可能扮演的角色是很有趣的。小鼠研究表明，压力可抑制毛发生长并使毛发进入退行期。这可能是由 P 物质和促肾上腺皮质激素释放激素所介导的。这一发现外推到人类可以解释压力引起的休止期脱发。神经生长因子可促进压力引起的毛发生长抑制。

男性型脱发

男性型脱发（male pattern balding，MPB）很常见，是一个随着大部分男性年龄的增长而不断影响他们的一个过程，并且可由遗传易感性所决定。男性型脱发频率因种族而异，白种人是最易受影响的。它通常是一个循序渐进的过程，可能会在青少年时期开始，表现为两颞侧头发减少及头顶头发变薄。研究表明，秃顶的男性同头发正常的男性相比，看起来更显老，缺乏吸引力，更加没有自信。秃顶可困扰患者，导致压力产生、体象满意度和自尊降低，而这些现象在年轻人、单身的男人和那些早期脱发的患者中更明显。在年轻人中，脱发对生活质量的负面影响更明显，虽然它并不局限在这个年龄组。

男性型脱发的药物治疗包括外用米诺地尔和口服非那雄胺。手术治疗和“种发”在临床上也在应用。有成功治疗经历的人会在心理上受益，这有助于自尊和个人魅力的提升。

女性型脱发

女性型脱发（female pattern hair loss，FPHL）是指头皮中心的头发逐渐变薄，从而导致头发密度和覆盖率的减少（图 10.4）。女性型脱发的微型化类似于男性型脱发，但不同于男性的是，女性型脱发是头发变薄而不是完全秃顶。然而一些妇女可能出现一些与雄激素分泌过多相关的其他症状，比如多毛、痤疮，但大部分人的雄激素都没有明显的异常。另外，雄激素在改变雌激素分泌水平的方面可能发挥一定的作用。女性脱发的遗传机制目前仍不清楚，但无论是男性型脱发还是女性型脱发患者，通常都有一名相同症状的一级亲属。

大约 50%的 50 岁以上女性都有女性型脱发的问题。男性普遍习惯将头发剪短，可能限制了秃顶的影响，然而对于女性，单用发型来掩盖头发稀少区是很困难的。女性型脱发对日常生活有一定的消极影响，可降低自尊，引起社会疾病。有研究表明，同男性相比，脱发可对女性造成更多的情绪困扰，女性常付出更多的努力以应付脱发。这可由以下事实解释：与男性不同的是，脱发在女性中不被看作是一个正常的与年龄相关的过程。

脱发的影响程度不一，男性和女性均可受其严重程度的影响，无论脱发是否引人注目，同时也可受年龄的影响（发病年龄越早，心理影响往往越显著[4]）。值得一提的是，一些女性会有极端的反应，可导致个体出现躯体变形障碍。

女性脱发的治疗方案更加有限。米诺地尔是唯一授权的产品。相对于男性而言，抗雄激素类药物对女性的作用不那么明显。然而，对于女性来讲，用一些方式来伪装自己可能更具有社会接受性，比如使用角蛋白纤维或假发等来掩盖脱发。

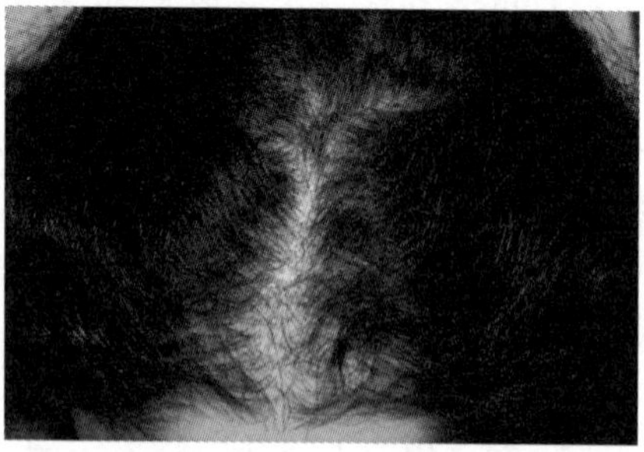

图 10.4　女性型脱发的临床表现为头顶区头发稀薄，分界线变宽

化疗相关的脱发

化疗可迅速阻止细胞分裂。虽然可有效杀死肿瘤细胞，但化疗也会影响毛母质的快速分裂细胞，而快速分裂细胞可产生毛发纤维。脱发通常出现在治疗的前几周，并可在疗程完全结束几个月后重新长出。

脱发的影响可能比外科治疗癌症的影响还要大（乳腺癌切除术）。脱发和乳房切除术的组合可能对女性特质、性欲和吸引力有双重影响。对于一些患者，有关脱发的考虑会影响化疗的类型，或者影响他们是否进行化疗[5]。

化疗导致的脱发（chemotherapy-induced alopecia，CIA）可引起焦虑、抑郁和消极的体象，降低自尊及幸福感[5]。曾有报道称，一位女性因脱发而害怕遭到伴侣的拒绝，虽然这很少发生。脱发也可如真正的肿瘤一样，显著提醒着患者及公众。

有些人有更积极的想法，他们把脱发看成治疗起效的标志。由于化疗所致的脱发是治疗不可避免的结果，在治疗前，应充分了解患者的想法、担忧及期望。应制订策略来处理患者对脱发的预期、面对真正脱发的时刻、应对脱发及再生发的办法等相关问题[5]。

瘢痕性脱发

脱发可分为非瘢痕性脱发与瘢痕性脱发。后者以毛囊的生理性破坏为特征。其可为一个原发性过程，即毛囊的干细胞被该处的炎症破坏（如扁平苔藓或盘状红斑狼疮，图 10.5），也可为断发性，即头皮的创伤

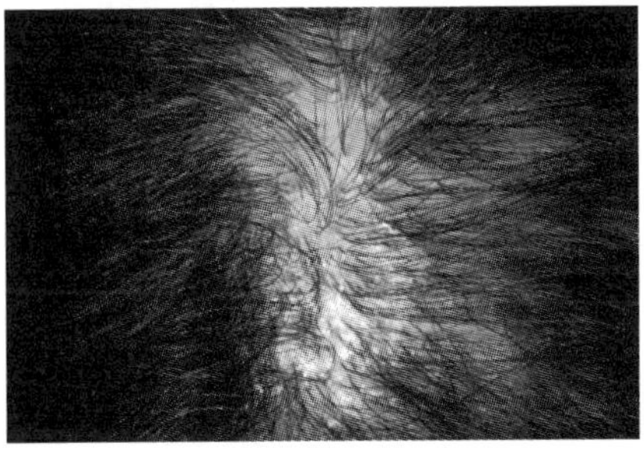

图 10.5　瘢痕性脱发的特点是毛囊口的缺失，且脱发是不可逆的

或其他炎性过程虽破坏了毛囊，但毛囊并不是最初的破坏目标。瘢痕性脱发患者不可能再长出新发。炎性环境通常是连续性的、有症状的，通常可伴有瘙痒和烧灼感。有效的药物治疗是有限的。

斑痕性脱发较少见，因而很少被报道，但是大多数临床医生的经验是，瘢痕性脱发比暂时性脱发更具毁灭性，因为它是不可逆转的。因为这个原因，处理好此类患者对头发再生长的期望是很重要的。同样重要的是处理好脱发所合并的不可避免的心理影响。

多毛症

多毛症指女性出现过多的男性型的粗毛。这可以局限到胡须区或更广泛的区域，包括胸部、背部和腹部。多毛症可以是激素异常的表现，也可能是多囊卵巢综合征的一个特征。在正常月经背景下，多毛症通常是特发的。

过多的毛发可通过漂白、脱毛膏、拔毛、交织、打蜡和剃刮去除。激光治疗和电疗可提供一种半永久性的解决方案，一些患者也采用抗雄激素治疗和减肥治疗。

多毛症跟过度焦虑、自尊降低及生活质量低下有关。多毛症女性患者生活质量的社会关系领域尤其受到影响，且多毛症可以主宰一个女性的生活，有报道称女性经常照镜子并触摸自己的皮肤。另外，多毛症也和抑郁、社会适应不良及饮食失调的高患病率有关。借助激光治疗，生活质量被证实有所提高（框 10.2）。

框 10.2　合并心理疾病的脱发/多毛的治疗

- 适当治疗头发问题（医疗/手术/通过毛发专家/通过沙龙）。
- 及时管理期望。
- 谨慎使用生活质量评估，因为它们目前并非是针对头发的（但不管怎样，还是要在适当的情况下使用它们）。
- 适当时提供认知行为疗法（见第 5 章）。
- 必要时考虑情感障碍治疗（见第 13 章）。
- 如果有躯体变形障碍或寄生虫妄想症高风险，可求助精神皮肤病学门诊或心理医生（分别见第 15、14 章）。

特定的精神病理学导致的脱发或相关的毛发临床表现

躯体变形障碍

躯体变形障碍（见第 15 章）可能涉及害怕或认为脱发是渐进的、秃顶是必然的。关于毛发正常脱落模式的说明和标准化临床摄影的使用是非常有用的。

寄生虫妄想症

寄生虫妄想症（见第 14 章）指患者认为头发被昆虫侵扰，可能去毛发诊所就诊。一些患者确信他们晚上能听到螨虫活动的声音，这和幻听有关。绝大部分患者会带来样本、数字化听觉计算机文件或视觉图像，以说服医生相信侵扰的存在。

拔毛癖

拔毛癖是一种异质性的疾病，虽然主要的特征是拔毛，最常见的是一根一根的拔除，最终导致脱发和抓痕。头发是最常见的拔除对象，另外眉毛、睫毛，甚至阴毛也可能被拔除（图 10.6 和图 10.7）。身体损伤包括皮肤过敏、感染和出血。拔毛癖患者的心理及社会功能通常受到损害，尤其当他们试图避免暴露脱发的区域时。

拔毛癖有三个亚型：早期发病型、无意识型和专注型（框 10.3）[6]。早期发病型的症状通常开始于 8 岁前，且一般在没有干预的情况下停止。无意识型拔毛通常在一些“风险活动”中发生，比如阅读、看电视时。专注型拔毛的个体能意识到他们在拔毛，且这种类型以急促及张力性的拔毛为特征。报道称大部分患者试图抵抗拔毛。尽管拔毛可发生在任何年龄，但发病的典型年龄是在童年晚期（13 岁左右）。在早期发病的患者中，拔毛行为将会持续多久目前还不清楚，但有报道称许多成年患者自童年起就有拔毛的行为。

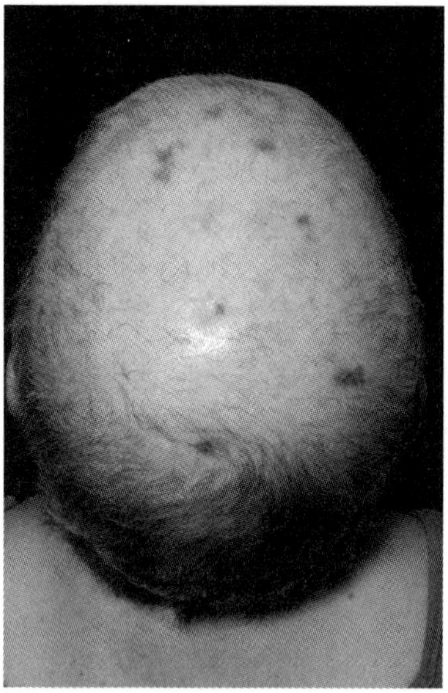

图 10.6　长期拔毛的老患者通常有广泛的脱发和抓痕（见彩图）

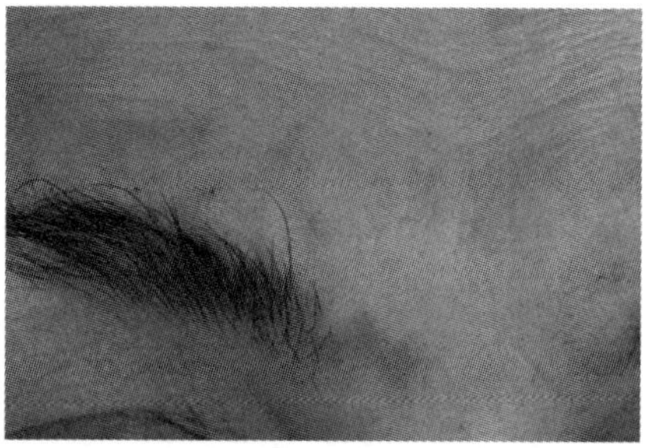

图 10.7　眉毛拔毛癖患者。注意短毛及断毛，且眉毛长短不一（courtesy of Dr A. Bewley）（见彩图）

框 10.3　拔毛癖的分类

- 早期发病（进展有限）
- 无意识性拔毛
- 顽固的强迫性拔毛和专注性拔毛（患者可能否认拔毛）

在精神障碍诊断与统计手册（第 5 版）（DSM-5）中，拔毛癖被定义为一种强迫及相关障碍，这反映出拔毛的强迫性特征。诊断标准包括显著的拉发、拔毛之前增加拉力，或抗拔，在拔毛时出现宽慰及满足。有一种提议是应从 DSM-5 中去除最后两项标准。目前，拔毛癖还没有一个普遍接受的评定标准，已开发出多种测定方法[6]。

临床上显著拔毛的发病率不是很清楚，尽管有人估测在普通人群中的发病率为 4%～10%。这是因为患者通常对拔毛的行为感到羞耻，而很少去治疗，且这些患者会长时间向朋友或家人掩盖他们这种习惯。尽管随着年龄的增长，女性拔毛症的发病率会增加，但儿童拔毛症发病的性别比例是均衡的[6]。

拔毛的发病机制鲜为人知，但是它被认为是生理、心理及社会因素作用的结果。拔毛癖也曾被报道与突然的损失或丧亲，或改变生活的事件相关。也有报道称拔毛和童年时期的性虐有关。因此，询问社会心理病史时应关注引起拔毛行为的压力性事件，尤其是儿童。在某些病例中，发现拔毛癖与情绪、焦虑、饮食和物质滥用障碍有关。

大多数有关拔毛癖治疗的研究都是小规模的非对照病例报告。经调查，最严格的治疗是行为疗法和药物疗法（见第 16 章）[6]。

拔毛癖的行为疗法基于一个前提，即它是一种后天习得的行为，可通过经典的和自发的条件反射维持（框 10.4）[6]。Flessner 等发现大部分广泛使用的拔毛癖的行为治疗是认知行为疗法（CBT）[7]，尽管 Bloch 等提出习惯逆转训练是拔毛癖最有效的干预[8]。拔毛癖的药物治疗千差万别，许多药物有明显的副作用。选择性 5-羟色胺再摄取抑制剂（SSRIs）（如氟西汀）在治疗拔毛癖的各种研究中证明无效。在拔毛癖的治疗中，多巴胺受体阻滞剂匹莫齐特和糖肌醇已被建议用于增强 SSRIs 的作用。一项双盲安慰剂对照研究表明，阿片受体拮抗剂纳曲酮对拔毛癖症状改善效果微弱。非典型抗精神病药奥氮平可有效改善运动性抽动，在治疗拔毛癖方面也显示出可喜的成果。最近有报道称，N-乙酰半胱氨酸也有一定疗效，且副作用小。

框 10.4 拔毛癖的管理

- 试着去了解为什么这种模式会在这种环境下早期发展
- 早期提供认知行为疗法（见第 5 章和第 16 章）
- 习惯逆转是有利的（见第 16 章和第 8 章）
- 经验性地或适当地考虑使用选择性 5-羟色胺再摄取抑制剂（见第 13 章）
- 专家建议的其他精神治疗
- 适当的时候用物理方法治疗脱发（编织或器具等）

器具/假发、掩盖和支持团体的心理影响（见第 12 章）

假发通常被用于掩盖脱发。假发的使用已被证明可提高斑秃及雄激素性脱发患者的生活质量和自尊。假发的使用被证实可减少化疗导致的脱发的“病态方面”。其他掩盖方法，如角蛋白纤维和医疗文身的心理获益并没有得到广泛的研究。

毫无疑问，支持团体可以帮助患者处理与他们状态有关的实际的和心理的问题，但是这些群体有效性的证据不足。

支持群体包括：

- 国家斑秃基金会（http://www.naaf.org）
- 英国脱发（http://www.alopeciaonline.org.uk）

- 瘢痕性脱发研究基金会（http://www.carfintl.org）

实用提示

- 脱发常导致心理病态。
- 焦虑、抑郁、缺乏自尊和消极体象是脱发患者的常见表现。
- 脱发对女性的影响相对于男性来讲往往更深刻，发病较早的患者常有更多的心理后遗症。
- 当处理脱发患者时，对焦虑及抑郁的评估及管理应成为临床实践的常规部分。

参考文献

1. Manolaches L *et al.* Stress in patients with alopecia areata and vitiligo. *J Eur Acad Dermatol Venereol* 2007; 21: 921–928.
2. Van der Steen P *et al.* Can alopecia areata be triggered by emotional stress? An uncontrolled evaluation of 178 patients with extensive hair loss. *Acta Derm Venereol* 1992: 279–280.
3. Tucker P. Bald is beautiful? The psychosocial impact of alopecia areata. *J Health Psychol* 2009; 14: 142–151.
4. Cash T *et al.* Psychological effects of androgentic alopecia on women: comparisons with balding men and with female controls. *J Am Acad Dermatol* 1993; 29: 568–575.
5. Hesketh P *et al.* Chemotherapy Induced Alopecia: psychological impact and therapeutic approaches. *Support Cancer Care* 2004; 12: 543–549.
6. Duke D *et al.* Trichotillomania: A current review. *Clin Psychol Rev* 2010; 30: 181–193.
7. Flessner C *et al.* Current treatment practices for children and adults with trichotillomania: Consensus among experts. *Cog Beh Pract* 2010; 17: 290–300.
8. Bloch M *et al.* Systematic review: Pharmacological and behavioral treatment for trichotillomania. *Biol Psychiatry* 2007; 62: 839–846.

第 11 章　银屑病和精神皮肤病学

Christine Bundy，Lis Cordingley and Chris Griffiths　著
鞠延娇　译　谢志强　校

精神心理问题的流行病学和特征

近年来，人们逐渐认识到银屑病伴发精神心理及生理疾病的风险非常高，如心血管疾病、代谢综合征等[1]（图 11.1）。

目前关于情绪和银屑病之间的病理生理过程的研究相对缺乏，但是许多银屑病患者证实压力或紧张性生活事件可以诱发或加重银屑病。银屑病患者往往非常焦虑，据报道，病理性焦虑的患者约占 25%～30%[2]。因为害怕别人对自己的评价不好及担心被拒绝而先行逃避，银屑病患者的社交参与及学习表现较差，同时其职业选择和事业发展也受到限制[3]。尽管通过积极治疗，银屑病严重程度能明显减轻，但患者的情绪及社会功能水平仍较低。

银屑病患者情绪低落、抑郁、自杀倾向的发生率比痤疮等其他类型皮肤病或非皮肤病的长期疾病患者高[4]。多达 62%的银屑病患者有抑郁症状，有自杀意念的患者占 5.6%～7.2%[4]。抑郁更常见于年轻患者。这部分患者酒精使用最多，可能也在一定程度上意味着他们对低落情绪的自我治疗。有相当一部分轶闻报道年轻银屑病患者滥用药物，尽管这些数据并未得到系统性的验证。

皮肤病学之外的许多健康专业人士经常会惊讶于银屑病相关的精神心理困扰的程度及发生率。皮肤外观是带来心理困扰的重要因素，然而一般的医疗机构大都忽略了这个问题并且很少给予恰当的处理[5]。这又导致许多不想或不能寻求帮助的患者不能得到正规治疗。

银屑病患者往往有着不健康的生活方式，比如缺乏体育活动、饮酒、吸烟、超重。缺乏动力可能与情绪低落有关，而尴尬、耻辱、羞愧感，

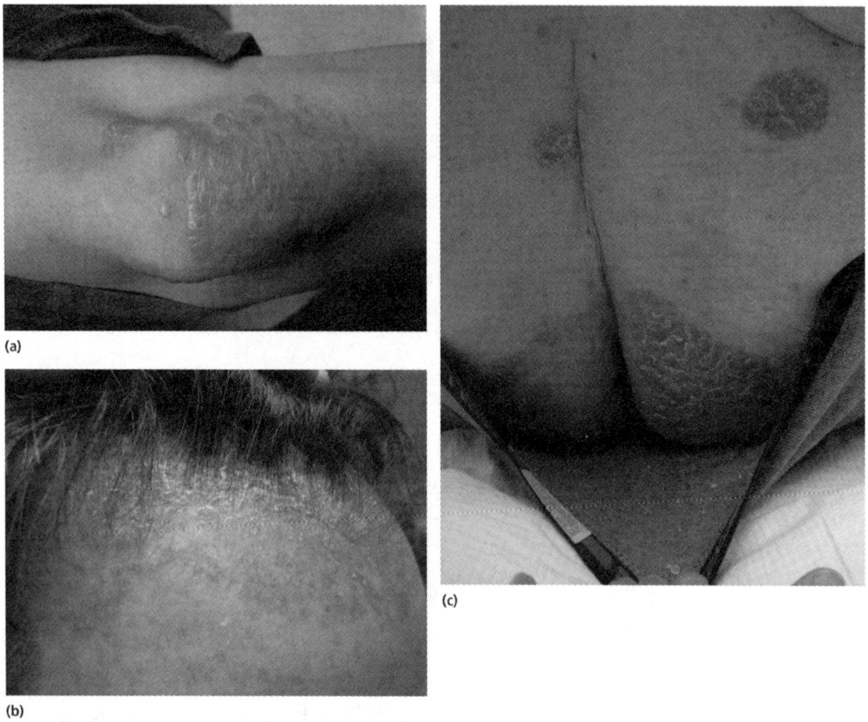

图 11.1　经典的银屑病皮损分布于（a）肘部和（b）发际线。虽然经常被忽视，但在臀部的银屑病皮损（c）可以极大地影响自我形象，应与其他明显区域的皮损一起进行评估和治疗（courtesy of Dr J. Reichenberg）（见彩图）

以及在公园、游泳池、健身房等公共场所被直接拒绝的经历都会导致他们不愿意使用公共健身设施。自我护理差的另一个因素是对治疗的依从性不好。大多数患者对银屑病的一线用药，即局部用药依从性非常差[6]。有文章报道，局部用药的麻烦及不适感加重了银屑病患者的整体负担。

发病机制

毫无疑问，精神心理，即患者的想法、感觉和行为在银屑病的活动和管理中发挥着重要作用。人们普遍认识到情绪和行为与银屑病皮损的相关性，但仍需要更多的研究来探究其中的因果关系。生物学上可能有条压力通路将观念和情绪变化与皮肤活动相联系，而且这条通路可能可以被健康的行为调节。

生物学通路

一旦一个人被告知发现了可疑皮损或被诊断为银屑病，他/她会对此产生认知或情绪反应。认知反应表现为五个核心观念（见下文）。这些观念又会带来情绪反应，包括焦虑、生气或抑郁。

生理方面，真实或想象的威胁都会激活下丘脑-垂体-肾上腺轴。此处无法详细描述这一复杂的神经激素级联反应，但是应激激素，如皮质醇会参与到受影响个体的皮肤免疫反应中。细胞因子及 T 细胞也被释放，以处理增强的局部活动。神经内分泌及免疫反应激起了炎症的恶性循环。

行为学通路

如上所述，不健康的行为习惯在银屑病患者中非常常见，而这些又是导致心血管疾病的危险因素。心血管疾病与银屑病相关[1]，然而银屑病是否是心血管疾病的独立危险因素还未确定。

评估

观念评估

全面的精神心理概述包括对观念、情绪和行为的评估，这对于指导选择合适的干预措施非常重要。对待疾病的观念与长期的糟糕的健康状况相关，包括更差的功能及对医疗保健更大的利用率。理解患者对银屑病及其治疗的观念是管理银屑病的关键。基于常识-自我调节模型（CS-SRM）的许多工具在这里都可以使用（见第 5 章）：

- 修订版疾病认知问卷（IPQ-R）
- 简明疾病认知问卷（B-IPQ）
- 药物认知问卷（BMQ）

CS-SRM[7] 是识别患者对疾病和治疗的关键性观念的有效工具。五个核心观念是：

- 是什么引起疾病的发生及加重；

- 疾病对个人、经济及社交的影响；
- 主要的临床症状；
- 患者多大程度相信自己可以控制病情或治疗可以控制病情；
- 时间轴或随时间推移对病情感知的变化。

基于 CS-SRM 的 IPQ-R 是设计良好、有效且容易使用的自我报告工具，它可以辨识患者关于疾病的观念并帮助指导合适的干预。B-IPQ 是更加简单的版本，只有 9 个问题，可能更加适合繁忙的临床工作。这些工具的价值在于它们可以帮助识别患者对自身病情的认识，包括对银屑病及激发或维持病情的机制的理解。还可以帮助调查患者对银屑病治疗的具体理解，因为目前认为依从性是银屑病治疗中的一个显著问题[6]。

观念不是独立发挥作用的，它们一起传达一种隐含的逻辑，称为疾病的相关性。许多患者持有与积极应对相关的适应的、有用的观念。然而，一些患者对疾病相关症状的理解与情绪低落及治疗效果差密切相关。因此，对患者的疾病观念的评估在精神心理评估中发挥关键作用。

对药物的担忧与长期患病患者的用药依从性差相关，这一点可以通过 BMQ 得知，BMQ 是一个简单的自我评价工具，主要从四个主要方面评估患者对药物的认识。

情绪评估

情绪是积极控制体重、用药依从性等自我管理行为的巨大障碍。

焦虑及抑郁在银屑病患者中都非常常见。医院焦虑和抑郁量表（HADS）是一个非常好的筛查工具（见第 5 章）。在繁忙的临床工作中可能使用患者健康问卷（PHQ-2）更现实，该问卷关于抑郁患者的筛选只有 2 个问题：“在过去 2 周，您被下列问题困扰的频率：① 做事情缺乏兴趣及乐趣；②郁闷、抑郁或绝望”。如果患者对每个问题的回答都是肯定的，就需要采用 HADS 或 PHQ-9 进一步评估。PHQ-9 有 9 个问题，也是用于探索抑郁相关经历的，而且有一个问题专门针对自杀及自我伤害。参加初级或次级自我评估的患者都表示银屑病带病生活的情绪是他们最想讨论的方面，然而难过的是患者自己或皮肤科医生团队都很少提及。与通常的观念相反的是，情绪低落并不容易被发现，除非进行积极的情绪评估。

行为评估

如果怀疑患者有酗酒问题，可以采用针对酒精使用的 CAGE 问卷或酒精滥用筛查量表（AUDTT）来评估患者的真实酒精饮用情况，这两个问卷都已经过很好的验证并且好用有效（见第 27 章）。

皮肤病生活质量指数（DLQI）可以用于银屑病的管理和评估，并且可以评估疾病对患者生活质量的影响情况（见第 5 章）。

治疗

心理干预的 6 个原则（框 11.1）：

- **任何有效干预的第一原则都是以患者为中心的沟通**，心理干预尤其如此。这不仅仅是有效的信息收集，还是一个结构化的尝试，以了解患者的角度并从这一角度来指导改变所需的目标设定和行动计划。有充分的证据表明，这种方法有可能带来更好的结果，而不仅仅是良好的沟通技巧。允许患者在属于自己的时间里用自己的话，解释自己对疾病的看法，这将有助于确定患者对疾病和治疗的主要观念。如果这些观念是不正确的或不完整的，这也为临床医生修改这些观念提供了一个机会。
- **第二个原则是使用经过验证的措施，评估心理功能**。结合患者自己的意见做出的评估有助于制定更全面的问题构架，并使临床医生能够找到可能的解决方案。英国国家卫生医疗质量标准署（NICE）提出一个建议来管理慢性病患者的情绪低落和抑郁问题[8]。它建议采用阶梯式的方法，以适当的方式不断升级治疗方案。第一步是通过鼓励患者变得更加积极（行为激活）来实现自我管理，并指引他们接受专业服务，如戒烟、减肥或减少酒精使用。
- **第三个原则是找出“思考-感觉-行为周期”**，识别无益的行为模式，这些模式可以出现在对银屑病的感觉及观念的反应上。例如，为了

框 11.1　治疗原则

1. 以患者为中心的沟通。
2. 使用经过验证的工具评估心理功能。
3. 识别“思考-感觉-行为周期”。
4. 与患者一起，确定他们的改变目标和行动计划。
5. 在就诊过程中鼓励“谈话改变”。
6. 与患者一起回顾病情进展。

控制患银屑病的痛苦，患者可能会更大量地吸烟、喝酒，这反过来又影响睡眠并使病情持续。患者可能不知道这些循环模式，但当他们能够意识到时，他们可以在早期进行干预以阻止恶性循环。

- **第四个原则是与患者一起确定他/她的改变目标和行动计划**，适宜地选用特定的、可衡量的、可达到的、现实的和及时的（智能）技术。如果这些目标是现实的并且患者已经确定了解决方案来克服障碍，那么这些目标更容易实现。建议需要由患者本身提出，而不是临床医生。最初的目的是设置容易实现的目标，以激发患者想要改变的动力和意愿。进而继续解决（可能）更重要但更困难的目标。成功的经验增加了患者的动力和做出其他改变的可能性。使用技巧来增加动力，如：从医疗保健人员那里得到简单的口头强化评价（例如："这是一个非常不错的开端"和"这是一个明显的进步"）可以使一个人坚定其做出改变的意愿。鼓励患者寻求帮助，并与所信任且可以帮助他们的人分享他/她的计划也能够帮助患者继续完成他们所盼望的改变（图 11.2）。

- **第五个原则是在就诊过程中鼓励"谈话改变"**。这意味着要求患者明确自己已经能够实现什么，并且疏导他们不要把注意力放在失败的地方。这个关注成功的简单任务使患者建立了信心，从而可以帮助他/她重新把精力放在自己可以实现的事情上。

- **第六个原则是回顾**。计划一个阶段汇报，帮助患者相信自己在这一过程中正在被支持着。从评估阶段收集的信息可以帮助临床医生指导患者做出具体、详细的行动计划，以保证其成功。相比于愿望清单，考虑了所有因素的行动计划更易成功，包括可能导致有用的计划失败的因素以及可以鼓励患者找到管理这些因素的方法。这种预防复发的策略有助于患者在身处的境地提前考虑潜在的问题，而不是当意外发生时，简单地对情况做出反应。

通过仔细聆听和规划改变，患者得到鼓励，相信改变是一种深思熟虑的、有计划的干预，而不是让他们去冒险。有证据表明，比起一个没有结构的谈话，这种有意设计的、结构化的支持干预将更容易产生实际的改变。如果在护理路径中这一步不成功，那么应该在 NICE 的指导下，尽可能采取一个更结构化的、简短的干预。这像是专业心理健康服务。

如果临床医生将这一额外的活动纳入诊疗中，其将需要接受培训来成功地实施干预。培训不需要冗长繁重，但它确实需要是系统性的并且非精神卫生专业人员能够接触到并获得后续支持。

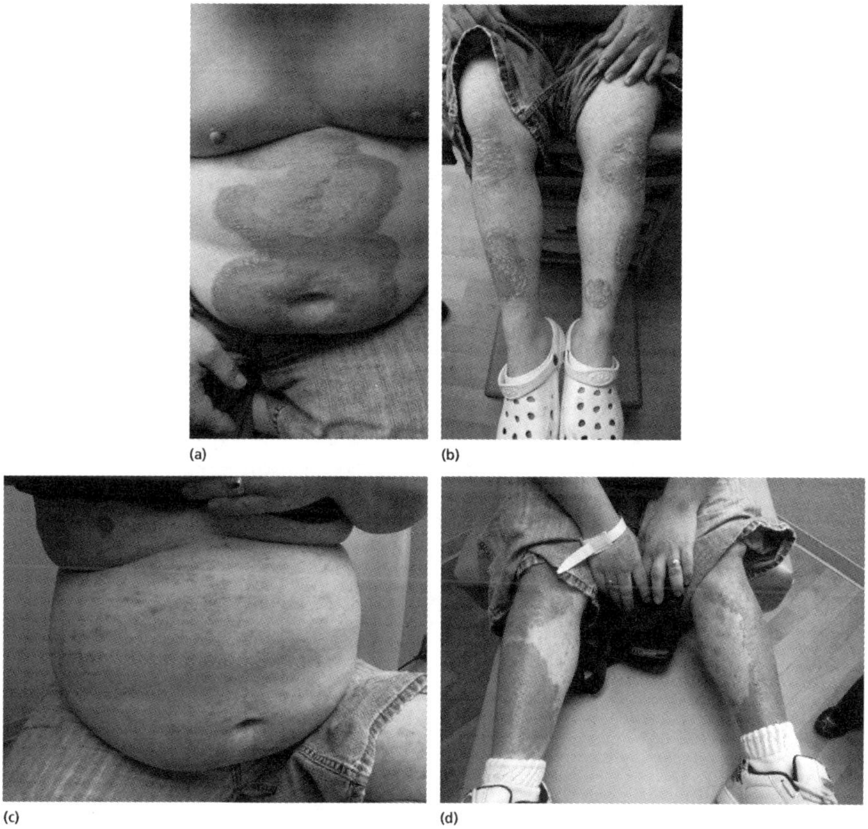

图 11.2　患者为 35 岁，患有唐氏综合征，其银屑病体表面积达 10%以上（a、b）。他治疗的目标是改善瘙痒症状和脱屑程度。他开始服用阿维 A，每日 25 mg，在接下来的几个月里，症状显著改善，尽管一些迹象表明他的病情仍在持续（c、d）（courtesy Dr J. Reichenberg）（见彩图）

研究展望

提供心理干预的新技术平台的最新发展，如对银屑病进行电子靶向干预（eTIPS）的研究[9]，是非常有潜力的。这些新的技术平台可能会使银屑病患者获得更多接受精神心理干预的机会，但在可以替代面对面诊疗形式之前，这些替代方法需要更多的测试。

与药物疗法一样，一些精神心理干预的方法更适合某些患者群体，而现在迫切需要确定的是哪些患者可能受益于什么样的心理干预。决策应该是基于对信念、情绪和行为的细致和系统的评估，并与患者管理的个体化或分层的方法相一致。

实用提示

- 评估是制订支持患者的计划的关键。使用有效的评估工具，在可能的情况下开始收集和记录信息，以便您可以识别模式及改变。
- 认识到患者的痛苦或情绪低落是可以被治疗的。确认他们是否相信情绪与银屑病有直接关系。与心理或精神病科室建立良好的关系，并且在必要的时候向他们咨询。
- 使用思考-感觉-行为周期。询问你的患者关于银屑病的看法、这些观念使他们如何感觉，以及他们是如何应对或表现的。患者在每个标题下写下自己的答案有助于其看到它们之间的联系。
- 如果你“感觉被卡住”，这可能就是患者的感觉。请患者列出他/她想改变目前情况的三件事情，然后以优先级顺序排列它们。以此作为治疗计划或转诊的基础。

参考文献

1. Langan SM *et al*. Prevalence of metabolic syndrome in patients with psoriasis: A population-based study in the United Kingdom. *J Invest Dermatol* 2012; 132: 556–562.
2. Fortune DG *et al*. Pathological worrying, illness perceptions and disease severity in patients with psoriasis. *Br J Health Psychol* 2000; 5: 71–82.
3. Kimball AB *et al*. Psoriasis: is the impairment to a patient's life cumulative? *J Eur Acad Dermatol Venereol* 2010; 24: 989–1004.
4. Gupta M, Gupta A. Depression and suicidal ideation in dermatology patients with acne, alopecia areata, atopic dermatitis and psoriasis. *Br J Dermatol* 1998; 139(5): 846–850.
5. Nelson PA *et al*., on behalf of the IT. Recognition of need in health care consultations: a qualitative study of people with psoriasis. *Br J Dermatol* 2013; 168: 354–361.
6. Thorneloe RJ *et al*. Adherence to medication in patients with psoriasis: a systematic literature review. *Br J Dermatol* 2013; 168: 20–31.
7. Leventhal H, Nerenz D, Steele D. Illness representations and coping with health threats. In: Baum A, Taylor S, Singer J (eds). *Handbook of Psychology and Health*. Hillsdale, NJ: Erlbaum, 1984, pp. 219–252.
8. NICE Clinical Guidelines for Depression in Adults. 2009 Available at http://www.nice.org.uk/CG90.
9. Bundy C *et al*.. A novel, web-based, psychological intervention for people with psoriasis: The Electronic Targeted Intervention for Psoriasis (eTIPs) Study. *Br J Dermatol* 2013; 169(2): 329–336.
10. Fordham B, Griffiths CEM, Bundy C. Can stress reduction interventions improve psoriasis? A review. *Psychol Health Med* 2013; 18(5): 501–514.

第 12 章　带着皮肤病好好生活：需要付出什么

Henrietta Spalding，Wendy Eastwood，
Krysia Saul and Susan Bradbrooke　著
翟瑞洁　崔炳南　译　谢志强　校

"当我是个孩子的时候，我极其害羞，到了青春期，这种情况就更加严重了。大多数时候我都非常愤怒。我难以带着这种痛苦的情绪生活，于是我开始孤立自己。到了大学，我才开始去提升我的社交技能，来处理别人对我的态度，并且不让他们的态度来主宰我的生活。"

（一名患鲜红斑痣的 20 多岁的女性）

胎记、皮肤病或皮肤肿瘤治疗所带来的外观变化与肢体活动困难、疼痛或不适一样，可以给患者造成一系列社会心理方面的影响[1-2]。皮肤病对患者生活的每个方面都会产生影响，包括接受教育、寻找与维持就业状态、乘坐公共交通工具、交友、恋爱、社交生活、就医、购物、游泳、性生活及卫生保健。这意味着患者（以及他们的家人）不得不在这样一个以外表为重的社会中，去学着面对皮肤病给他们带来的与众不同，并与之共同生活。

本章用"外貌损伤"这一术语来描述这些皮肤病产生的视觉影响，但并不是描述某个个体的情况。"外貌损伤"是指胎记、皮疹、瘢痕、皮肤移植，或者面部、身体的不对称以及瘫痪所带来的视觉影响。

与外貌损伤共同生活

与不正常的面部或身体（无论什么原因导致）共同生活总不是一件容易的事情。许多人觉得在经受被人瞪视、议论和尴尬的提问所带来的

压力时很难保持好心情[3]。而反过来，这些心理上的压力也潜在地加重了某些皮肤问题。

一项研究[4]表明，患有鲜红斑痣的受试者发现他们的皮肤问题会对自信心（64%）、社交（36%）、两性关系（53%）、教育（33%）以及他们获得工作的能力（17%）产生负面影响。

“换脸（Changing Faces）”是英国的慈善网站，它支持、代表那些因为所有原因导致容貌改变的人们。它总结了这些人所经历的社交困难：

- **个人内心的**——在我们这个以相貌为重的社会，任何不正常的外貌对个人的自信和认同感都是挑战。感到沮丧、悲伤、惭愧、愤怒或者抑郁都很常见。
- **人与人之间的**——外貌损伤给我们的社会遭遇带来了许多日常挑战。特别是在被瞪视、被故意躲避、被问奇怪的问题、被居高临下地对待、被辱骂，或者更严重的——被讥讽或者直接拒之门外的时候。这些可以被描述为“态度暴力”[5]。如果遭遇更糟，可能会使人产生社交焦虑、退缩、孤立，从而导致抑郁，甚至有时出现自杀行为。结交朋友、寻找伴侣都变得相当复杂，尽管属于2010年英国平等法案所保护的“严重损容”的情况，但获得工作或晋升仍非常具有挑战。

文化背景

90%的公众会不经意地表现出对外貌损伤者的不喜欢，以至于这些有着外貌损伤的人及其家人仅仅是因为外貌问题就会受到不公平的对待。以貌取人的预设想法以及因此而产生的后续行为都阻碍了平等的关系。

对外貌损伤人士，有三种庞大的封建老套的或充满误解的文化假设在不断被我们的媒体、电影和广告加强：

1. “好看”是通往成功和幸福的钥匙，所以外貌损伤的人士只能期盼着过上二等生活。

2. 有瘢痕和外貌损伤的人都是“不一样的”，而不是“正常的”，因此在电影或文学作品中，他们“合情合理”地被当作邪恶的或者令人讨厌的人而备受讽刺。

3. 重建（或整容）手术会改变人的面貌，使人完美而愉快，所以每一个有着外貌损伤的人都应该通过医学或手术的治疗把自己“修理好”。

充满讽刺意义的是，有着外貌损伤问题的人们或他们的家人也经常把这些文化假设强加于自己。于是导致他们对自己的未来感到悲观，他们不喜欢自己的“比好看少一点点”的外貌，并且把外貌和卑微、低贱联系到一起。

从古至今，美丽都被高度赞颂，各类广告美图也都不断地在强调这点。最近关于身体自信的政府调查[6]发现，美容、整容、健康饮食和时尚行业的飞速成功都在说明有多少人都在准备为他们的外貌而投资。

电视、电影、电脑游戏和童话故事都在讲述英雄英俊、女神美丽的不朽神话。坏人们都是丑陋的，脸上布满瘢痕、疣，或者有着一张扭曲变形的脸。灰姑娘［和她丑陋的（令人讨厌的）姐姐们］，以及《指环王》中的半兽人可以充分说明这个问题。而《007》和《蝙蝠侠》中也经常将瘢痕和邪恶联系到一起。还有一些悲伤的角色，比如歌剧中悲惨地居住在城市下水道中的幽灵。只有很少的“反经典”的角色被富有同情心地塑造出来，史莱克和哈利波特是就是闪亮的例子。

对患者而言这意味着什么

> “我希望在我到医院就诊的时候，会有人问问我平时是怎么看待这个问题的。我的头发长出来没有与容貌巨大变化给我带来的深深的失落感、悲伤以及压抑的心理相比相形见绌。”
>
> （一位 50 多岁的女性）

有一点非常重要，许多患者可以把与外貌损伤共同生活的状态调整得很好，甚至这样的生活会给他们带来更正面的影响，比如个人的内心成长以及与他人更多的共鸣[7]。文献还指出，对于与外貌损伤共同生活，大多数人最终都能调整得很好，因为时间是最好的良药。但大多数人，以及他们的父母、伴侣和家人确实在某些时刻经历了一些社会心理上的困难（框 12.1）。研究证实，没能在早期发现或应对这些困难可能会导致长久的伤害产生。

皮肤异常情况的程度、面积与其所导致的社会、情绪压力并没有关系。这意味着医治或手术（即便最终可以完全移除）也并不能保证患者能在心理和生理上调整好。证据显示，重要的是“感知到的严重性”和对外貌损伤的注意力，而不是美或丑的关键指标的客观严重程度[8]。

下面列举一些非生理性的“保护”方式，用来帮助处理和调整与外貌损伤共同生活时遇到的问题：

框 12.1　患者的担心

- 我怎么能让我这样的皮肤看起来不错？
- 怎么能让我“更好”？
- 其他人怎么看待我？
- 上学、工作、出门都很难。
- 我怎么能找到伴侣？

- 拥有或获得对未来的积极的态度；
- 拥有（或学习）更好的沟通方式，来应对他人的反应；
- 掌握或者获得来自家长、朋友或专业人士方面的高质量的社会支持。

任何一名因外貌问题而焦虑的患者都需要通过成熟的途径来获得服务，来帮助他/她提高必要的应对技巧，使他们生活得更自信。这些服务包括：

- 生活质量信息
- 社交技能培训
- 情感支持与建议
- 自助手册
- 建立自信、自尊的讨论小组
- 皮肤遮瑕（框 12.2）

如何帮助患者成功地适应目前的生活

（亦见第 4 章和第 11 章）

皮肤问题给许多患者带来严重的、影响一生的心理和社会挑战。健康服务以及社会服务的专业人士需要用行之有效的方式来改善他们的生活。“换脸”网站表明，如果患者可以获得一组为使他们充满自信地生活而专门设计的、给他们帮助与支持的建议计划，那么他们就会因此而获得最好的、长期的、社会心理方面的适应能力。这组计划通常由受过训练的专业人士来送达，但是同时也可以以自助的形式来呈现。它的本质是一种心理教育指导和心理治疗支持相结合的认知行为方法，被称为 FACES。

F（Find out）——找到：获得关于他们皮肤情况的真实的信息以及治疗方式。

A（Attitude）——态度：提升对未来的正面的预期与信心。

C（Coping）——处理（自己的情绪）：通过专业人士的帮助来更好

地控制自己的情绪

框 12.2　皮肤遮瑕的作用

> “太棒了，简直太棒了！…现在我拥有了能使我面容恢复正常的化妆品，我可以重回我的人生，再也不用那么焦虑，嗯，也许你还能看出那么一点点小包，但是，我觉得再也不会有人会看出它和从前一样严重。”

皮肤遮瑕——在皮肤表面应用专业的遮瑕产品——是一种非损害性的处理办法，可以改善许多皮肤疾病的外观表现，使皮肤科以及许多其他专科疾病的患者受益。对皮肤科患者来说是一种非常理想的产品，防晒霜、外用药、润肤霜都可以和它同时使用。它有多种颜色，对任何种族的患者都适用。以正确的方法使用、用蜜粉固定可以使遮瑕霜在身体上保持 4 天以上，面部保持 12 小时以上；同时它具有防水功能，使用者游泳和淋浴都不会将其移除。

示例：一位腿部患有扁平苔藓 15 年多的女士对自己的皮肤情况感到极其崩溃。她感到非常烦恼，生活受到严重影响。经过一次皮肤遮瑕体验之后，她完全震惊了。“简直太不可思议了……我都要哭了。”皮肤的变化让她可以随意外出，心情大好，可以享受自己的社交生活，还可以去度假。

在一对一的咨询过程中，经过训练的皮肤遮瑕治疗师会告知患者皮肤遮瑕应用的效果及可以达到的预期表现。随之进行的配色过程及关于如何使用产品的讲解可以让患者自己实践并取得同样的效果。患者会获得个人信息资料及处方单，并将其交给自己的全科医生。皮肤遮瑕产品可由全科医生处方，也可以由患者自行购买。

获得找到经过训练的皮肤遮瑕治疗师的途径非常有价值。这些皮肤遮瑕治疗师熟悉不同的皮肤情况，能感受到这些外貌相关的问题给患者带来的精神压力，了解各种皮肤遮瑕霜的使用方法。更重要的是，对一名经历过各种治疗、疼痛的手术以及态度暴力（瞪视、议论）的患者来说，1 小时的细致的皮肤遮瑕实践也非常有治疗意义。

皮肤遮瑕对某些皮肤状况的改善要好于其他，因此它并不是适合所有人。使用皮肤遮瑕产品可以使患者在社会生活中感到更自信、不那么脆弱。但皮肤遮瑕并不能反映出使用者所经历的更深层次的心理问题[10]。

示例：一位在 20 世纪 60 年代童年时期意外受伤的皮肤遮瑕使用者的看法。在经过大量的临床干预之后，外科医生建议她考虑利用化妆品来掩盖极其明显的瘢痕。

> “我对自己的“补丁”外表并没有太多在意，尽管在我上学的时候很多人都告诉我妈妈不应该把我带到公共场所。直到我离开了校园的保护，到伦敦一家大银行工作，需要乘坐公共交通设施出差时，我才真正意识到我的容貌与自我意识建立的问题。我开始痛恨这些旅行，总是试图坐在靠窗的位置让我的“好脸”露出来，让坐在我附近的乘客可以看见。和火车上的旅客的近距离接触令我感觉特别别扭。我试着躲避目光，把自己埋在书里、把自己的脸藏在一缕特意留长的头发后面——只要可以转移那些好奇的、持续的，甚至有时充满恶意的目光。”

续框

> “用皮肤遮瑕产品来掩盖或者改变人的容貌在某种程度上来说充满革命性意义，虽然效果因人而异。它可以帮助那些像我一样努力适应自己外貌的人恢复自信心与自我肯定。但是，仅靠皮肤遮瑕还不能使外貌损伤的患者拥有应对那些显而易见的不同对待以及人们对他们的态度的技巧。”

E（Exchanging）——交换感受：和有着同样情况的人分享自己的经历。

S（Social skills）——社交技巧：学会应对陌生人、朋友等人的反应的社交技巧。

实践中 FACES 各项元素的意义是什么？

以一名年轻患者 Amy 为例来简单回顾一下 FACES 是如何生效的。Amy 联系“换脸”来寻求帮助，解决痤疮对她的困扰。

F——找到

接受治疗的患者/家庭应该有机会了解和讨论他们自己的病情。医学工作者在使患者做出正确决定方面扮演着重要的角色。获得真实的信息对患者来说意味着：

- 可以更简单地和他们的家人、朋友、老板及他人解释自己的病情；
- 可以了解并被转诊至其他机构（如皮肤遮瑕诊所，如果病情适合）；
- 更能掌控自己的情况。

病例：Amy 和她的妈妈从她的家庭医生那里获得许多信息，她尝试了很多治疗，包括外用药膏、顺势疗法、矿物质粉底遮盖痘痕。同时她还被建议去皮肤科医生处就诊。

A——态度

在我们以容貌为重的文化中，对患者及他们的家人来说，重要的是提升他们对自己未来的积极的信念，破除他们对外貌问题的负面想法。可以通过参加讨论小组、浏览网页、阅读自助相关的文献和（或）自己的记录使患者：

- 开始对他/她的未来产生积极的想法；
- 被鼓励去思考他/她的能力与兴趣，而不是外貌。

病例：Amy 被建议去关注什么可以带给她“快乐的一天”。什么是“快乐的一天”？什么阻碍了拥有“快乐的一天”？Amy 发现和伙伴们的关系、朋友圈对她的意义、结识新朋友时的挑战和收获是关键。于是她发现她的人生并不需要被容貌所控制。

C——处理

患者们需要获得优秀的心理治疗支持来帮助他们控制自己的情绪。专业人士可以帮助他们：

- 认识到自己的问题——“你可能需要点儿时间来跟你的皮肤友好相处”比“你真幸运不用去住院”更好；
- 认同——“因为皮肤病产生的不适而感到伤心是可以理解的”；
- 正常化——“许多人都会因为脱发而烦恼”。

病例：通过电话交谈，Amy 可以畅所欲言，同时不会被人评论她的经历。她所关心的事情可以获得认同，她可以获得积极的鼓励。与 Amy 的这种值得信赖的关系的建立与对 Amy 的支持使 Amy 的妈妈也备感安心。

E——交换

患者及家人可以通过讨论小组或相关的帮助团体获得与有着同样经历的人交流的机会（虽然并不是每个人都愿意分享）。这可以使他们获得彼此的支持。

病例：Amy 被建议去浏览“换脸”网站。去浏览一些由年轻人自己建立的网络内容。去阅读那些有着严重痤疮的年轻人自己的博客，看看他们是如何成功应对自己情况的。

S——社交技巧

患者们需要学习一些处理他人对他们外貌反应的新技能，提升应对社会事件的有效技巧来掌控不同的情况（比如通过自助指导和讨论小组来讨论关于别人的自负态度与亲密关系建立的话题）。可以清楚地认定未来患者会呈现良好状态的一个表现是，患者可以灵活运用多种多样的非回避性的应对技巧[11]。

“换脸”提供了两种帮助形式。第一种，REACH OUT 模式，包括一系列的沟通技巧，可以帮助个人来应对各种情况，不会被人认为过度自卫，同时使他们在沟通时获得主动：

- R（Reassurance）——给予肯定：使人放松
- E（Energy）——能量：在他们的谈话中制造兴趣点
- A（Assertiveness）——自信：占据主动

- C（Courage）——勇气：变强大或掌控局面
- H（Humour）——幽默：开个玩笑或者讲个笑话
- O（Over there!）——“看那边!”：避开皮肤问题不谈
- U（Understanding）——理解：能感受到看到皮肤的异常对别人来讲是件艰难的事情
- T（Tenacity）——执着：再试一次。当第一种方法不奏效的时候，换一种方法重新开始

第二种，3-2-1 开始！为患者准备不同的应对技巧：

- 当别人盯着你看的时候可以做三件事
  - 看回去并微笑
  - 看回去，微笑，同时说“不好意思，咱们认识吗?”
  - 告诉他们不要盯着看
- 当别人问你发生了什么的时候可以做两件事
  - “我皮肤出了点问题，但是我不太想讨论它。”
  - “我得银屑病很多年了，不过这不传染。”
- 当别人表现出要躲开时可以思考一件事
  - “没关系，他们并没有恶意。”

病例：Amy 被鼓励着去提高一些沟通技巧，使她试着与同伴们开始对话或学会应对他们对她的痤疮的评价和问题。

- 开始一个话题，用分心技巧“看那边”——“昨天晚上你干什么了?”或者“你现在在上什么课呢?”这些问题可以让 Amy 来掌控他们的对话。
- 自信应对——“咱们能不能说点别的?”或者“我可以想出更有意思的事情来讨论”。这些反应可以帮助改变对话的内容。
- 说些什么——“我这个痤疮有时候是压力太大导致的。”

FACES 在卫生保健系统中的应用

FACES 模式可以被应用到医院及社区医疗服务中。推荐利用设定不同目标的分级制来为患者服务。这可以帮助他们学习和提高应对技巧，从而使他们感到舒适。

> “坐在那里和别人说那些我认为对我的人生产生影响和我总是避而不谈的‘事情’……你并不孤单……也有别人有同样的情况……它不必对你的人生产生这样负面的影响。”

需要注意的是，社会心理方面的影响对皮肤患者而言往往是首要的。因此临床工作中的每一位人员，从领导层到执行层都要在专业的心理医师或类似人物的监督下，在为患者提供社会心理帮助与干预的过程中各司其职（表 12.1、框 12.3）。

表 12.1　健康保健人员的分工

分级	人员	职能
1	整个团队（临床及非临床员工）	发现患者的心理需求（包括隐私及界限）
2	具有特殊专业性的专业人员，比如护士、物理治疗师、职业治疗师、社工	明确及初筛所有患者的心理压力程度，将他们转诊到第 3 级专家
3	接受过培训及认证的心理治疗专业人士，如咨询师、助理心理学家、社区精神科护士	对所有的患者及其家人做出心理压力的评估及诊断，进行基础的精神病理学管理
4	精神健康专家，如临床心理学家、心理治疗师、精神科医生	进行精神病理的诊断及治疗，对第 2 级和第 3 级人员进行监督
5	社会心理健康协调者，比如临床心理咨询师或心理治疗师	对整个团队进行心理健康恢复的管理

框 12.3　健康保健人员如何帮助患者学会与皮肤病共同生活？

评价患者的社会心理需求

- 社会支持
- 应对机制
- 自尊
- 焦虑
- 态度
- 你自己的态度及专业用语

给予

- 充分的信息及建议，特别是有多种治疗选择时
- 关于处理评价、凝视、不必要的关注的建议

推荐

- 根据情况，推荐去其他关于情感支持或咨询的专业人士处治疗
- 去患者/志愿者联络网或针对自身情况的支持小组
- 社交互动技巧的训练

对专业人士来说，很重要的一点是要考虑到如何将这些敏感的信息传达给患者，以及患者如何反应。举个例子，请考虑一下这种说法对这位近期被诊断为白癜风的患者的伤害：“您的脸上会出现白斑，逐渐加重，最后您看上去会像熊猫一样。”

实用提示

- 患者会在他/她生活中的各个方面都遇到社会心理上的困难。
- 皮肤疾病的面积及严重程度与其导致的情绪及社交的压力程度没有关系。
- 为获得长期的、社会心理方面的适应，患者需要拥有途径来获得能提升他们生活信心的有效帮助和支持。
- 所有的健康保健人员都在帮助患者获得良好适应能力及表现的过程中各司其职。

参考文献

1. Magin PJ. A cross-sectional study of psychological morbidity in patients with acne, psoriasis and atopic dermatitis in specialist dermatology and general practices. *J Eur Acad Dermatol Venereol* 2008; 22: 1435–1444.
2. Schofield JK. *Skin Conditions in the UK: A Health Care Needs Assessment*. Nottingham: Centre of Evidenced-based Dermatology, University of Nottingham, 2009.
3. Lansdown R. *Visibly Different: Coping with Disfigurement*. Oxford: Butterworth-Heinemann, 1997.
4. Troilius A. Treatment of hemangiomas and port-wine stains with emphasis on lasers. *Dermatol Ther* 2000; 13: 17–23.
5. Whittington-Walsh F. The broken mirror: Young women, beauty, and facial difference. *Women's Health Urban Life* 2006; 6(2): 7–24.
6. Reflections on Body Image. *All Party Parliamentary Group on Body Image*. Central YMCA, 2012. Available at ymca.co.uk.
7. Egan K. A qualitative study of the experiences of people who identify themselves as having adjusted positively to a visible difference. *J Health Psychol* 16: 739–749.
8. Kleve L. A survey of psychological need amongst adult burn-injured patients, *Burns* 1999; 25: 575–579.
9. McMichael L. (2012). Skin camouflage can play an important part in improving wellbeing for patients with permanent or chronic skin problems. *BMJ* 2012; 344: d7921.
10. Kent G. Testing a model of disfigurement: effects of a skin camouflage service on well-being and appearance anxiety. *Psychol Health* 2002; 17(3): 377–386.
11. Clarke A. (1999) 'Psychosocial aspects of facial disfigurement; problems, management and the role of a patient-led organisation' *Psychol Health Med* 4(2): 129–142.

第13章 慢性皮肤病与焦虑、抑郁及其他情感障碍

Steven Reid and WojtekWojcik 著
张于亚楠 张晓 译 岳伟华 校

常见精神障碍，如焦虑障碍和抑郁障碍（抑郁症），终生患病率高达20％，常与慢性皮肤病共病。但二者关系较为复杂。在皮肤科，普遍的看法是皮肤病导致患者痛苦，而对皮肤病的治疗会减少这种痛苦。例如，我们能观察到，严重痤疮患者自杀风险较高。而精神障碍，如抑郁障碍也可以增加由慢性皮肤病引起的主观痛苦和无力感，且会对有效治疗的依从性造成干扰。

精神皮肤病学中描述的经典案例是那些与精神病理学症状有确切关联的皮肤病案例，如寄生虫妄想症和人工性皮炎。然而，与慢性皮肤病共患的常见精神障碍患者的数量及其医疗负担均极其突出。一项纳入超过900 000名患者、基于英国综合医疗研究数据库的研究发现，与匹配的对照组相比，银屑病患者患抑郁障碍的风险增加37％，而抑郁也加重了银屑病的严重程度[1]。世界卫生组织的一项纳入全球245 000名患者的研究发现，抑郁对健康评分的影响比关节炎或哮喘等慢性躯体疾病的影响更大，慢性躯体疾病和抑郁障碍的共患率可达9％～23％，共患抑郁和慢性躯体疾病者的健康结局评分明显低于单独患一种疾病者[2]。抑郁和焦虑常同时发生。

临床医生常遇到患者痛苦和绝望的情绪，确定采用哪种具体的治疗方法对患者更为恰当也是一项重要挑战。在医疗实践中，以下两种临床特征极其重要：① 症状严重程度和持续时间；② 对患者功能和生活质量的影响。焦虑和抑郁状态均与疼痛和痛苦增强有关，而后者反过来又会加重对皮肤病功能缺失的影响。

情绪和焦虑障碍特征定义（参见表 13.1 的 DSM-5 标准）

常见情绪障碍包括：

- 情绪障碍
  - 抑郁障碍
  - 双相情感障碍
  - 持续性抑郁障碍（恶劣心境）
- 焦虑障碍
  - 广泛性焦虑障碍
  - 社交焦虑障碍（社交恐怖症）
  - 特定恐怖症
  - 惊恐障碍

抑郁障碍

抑郁障碍的核心特点是持续 2 周以上的情绪低落、疲劳和快感缺乏（不能体验到快感）。其他症状（表 13.1）包括过度罪恶感、注意力不集中、自杀倾向、睡眠障碍和食欲或体重变化。严重的疾病可能会伴有精神病性症状［如妄想和（或）幻觉］。自我忽视可能是一个特征，并可能包括对皮肤病治疗方案的忽视。

双相情感障碍

双相情感障碍患者约占人口总数的 1%～2%，被定义为病态性情绪高涨及抑郁（表 13.1）。双相情感障碍分为躁狂发作的双相Ⅰ型障碍和轻躁狂发作的双相Ⅱ型障碍。情绪高涨也可能是使用糖皮质激素治疗的一个副作用。

持续性抑郁障碍（恶劣心境）

心境恶劣是情绪障碍的一种，其特征是没有达到被诊断为抑郁障碍的严重程度，但病程呈慢性持续性，至少持续 2 年（表 13.1）。

表 13.1 抑郁障碍和焦虑障碍的 DSM-5 分类（source：Diagnostic and Statistical Manual of Mental Disorders，Fifth Edition. Reproduced with permission from American Psychiatric Association）

抑郁障碍	持续 2 周或更长的时间 ① 抑郁心境几乎持续发生于每天的大部分时间；或② 对所有或几乎所有活动缺乏兴趣或愉快感 至少存在下述症状中的 3 种： ● 一个月内体重减轻>5%或食欲持续增加/减少 ● 大多数时间失眠或嗜睡 ● 精神运动激越或迟滞（躁动或减缓） ● 疲劳，精力不足 ● 感到毫无价值或过分不恰当的自责或内疚 ● 注意力不集中或犹豫不决 ● 自杀观念
躁狂发作	持续 1 周（或任何需要住院的情况） 至少存在下述症状中的 3 种（如果只是心情烦躁则 4 种）： ● 过度自尊/自大 ● 对睡眠的需求减少 ● 更加健谈 ● 有思绪翻腾的主观体验或者“思维奔逸” ● 目标导向行为增加或激越 ● 注意力涣散增加 ● 为追求乐趣，所做的有风险的事项增加
轻躁狂	持续 4 天或更长的时间 表现出躁狂发作症状（见上文）中的 3 个（如果只是心情烦躁，则 4 个） 不发作时患者的异常行为发生明确变化 情绪的扰动可以被他人观察到 病情未严重到足以引起社会/职业功能的明显损伤，无需住院，无精神病特征
持续性抑郁障碍（恶劣心境）	持续 2 年或更长的时间 抑郁心境持续存在于一天中的大多数时间（儿童和青少年的心境可表现为易激惹，且持续至少 1 年） 存在下列症状中的至少 2 种： ● 食欲不振或进食过量 ● 失眠或嗜睡 ● 缺乏自尊心 ● 执行功能（即做出决策或集中精力）差 ● 绝望感 在 2 年期间从未持续超过 2 个月摆脱这些症状 从未有过躁狂发作、混合发作或轻躁狂发作 这些症状不能更好地由精神障碍来解释（如精神分裂症、妄想症） 功能上有显著损伤

续表

惊恐发作	存在下列症状中的至少 4 种（在数分钟内达到顶峰）： ● 心跳加速 ● 出汗增多 ● 呼吸急促 ● 有窒息感 ● 肠胃不适 ● 头昏/头晕 ● 不真实感（现实解体/人格解体） ● 感到“快疯了”的恐惧 ● 感到快要死了的恐惧 ● 寒战或潮热 ● 麻木或刺痛
广场恐怖症	感到从一个地方逃离是困难的，从而产生焦虑（如公共交通工具、只身离家在外、超市） 个体总是主动回避广场恐惧场景，需人陪伴或带着强烈的害怕或焦虑去忍受 此种害怕、焦虑或回避不能用其他精神障碍的症状更好地解释
惊恐障碍	复发性惊恐发作 至少一次惊恐发作后的 1 个月或更长时间，表现出下列症状： ● 对接下来的惊恐发作的持续关注 ● 对惊恐发作影响的担忧（“心脏病发作”“快疯了”） ● 行为发生重大变化 （可伴或不伴广场恐怖症，若伴有广场恐怖，则两个诊断并存）
特定恐怖症	由特定对象或情境引起的显著、持久、不合理的恐惧感 暴露于刺激会立即引发焦虑反应 能够被人察觉到的、过度或不合理的恐怖反应 回避恐惧的场景 功能显著损伤或有明显的苦恼 可能包括以下恐惧： ● 动物 ● 自然灾害 ● 抽血/注射/受伤 ● 场景（如乘飞机、电梯）
社交焦虑障碍（社交恐怖症）	个体在面对不熟悉的人或被他人审视的社交情况时产生显著的害怕。害怕羞辱或尴尬 暴露在情境中会引发焦虑，还可能引发惊恐发作 焦虑程度显著或不合理 回避社交场合 功能受损 不能直接归因于物质依赖、躯体疾病或其他精神障碍（如抑郁）

续表

广泛性焦虑障碍	在至少 6 个月内的大多数日子里，对诸多事件或活动表现出过分的焦虑和担心 个体难以控制这种担心 存在下列 6 种症状中的至少 3 种： ● 坐立不安或感到激动或紧张 ● 易疲倦 ● 注意力难以集中或头脑一片空白 ● 易怒 ● 肌肉紧张 ● 睡眠障碍 这种担心不能归因于另一种焦虑障碍或精神障碍（如身心疾病或饮食失调） 显著的痛苦或功能受损 不能直接归因于物质依赖、躯体疾病（如甲状腺功能亢进）或其他精神障碍（如抑郁）

广泛性焦虑障碍

该疾病的核心特征是患者出现几乎无法控制的、持续的、不合理的担心。与恐怖症不同，焦虑症状的发作没有特定的诱因。广泛性焦虑障碍通常与一系列躯体症状有关，包括过度换气、心动过速和出汗。

社交焦虑障碍（社交恐怖症）

社交恐怖症被定义为严重的羞怯与逃避社交，通常开始于青春期（表 13.1）。多见于具有明显可见病变的皮肤疾病患者。

特定恐怖症

特定恐怖症的特点是，由于特定对象或场景的存在或预期而触发持续过度的担忧。在医疗环境中，血液/伤害/注射恐怖症，包括害怕受到伤害、害怕看到血、害怕侵入性的医疗手段（如验血或注射）等是非常常见的，尽管患者最终接受了检查和治疗。

惊恐障碍

惊恐障碍表现为恐慌的突然、反复发作（惊恐发作），这种发作会持续数分钟，有时症状会持续更长的时间。惊恐发作的特点是对灾难或失去控制的恐惧，通常伴有标志性的躯体症状（表 13.1）。惊恐发作往往是不可预测的，而且可能导致对下一次惊恐发作可能性的持续恐惧。

广场恐怖症

广场恐怖症表现为害怕出门和（或）出现在拥挤的地方，使患者到诊所就诊变得复杂（表 13.1）。

发病机制

生物因素

研究表明，焦虑障碍和抑郁障碍都受遗传因素影响，尽管未达到和双相情感障碍一样的程度。5-羟色胺通路与抑郁和焦虑状态都有关，尤其是焦虑障碍患者，5-羟色胺通路与蓝斑产生的去甲肾上腺素通路共同发挥作用。丘脑-垂体轴（hypothalamo-pituitary axis，HPA）的敏感性增加与焦虑和一些抑郁障碍的病例有关。研究发现，抑郁障碍患者发病时大脑海马区的脑源性神经营养因子（brain-derived neurotrophic factor，BDNF）表达水平较低，并与皮层下结构体积下降相关。

心理因素

关于自身和外部世界的核心信念都影响我们对生活中事件的解释、应对和学习。早期忽视、虐待和人际关系困难的经历会增加个体出现不良应对方式的风险。突然出现的严重皮肤科问题可能会加剧患者的自我批判信念及其对容貌受损的担心，从而导致社会隔离，因此增加了精神障碍的患病风险。因焦虑导致逃避或因抑郁而自我忽视都可能会致使患者拖延去皮肤科就诊。公众对皮肤病的反应可能会增强患者的耻辱感和降低自我价值感。

社会因素

重大生活事件是公认的抑郁和焦虑障碍的诱发因素，也可导致慢性皮肤病加重。生活事件包括：

- 关系破裂
- 家庭危机
- 丧亲之痛
- 健康问题
- 失业
- 住宿危机

临床评估

精神障碍的临床评估是通过临床访谈来实现的，尽管经常通过问卷筛查来进一步支持访谈（参见第 2 章及附录）。临床评估包括：

- 在候诊室使用筛选工具
- 通过病史和检查来建立诊断标准
- 进一步说明严重程度和自杀风险
- 鉴别诊断
- 考虑与皮肤病的相互作用

问卷筛查

问卷调查可以在患者就诊之前完成。常用的量表包括在英国基层医疗中广泛使用的患者健康问卷（Patient Health Questionnaire，PHQ）以及医院焦虑和抑郁量表（Hospital Anxiety and Depression Scale，HADS）[3-4]。在美国，PHQ-9 和贝克抑郁量表-Ⅱ（Beck Depression Inventory-II，BDI-II）常用来筛查抑郁障碍（参见第 2 章），心境障碍问卷（Mood Disorder Questionnaire，MDQ）用来筛查躁狂。这些量表可以作为症状严重程度的指示，有利于作出诊断并帮助监测对治疗的反应。

焦虑障碍的有效筛查问题包括：

- 你此时感觉如何？
- 有没有事情让你担心得已经超出了你认为合理的程度？
- 你是否经常感到紧张或者很难放松？
- 有没有事情是因为你害怕或者担心而不能做的？

病史和检查

除了询问患者的焦虑和抑郁症状外，还要询问症状是如何影响患者日常生活的。询问关于自杀的想法往往是标准评估的一部分（参见第 6 章）。询问病史也要考虑可能存在的促成或偶然因素（如银屑病暴发，或近期婚姻破裂或失业）。当共病或有广泛鉴别诊断时，认真询问症状是如何出现的往往能够得到澄明，从配偶或父母处获得病史也非常重要（参见第 2 章）。

应该慎重考虑可能对精神功能有不利影响的皮肤病治疗方案（如异维 A 酸和类固醇）（参见第 3 章）。

询问到敏感问题（如自杀）时，需要记住的是，如果临床医生能以相对舒适的方式询问自杀问题，患者也更有可能在回答自杀问题时感到舒适。许多精神卫生工作以外的临床医生会发现，最初询问自残问题时会很尴尬。无论对抑郁障碍还是重度/广泛性焦虑障碍患者来说，这一问题都是必不可少的（参见第 6 章）。如发生以下情况应立即联系精神卫生工作服务者：

- 自杀倾向——持续的自杀念头，尤其是已经涉及计划实施时。
- 精神病性症状——如被害妄想或患者受到幻觉干扰。
- 临床医生发现安全隐患——如医生感觉到了某些不当或安全隐患，即使尚未发现确切证据。

鉴别诊断

抑郁障碍

- 适应障碍——对生活事件的“亚阈值”心理反应，不符合抑郁障碍的全部诊断标准，但主要抑郁障碍症状均存在。
- 恶劣心境——长期慢性抑郁障碍症状持续 2 年以上。
- 双相情感障碍——由心境高涨（躁狂）发作病史引起。双相抑郁障碍需要不同治疗方案且需转诊到精神科治疗。

焦虑障碍

- 适应障碍——症状温和，非/少见慢性病程，常受到生活事件的影响。
- 物质使用障碍——病史和检查会提示其使用模式和戒断症状（参见第 27 章）。
- 抑郁障碍——有完整病史应可以鉴别，但抑郁障碍的精神运动激越的表现和广泛性焦虑障碍相似。抑郁和焦虑通常一起出现。
- 强迫障碍——表现为强迫意念和仪式性行为，以强迫行为减少焦虑（参见第 16 章）。

与皮肤病的相互作用

情绪障碍和焦虑障碍都可以通过以下几种方式影响皮肤病：

- 自我忽视和难以坚持每天治疗；
- 对副作用耐受性较低；
- 对疼痛、痒或缺陷过分感知；
- 将容貌受损看得过于灾难化。

与患者分享这些关注点，坚持进行良好的合作而不是惩罚性的措施。让患者的配偶或父母参与也是有帮助的。

治疗

焦虑和抑郁的治疗（框 13.1 和 13.2）包括：

- 教育、自助和主动监测（见第 7 章）。
- 转诊到心理治疗（见第 5 章）。
- 抗抑郁药物——针对焦虑障碍和抑郁障碍（见第 3 章）。
- 如上述治疗无效，患者表现出自杀意念或严重功能损伤，则要转诊到专业精神卫生服务处（见第 6 章）。

首先要和患者探讨焦虑或抑郁症状，表达医生对患者的关心。重要的是，有些患者不太能够接受精神障碍，此时要依据患者的情况给予适当的关注、理解和建议。

框 13.1 抑郁障碍的治疗

- 教育、自助、主动监测、基层医疗设支援小组。
- CBT（个体、计算机化或团体）。
- 中重度抑郁障碍患者可使用 SSRI 类抗抑郁药。
- 如 SSRI 类抗抑郁药治疗无效，考虑换用文拉法辛或其他 SSRI 类药。
- 如存在自杀风险或治疗无效，要联系精神健康服务。

框 13.2 焦虑障碍的治疗

- 教育、自助、主动监测、基层医疗设支援小组。
- CBT（只对社交恐惧症采用个体治疗）。
- 如心理治疗无效或患者更愿接受药物治疗，则提供 SSRI 类抗抑郁药，也可考虑用普瑞巴林或加巴喷丁。
- 如疗效欠佳，要考虑共病情况，如抑郁障碍或药物滥用。

临床医生的角色是什么？

临床医生或护士可将患者转诊到全科医生（general practitioner，GP）或精神皮肤病服务处，患者能就近获得专业服务是最好的。如患者存在持续的自杀想法或计划，则要寻求紧急救助。

全科医生可建立初始治疗关系（见下文），并在之后转诊到心理服务处时提供协助。重度、复杂或顽固性病例要直接转诊到精神专科机构。

治疗方法：自助和团体支持、心理治疗和药物治疗

在英国，阶梯式护理模式常采用三种有循证医学基础的治疗方法（参见第 7 章）：首先是教育和自助；其次是心理治疗或药物治疗；专业服务会提供更多针对重度和顽固性病例的强化治疗方案，包括更深入的心理治疗和三线药物治疗。

主动监测下的教育和自助

对轻中度病例的病情宣教和自助可逐渐消除其症状，因为患者可以利用其周边资源，同时从他人处获得支持。例如，焦虑患者常坚信其肠胃不适、头痛、注意力不集中和头晕预示着进展性的躯体疾病，此时，可能需要做大量教育工作才能使患者接受其患有广泛性焦虑障碍，而非严重躯体疾病。但患者一旦接受就可能会特别好地自我管理症状和提高

健康状况。参与特定社区团体一般也是很有帮助的，因为倾听他人的经历可以让患者理解并接纳其病痛，同时他人有效的康复方法也可以共享。积极随访，必要时进行下述治疗。

心理治疗

针对心理治疗的大多数高质量证据均基于认知行为疗法（cognitive behavioural therapy，CBT），不同疾病都有其特定的 CBT 治疗方法。该疗法本质是与患者建立合作伙伴关系，包括教育和对信念、日常生活中的想法和行为的审查。通过写日记和反思可发现无益的想法，进而通过实验检验假设来修正。行为实验有助于修正习得性恐惧反应和回避。

药物治疗

抗抑郁药的效益在抑郁障碍的随机对照实验的系统综述中得到了很好的佐证。抗抑郁药不仅对抑郁障碍有效，对焦虑障碍和慢性疼痛的治疗也是有效的[5]。

SSRI 类抗抑郁药

SSRI 类抗抑郁药作用于 5-羟色胺，是抑郁障碍和焦虑障碍药物治疗的一线药物。过量服用 SSRI 类抗抑郁药的安全性相对优于早期抗抑郁药，如 TCA 类抗抑郁药（如阿米替林）。然而，选择性 5-羟色胺再摄取抑制剂（selective serotonin reuptake inhibitors，SSRIs）类抗抑郁药能在用药第一周患者感到任何临床益处前诱发显著“激活”症状。如不了解上述内容，患者可能会停止用药，尤其是焦虑患者。此外，SSRI 类药物会稍增加出血风险，与低钠血症和 5-羟色胺综合征的特殊反应有关（框 13.3）。如想进一步了解，可以参阅 Maudsley Prescribing Guidelines（英国）和 Physicians Desk Reference（美国）。

框 13.3　SSRI 类抗抑郁药的副作用

- 恶心
- 性欲减退或勃起功能障碍
- 腹泻或便秘
- 不安和震颤
- 失眠或嗜睡
- 出汗过多

治疗无效

标准治疗方案（包括药物治疗和 CBT）无效的患者可考虑专家转诊。此时需要对患者重新评估诊断，考虑尚未治疗的并存疾病，确认已实施的治疗方案是否充分。如患者因不能耐受副作用而停止 SSRI 治疗，或心理治疗过早结束等原因导致治疗无效。家庭或工作中持续存在的压力源也可能使治疗更加复杂（如婚姻关系紧张、负债、法律问题）。

特定疾病的治疗

抑郁障碍

英国国家卫生医疗质量标准署（National Institute for Health and Care Excellence，NICE）推荐使用循证治疗方案，NICE 根据系统综述和治疗的卫生经济学分析出版了治疗指南（框 10.1）[6]。它建议采用如下的阶梯式治疗：

- 首先自助，包括阅读疗法、身体锻炼、社会活动。在主动监测以确认症状改善的情况下，采用此类干预措施，多数轻度症状患者症状得到缓解。
- 心理治疗——团体或计算机化的认知行为疗法（CBT），或个体 CBT。有些患者可能更愿意接受计算机化的 CBT（如患者离开家里有困难或共患社交恐惧症）。
- 药物治疗——试用一种 SSRI 类抗抑郁药，然后再考虑文拉法辛、度洛西汀，如疗效欠佳考虑另一种 SSRI 类药物。文拉法辛和度洛西汀是作用于去甲肾上腺素和 5-羟色胺（SNRIs）的抗抑郁药，且在较高剂量时比 SSRIs 更有效，但可能耐受性更差。
- 如没有任何疗效——建议转诊到精神卫生服务处。同时也要重新考虑诊断结果：是否共病（如酒精滥用或人格障碍）或误诊（如双相抑郁障碍）？注意，有疗效并不意味着完全解决问题，很多患者可能会在治疗后感觉有改善但还是会有残留症状，尤其当有长期的影响因素（如经济和家庭压力，拙劣的应对技能）存在时。

焦虑障碍

焦虑障碍的治疗方法（框 13.2）与抑郁障碍类似，且常在同一位患者身上进行治疗。自助是有好处的（如患者能够重构他/她对厌恶或焦虑的危险信号的感知，或改变患者焦虑时体验到的身体症状）。心理治疗已发展出针对各种障碍的治疗模式。与抑郁障碍相比，药物治疗焦虑障碍（使用 SSRIs）往往需要较长的时间，而且可能需要更高的剂量。

广场恐怖症

心理治疗包括评估对所厌恶场合的想法和信念，练习放松的技巧，暴露在厌恶的场景中，并逐渐从厌恶程度较轻的场合逐步增加到厌恶程度较重的场合（从家门口到超市）。

可用于治疗广场恐怖症的药物有舍曲林、艾司西酞普兰、西酞普兰和帕罗西汀。

广泛性焦虑障碍

常采用的一线疗法包括自我教育和阅读疗法。心理治疗和药物治疗是二线疗法。心理治疗包括教育和检验忧虑益处的实验（忧虑可能成为慢性患者的应对技巧），以及放松技巧。

一线药物是舍曲林或艾司西酞普兰。普瑞巴林在英国是二线选择。普瑞巴林是有研究证据支持的抗惊厥药物，也可用于治疗广泛性焦虑障碍，成瘾性低于苯二氮䓬类（不推荐用于慢性焦虑症状）。

如疗效不明显，要考虑共病和转诊到专业医疗服务。如确诊为有危害或有物质使用障碍，则需要首先治疗这两种问题，之后再解决焦虑。

社交焦虑障碍（社交恐怖症）

推荐采用自助、教育及个体 CBT 治疗。患者常有可追溯到青少年时期的社会焦虑障碍病史，且对他人如何看待和回应自己有根深蒂固的负面认知。

药物治疗是二线治疗，建议采用艾司西酞普兰或舍曲林。

双相情感障碍

双相情感障碍的治疗是由精神科主导的，此处不再赘述。然而，一线的心境稳定剂都与潜在的皮肤病并发症有关。

- 锂盐——与病情加重有关。如银屑病，但处方锂盐的精神科医生可能不会注意到这种共病现象。
- 抗惊厥药物——丙戊酸钠是一线心境稳定剂。拉莫三嗪和卡马西平也被用作一线或二线治疗。已知这些药物和此类中其他药物能够引起重症多形红斑（Stevens-Johnson syndrome）、中毒性表皮坏死松解症（toxic epidermal necrolysis，TEN）以及嗜酸性粒细胞增多症和全身症状的药物反应（drug reaction with eosinophilia and systemic symptoms，DRESS）。

研究展望

在生物因素、心理治疗以及皮肤病和精神病的共同社会影响方面，有很大的进一步研究空间。可能的研究包括：

- 炎症因子和细胞因子与抑郁障碍关联的证据可能为今后的研究提供假设，使今后的研究深入到与银屑病或特应性湿疹等皮肤病相关的生物学因素。
- 探讨急性皮肤病患者的厌恶感和耻辱感对抑郁障碍患病风险的影响。既往社会精神病学的研究表明，“耻辱”的生活事件可能成为抑郁障碍的一个特别的风险因素。
- 进一步合并心理治疗可改善抑郁或焦虑与皮肤疾病共病患者的治疗效果。更多量身定制的合并疗法可能更有效。

实用提示

- 抑郁障碍和焦虑障碍通常同时发生。
- 广泛兴趣丧失是抑郁障碍的核心特征。
- 对自杀想法的询问是心境评估的重要组成部分。
- 抗抑郁药不仅可以有效治疗抑郁障碍，而且对焦虑障碍和慢性疼痛有效。

参考文献

1. Kurd SK *et al.* The risk of depression, anxiety, and suicidality in patients with psoriasis: a population-based cohort study. *Arch Dermatol* 2010; 146: 891–895.
2. Moussavi S *et al.* Depression, chronic diseases, and decrements in health: results from the World Health Surveys. *Lancet* 2007; 370: 851–858.
3. Kroenke K, Spitzer RL, Williams JB. The PHQ-9: validity of a brief depression severity measure. *J Gen Intern Med* 2001; 16: 606–613.
4. Zigmond AS, Snaith RP. The hospital anxiety and depression scale. *Acta Psychiatr Scand* 1983; 67: 361–370.
5. Taylor D, Paton C, Kerwin R. *The Maudsley Prescribing Guidelines in Psychiatry*. Oxford: Wiley Blackwell, 2012
6. National Institute for Health and Care Excellence. The Depression Pathway. Created May 2011. Last updated Sept. 2013 http://pathways.nice.org.uk/pathways/depression (accessed 10 December 2013).

第四部分　精神障碍继发皮肤病

第 14 章　寄生虫妄想症

Peter Lepping，Roland Freudenmann
and Markus Huber　著
张于亚楠　张晓　译　岳伟华　校

寄生虫妄想症（delusional infestation，DI）患者常固执、虚妄地坚信身上爬满了有生命或无生命的病原体（框 14.1）。这种病理性信念持续存在，即使各种医学检查无法提供其被感染的依据也难以改变患者的病理性信念[1]。患者通常坚信病原体活在它们皮肤下面或皮肤表面，这也是患者去皮肤科就诊的原因。少数情况下，患者坚信感染发生在体内或在其直接生活的环境里（如房间或花园里）。患者所描述的病原体随时间推移而变化，包括疥疮、蠕虫、细菌、昆虫或病毒等。尽管多数患者认为感染源为昆虫，但 21 世纪也有报道发现无生命物体，如纤维束的病例[2]。如精神病学界所周知，妄想的主题常因文化环境改变而不同。

据估计，寄生虫妄想症的年发病率约为 2.37%，或每年每 100 万居民中有 17 人患病[1,3]。多项研究报道女性与男性患病比为 2.5∶1[1]。患病年龄中位数更接近老年患者，30 岁以下患病者罕见报道。约半数寄生虫妄想症患者的临床表现是：患者坚信自己身体受感染，并陈列各种证据支持其观点，装在容器里或照片中的所谓“标本”都有可能成为其被感染的“证据”[4]。该病与社会地位、受教育程度或童年不良经历没有特殊关联，研究也不支持任何人格特质[1]。风险因素包括社会孤立和视觉障碍。约 90%的寄生虫妄想症患者会向皮肤科医生（而非精神科医生）寻求帮助。

框 14.1　寄生虫妄想症的同义词（用词不当的原因）

- Ekbom 综合征（寄生虫妄想症的别名）
- 寄生虫妄想症（delusional parasitosis）（事实上患者认为感染到其他病原体的情况更为普遍）
- 单一症状的疑病性妄想（不太好解释、非神经质障碍）
- 寄生虫恐怖（不属于恐怖症）
- 皮肤寄生虫妄想（dermatozoenwahn）——词源混合了希腊文的“动物”“皮肤”和德文的“妄想”（近年来，国际上尚不完全清楚的非生物病原体“感染”的现象越来越普遍）

定义特征

寄生虫妄想症可以是原发性的也可以是继发性的。在大规模研究中，约有一半的病例是原发性妄想障碍，在ICD-10中被描述为持续性妄想性障碍（F22.0），在DSM-5中被描述为躯体型妄想性障碍（297.1）[1]。妄想症状持续至少1个月，但患者的认知和社会功能基本保持良好。继发性寄生虫妄想症也可能继发于内科疾病、精神障碍或物质滥用（框14.2）。

由于受妄想症状的支配，患者可能会在自己皮肤上使用侵蚀性化学品，如漂白剂，导致继发性皮肤疾病，后者反过来又会进一步强化其被感染的

框14.2 寄生虫妄想症（delusional infestation，DI）的病因学

原发性DI

持续性妄想性障碍（ICD-10 F22）＝躯体型妄想性障碍（DSM-5 297.1）

继发性DI

- 毒品-药物诱发的精神障碍
  - 非法药物：主要有苯丙胺类、可卡因、四氢大麻酚（tetrahydrocannabinol，THC）（ICD-10 F1x.5）
  - 处方药：常见多巴胺能药物，少数情况为抗生素，如环丙沙星、克拉霉素，或类固醇（ICD-10 06.0/2）
- 一般药物或影响大脑功能、诱发瘙痒及感觉异常的情况
  - 全身感染，如结核病
  - 内分泌失调，如甲状腺功能减退症
  - 实体瘤或血液病
  - 慢性或急性肝衰竭或肺衰竭
  - 营养不良和维生素缺乏症，如维生素B_{12}缺乏症
  - 自身免疫性疾病，如系统性红斑狼疮
  - 麻风病
- 脑部疾病，如肿瘤、脑血管病、脑卒中、脑外伤、感染等
- 痴呆
- 谵妄
- 精神病
  - 作为精神分裂症的一部分
  - 伴精神病性症状的抑郁障碍
  - 罕见：学习障碍、边缘型人格障碍、焦虑障碍

特殊形式

- DI作为并发性精神障碍［二联性精神病（folie à deux）等］——作为诱发或接收者
- 代理DI——通常在儿童或宠物中出现

病理信念。有时患者认为其疾病有传染性，因此避免接触社会，进而导致显著的社会孤立。代理妄想患者（坚信别人被感染）并不罕见，当儿童出现类似感染症状时，出于对儿童的保护，一定要给予特殊照看（参见下文）。

发病机制

多数患者在患病初期会描述一种现象（如看到了昆虫）。这种现象可能是患者真实所见，也可能患者对真实所见的误解（在精神病学中称为“错觉”），也可能是真正的幻觉。从精神病理学机制的角度而言，与其关注患者存在寄生虫或病原体感染的可能性大小，不如进一步甄别患者坚信感染的病理性推论，这种病理性推论可能有着特殊的神经生物学基础，使患者更为坚信其是真正被感染了。

寄生虫妄想症患者的磁共振成像（magnetic resonance imaging，MRI）显示，认知相关脑区受损不太显著，但脑内参与认知解释的脑区明显受损。研究者认为，壳核及与之关联的背侧纹状体-丘脑-皮层环路的功能受损导致患者产生躯体不适妄想以及对触觉的误解，而额叶功能障碍是导致患者现实检验能力受损的原因。多巴胺能系统的壳核参与了部分机制，多巴胺 D_2 受体拮抗剂（抗精神病药物）对寄生虫妄想症有治疗作用，上述证据表明，寄生虫妄想症患者可能存在多巴胺功能障碍。影响多巴胺转运体的物质（如可卡因、苯丙胺类、安非他酮）中毒患者同样也会出现寄生虫妄想症，更加验证了这个结论[5]（图 14.1）。

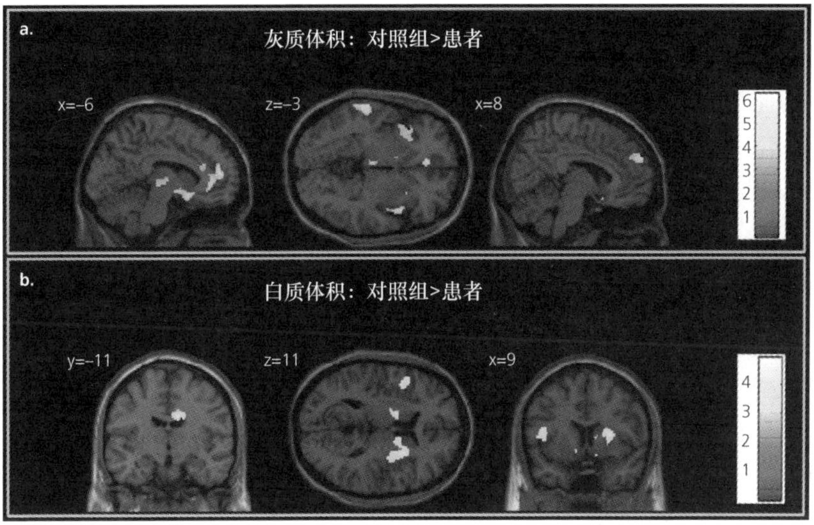

图 14.1　与对照组相比，寄生虫妄想症患者灰质和白质的体积变化（见彩图）

继发性寄生虫妄想症最常出现在全脑萎缩或皮层下动脉硬化性脑病的老年患者，以及2型糖尿病和脑血管病患者。累及右侧颞顶叶、丘脑和壳核等脑区的脑卒中患者常出现寄生虫妄想症状[1]。

评估（框14.3）

寄生虫妄想症患者常常为了消除病理性感受而甘愿做任何事，但往往就是不愿到精神科就诊。奥地利、德国、英国和美国成立了精神皮肤病学多学科小组，精神病学家会联合皮肤科医生或热带医学医生共同评估疑似有寄生虫妄想症症状的患者，已获得不同程度的成功和经验。

对精神皮肤病患者的一般处理方法已在第2章介绍过。本节重点介绍针对寄生虫妄想症患者的更多、更具体的技术（框14.4）。

评估的第一步是要评估症状发作是急性的还是隐匿的。急性起病提示可卡因或其他非法物质急性中毒，有可能存在谵妄，或神经系统新发功能缺陷或心血管意外。谵妄或精神状态改变的患者需要完善相关检测

框14.3　寄生虫妄想症患者的评估

- 风险和自杀意念
- 对他人带来的风险——二联性精神病（folie à deux）、代理寄生虫妄想症（尤其是儿童！）以及人为的或诱发的疾病
- 患者带来的材料
- 潜在的疾病（器质性和精神性的）
- 物质滥用
- 真正存在的（真实的）病原感染

框14.4　与疑似寄生虫妄想症患者的初步接触技巧

- 首次会晤可能会比一般的新患者评估花费更长时间，可能的话提前做好准备。
- 认真对待患者的病史。承认患者的痛苦，表示同情并提供帮助减少其痛苦！
- 花时间仔细询问病史，包括去热带度假旅行时可能遭遇的寄生虫感染。
- 开展必要的诊断检查（即使医生确信患者未被感染）并仔细检查所有标本。
- 不要使用“妄想（的）”“精神的”“心理的”或“精神病的”等词语。相反，要解释症状（“你的瘙痒”“感觉”“爬行”）。
- 探究患者产生被病原感染的病理信念的原因。
- 不要试图让患者“冷静下来”（如“高兴起来，这不是传染病”“它只是心理作用”），这样会使患者心烦。
- 不要忽视患者对其他医护专业人员直接的攻击。
- 切记询问有绝望及抑郁表现的患者有无自杀意念，并评估其对他人的风险。

(参见第 2 章)。因为大环内酯类抗生素(如红霉素)、皮质类固醇、抗帕金森药物和抗结核治疗都可能与寄生虫妄想症的突然发作有关，所以需就处方药用药史仔细询问。参见框 14.5 列出的与 DI 相关的药物清单。

多数情况下该病呈隐匿起病，首先要排除真正存在寄生虫或病原体感染的可能。一般采用临床检查(图 14.2)、仔细的病史回顾(包括到疫区旅游)以及常规实验室检查(如炎症标记物)(框 14.6)。通过显微镜和微生物学技术检测患者标本(图 14.3)也非常重要。细菌的二次感染很常见，并有可能干扰当前可能的臭虫或疥疮感染状况[1,6]。

对患者及其生物标本的检查有助于建立相互信任的关系，为此后治疗奠定基础。这一点至关重要，因为多数寄生虫妄想症患者之前曾被告知其症状都是“由心而发”。许多患者因此高度怀疑专家的其他任何意见。一开始就向患者明确说明医生会认真对待患者的症状，认真考虑被病原感染的可能性极其重要。即使未发现任何病原感染的临床迹象，也

框 14.5 可引起寄生虫妄想症的药物(既往文献报道)

- 非法精神科药物：
  - 可卡因
  - 高纯度可卡因
  - 苯丙胺类
  - 苯丙胺类加四氢大麻酚(tetrahydrocannabinol，THC)
  - THC
  - 酒精
- 兴奋剂
  - 匹莫林
  - 哌甲酯
  - 苯丙胺类类减肥药
- 抗帕金森药物
  - 左旋多巴
  - 吡贝地尔
  - 罗匹尼罗
- 抗生素
  - 克拉霉素
  - 环丙沙星
  - 红霉素
- 抗癫痫药
  - 托吡酯
- 其他
  - 皮质类固醇
  - 干扰素 α-2b 加利巴韦林
  - 苯乙肼
  - 溴中毒

必须清晰地与患者沟通，因为迁就患者的妄想对治疗毫无益处。

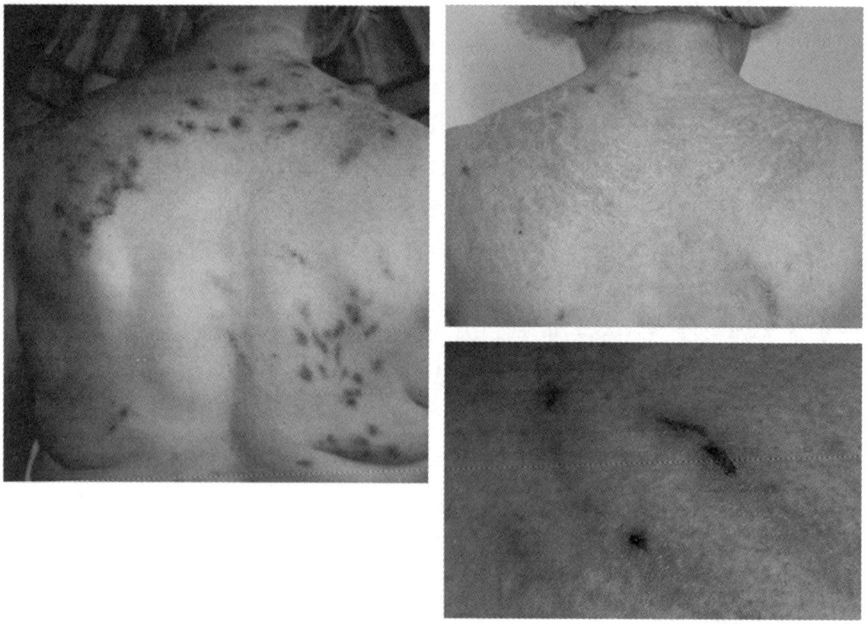

图 14.2　寄生虫妄想症患者身上皮肤损伤的典型分布（见彩图）

框 14.6　寄生虫妄想症的检查

建议：

- 全血细胞计数
- 红细胞沉降率
- C 反应蛋白
- 血清肌酐和电解质
- 肝功能
- 促甲状腺激素
- 尿液分析（非法药物使用的强制测试），特别是对可卡因、苯丙胺类和大麻的检测
- 对患者提供的任何标本的显微镜和微生物学检验

可选：

- 妊娠测试——在适当的情况下
- B 族维生素和叶酸
- 空腹血糖和血脂，ECG（特别是考虑抗精神病类药物时）

在特定临床情形中应该考虑的：

- 伯氏疏螺旋体、梅毒、肝炎和人类免疫缺陷病毒（human immunodeficiency virus，HIV）血清学

续框

- 血管炎的筛查
- 过敏测试
- 皮肤活体组织检查
- 皮肤碎屑
- 缺糖转铁蛋白
- 胸透和心电图（electrocardiogram，ECG）可能有必要
- 脑电图（electroencephalography，EEG）
- 头颅 MRI，以排除大脑病变

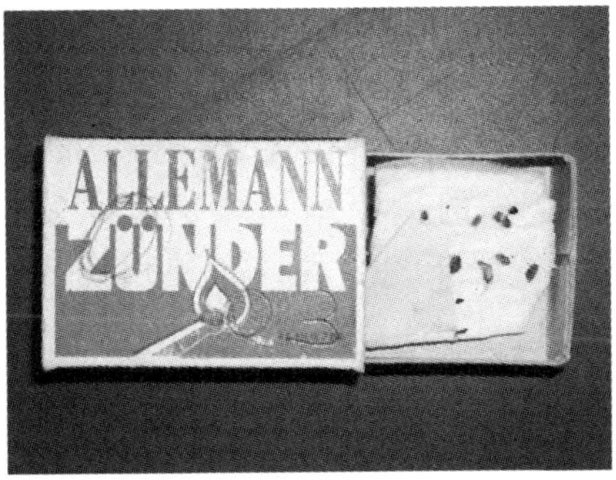

图 14.3 标本示例（见彩图）

从皮肤病学角度看，认真检查患者的皮肤非常重要，因为治疗继发性皮肤损伤或二次感染也需要做必要的皮肤科检查。医生应考虑患者是否存在老年性瘙痒（老年人有特发性皮肤瘙痒症）、剥脱性痤疮和人为性皮炎。免疫性大疱性疾病和接触性皮炎均可通过皮肤活体组织检查诊断出来。

如上述评估是阴性结果，则可考虑诊断为寄生虫妄想症。寻找继发寄生虫妄想症的原因也非常重要（见框 14.6）。药物筛选有一定帮助。

值得注意的是，当病史提供者声称其孩子、其他亲属或宠物受到感染时，要考虑到代理寄生虫妄想症的可能性。相反地，医生要询问患者是否认为其他人也可能被感染，尤其当患者有年少的、可能会接受所谓病原体感染治疗的孩子时。在这种情况下，临床医生应该对儿童的保护问题加以警觉。至关重要的是，要询问患者他们正在或考虑在孩子身上采用何种治疗。如患者通过这种方式表现出了妄想信念，他们可能会威胁到所照顾的所有儿童的健康，并且这种担忧要向适宜的儿童保护部门提出，进行全面风险评估。

近年来，一些患者开始炒作一种被称为莫吉隆斯症（Morgellons

disease）的新疾病。此种疾病的患者常认为受到一种目前尚未发现的病原体感染，如皮肤长出了纤维样物质，这种解释对很多患者相当有吸引力，并借助互联网迅速传播。受莫吉隆斯症患者的影响，美国疾病预防与控制中心近期发起一项调查研究，结果却未能发现真正侵扰或感染的证据[7]。这种现象的更详尽讨论及相关文献参见第 26 章。

治疗

在妄想突发情况下，处理措施包括积极治疗原发病，并停止使用诱发药物。尤其是在可卡因或抗生素相关寄生虫妄想症病例中，症状可能会特别严重，需要立即用氟哌啶醇缓解妄想症状。

继发性寄生虫妄想症的治疗结局取决于原发病的成功治疗（图 14.4）。在急性中毒的情况下，通常停止使用诱发妄想症状的物质就够了。

对于皮肤病的治疗必须与心理和精神治疗同时进行（表 14.1）。

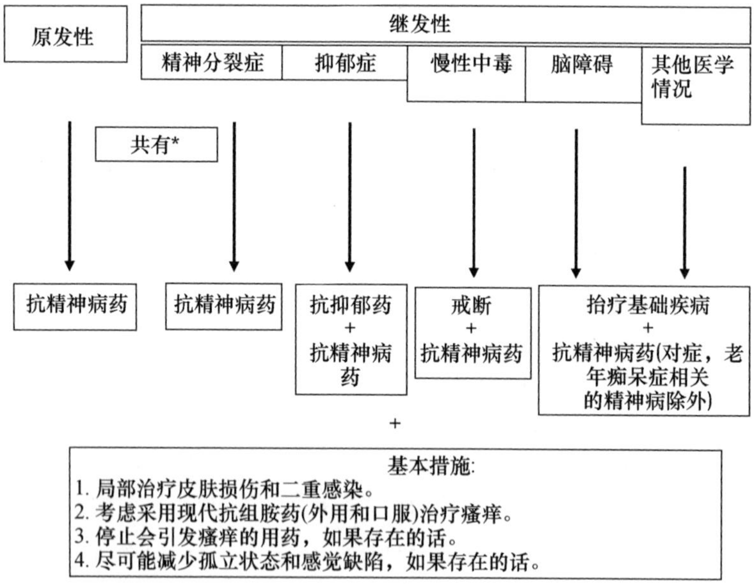

* 根据 DI 类型治疗诱导者，将接受者与前者尽可能分开

图 14.4　治疗流程（Source：Lepping and Freudenmann，2008［6］. Reproduced with permission of Wiley.）

表 14.1 寄生虫妄想症的联合治疗[6]

皮肤	精神障碍	风险和潜在障碍
润肤剂 抗生素（局部和全身）抗组胺药物 光疗 不要尝试使用抗寄生虫治疗（例如伊维菌素），除非存在真正的病原感染	抗精神病药物是一线治疗（依据患者的生活方式选择药物）： ● 利培酮（0.5～4 mg） ● 奥氮平（2.5～10 mg） ● 氨磺必利（200～400 mg） 其他： ● 氟哌啶醇（2～5 mg） ● 匹莫齐特（ECG 等监测是必不可少的） ● 抗抑郁药治疗继发性抑郁症	自杀风险 药物滥用（参见第 27 章） 有关情感或认知障碍： ● 抗抑郁药 ● 用于痴呆的乙酰胆碱酯酶抑制剂 ● 脑卒中治疗 其他潜在原因： ● 抗生素和处方药

EEG，心电图

如果不止一名患者同时存在相似妄想内容，找出并治疗所谓的诱导者极其重要。其他继发性妄想患者只通过皮肤治疗往往就能够缓解。对于儿童参与的代理寄生虫妄想症病例，针对儿童的保护程序正如上文所述，很有必要。

对于起病隐匿的 DI 患者，不应该试图在第一次会谈时就以精神科药物治疗患者。之后的随访应该用来建立融洽的关系，并讨论首次咨询中进行的各项实验室测验的结果。由于该病定义即提示患者可能存在错误的观念，故不必试图去说服患者令其相信未被真正感染。尽管理论上，医疗程序的下一步应转诊到精神科，但贸然说服可能会令患者拒绝治疗，尤其是早期阶段患者还没有接受的时候。寄生虫妄想症患者的其他治疗技巧见框 14.7。

至今尚无对寄生虫妄想症有效的心理（谈话）治疗。药物治疗仍是治疗该病的主要方法。抗精神病药物的出现可减少患者的痛苦和症状，但说服患者服用是非常困难的。患者的依从性取决于其是否相信主治医师。据报道，抗精神病药物的有效率是 70%～80%[8-9]。开始起效的平均时间是 1～2 周[8]。剂量总体来说低于治疗精神分裂症患者的使用剂量。

由于妄想患者很难招募，对其进行任何随机对照试验看起来都不太可能。20 世纪 80 年代，匹莫齐特的随机对照交叉研究纳入了 11 名患者。研究表明，匹莫齐特疗效较好，这也解释了为什么匹莫齐特在很长时间内都是较好的治疗选择药物。然而，一项考科兰综述（Cochrane Review）

框 14.7　寄生虫妄想症患者继续管理的技巧

- 在随访中向患者解释标本、活体组织检查或实验室测验的结果。如果是阴性的，告诉患者尚未找到任何病原体或感染，并指出目前还没有证据表明是已知的感染。
- 不要试图立即转诊到精神科或试图快速建立精神皮肤病学治疗。
- 医生应向患者表明对这些问题很熟悉，并有能力帮助患者，但不是立即行动，需要经过一段时间。
- 如果患者索要诊断结果，可考虑使用“原因待查的皮肤病”或“Ekbom 综合征”。
- 向患者说明症状可能是由于神经系统过度活跃或大脑正常的神经适应活动造成的。可考虑采用其他缺乏外周刺激时大脑产生感觉的病例（如幻肢，或截肢后手表仍然在手腕的感觉）做类比。某些（并非所有）患者可以接受这样的解释，既往存在的感染已被消除，但由于感觉神经系统过度兴奋，目前仍然有皮肤的不良感觉。药物可作为减弱过度兴奋、减轻皮肤感觉的手段。
- 精神药物治疗取决于寄生虫妄想症的形式。大多数但不是所有的患者需要抗精神病药物。
- 根据情况使用抗精神病药物，以减少患者正在经历的痛苦，减弱不舒适的皮肤感觉。向患者说明这些药物已经对其他有相同症状的患者起到了帮助作用。
- 抗精神病药物可以帮助对抗患者的痛苦和瘙痒（很多抗精神病药物有抗组胺成分）。
- 尝试说服患者坚持服用抗精神病药物。有必要告诉患者服用抗精神病药不会失去什么，既然其他方法也没什么作用，何不尝试一下呢。
- 没有证据支持病原感染时不能处方抗生素和其他抗感染药物（这会进一步加强感染的信念）。

报道，在精神分裂症的治疗中，相比其他一代抗精神病药物，匹莫齐特引起锥体外系副作用［如静坐不能（不宁腿）］的可能性更高。匹莫齐特的其他副作用有 QT 间期延长及药物相互作用。

多数研究者建议使用二代抗精神病药物（利培酮、奥氮平、氨磺必利）而非一代抗精神病药物（匹莫齐特、氟哌啶醇），因为二代抗精神病药的副作用相对较小[1]。二代抗精神病药物的有效率在 75%左右[8]，而一代抗精神病药物是 60%～100%。一代抗精神病药物更有可能完全缓解症状，而二代抗精神病药物更可能实现部分缓解症状[9]。

一个重要的挑战是让患者按照处方用药，因为多数患者会阅读药物说明书。因此给医生的重要提示是，要向患者解释抗精神病药物虽然通常用于精神分裂症的治疗，但也可用于其他病理性体验或症状，如抑郁和焦虑。要向患者解释，抗精神病药物可降低患者的痛苦程度。考虑到患者面临生活质量受损的痛苦程度，不要错过其抑郁或自杀意念的迹象。可以考虑使用“SIGECAPS”或其他抑郁筛查方法（参见第 2 章及附录）。

当然也可以采用精神科之外的方法治疗寄生虫妄想症患者。一项针对英国皮肤科医生的调查显示，约 60%的患者接受抗精神病药物。在高年资医生中，患者依从性达到 89%。强烈建议治疗由患者的首诊医生开展，而不应在患者经历了多次转诊之后才考虑开始抗精神病药治疗，后者往往效果欠佳。如还不熟悉抗精神病药物，至少应对其中一种药物很熟悉（如利培酮用量为每晚 2 mg，氨磺必利 200～400 mg/d，奥氮平每晚 10 mg；参见第 3 章）。治疗目标要明确，病情缓解不应被定义为完全洞悉妄想内容（也很少发生），只是瞄准症状消失即可。

研究展望

临床试验常很难招募到妄想障碍患者。目前的研究主要集中在影像学研究，最近配对的队列成像研究已取得了显著进展。采用同样的方法研究其他妄想障碍患者，看其是否和寄生虫妄想症有类似的成像结果，也是非常可取的。

实用提示（适用于抗精神病药物治疗）

- 尽管证据有限，但是考虑到药物安全问题，不要选择匹莫齐特。
- 多数经验是利培酮和奥氮平。所需的剂量通常比精神分裂症所需剂量低（如利培酮 0.5～4 mg 或奥氮平 2.5～10 mg）。氨磺必利也是较有前景的选择（每天 200～400 mg）
- 用药 1～2 周后首次显现疗效，最佳疗效在平均 6 周后出现（继发性寄生虫妄想症要 3 周，原发性寄生虫妄想症要 10 周）。
- 所有二代抗精神病药物治疗寄生虫妄想症均为超适应证使用（其仅被批准用于治疗精神分裂症或躁狂发作）。
- 1 年内停用抗精神病药常导致病情复发。
- 治疗寄生虫妄想症的同时应恰当治疗皮肤病。

参考文献

1. Freudenmann RW, Lepping P. Delusional infestation. *Clin Microbiol Rev* 2009; 22(4): 690–732.
2. Bewley A *et al.* Delusional parasitosis: time to change the name of the condition to delusional infestation. *Br J Dermatol* 2010; 163(1): 1–2.
3. Trabert W. Delusional parasitosis. Studies on frequency, classification and prognosis [in German]. Dissertation. Homberg/Saar: Universität des Saarlandes, 1993.
4. Freudenmann RW *et al.* Delusional infestation and the specimen sign: a European multicentre study in 148 consecutive cases. *Br J Dermatol* 2012; 167(2): 247–251

第 15 章　躯体变形障碍

Emma Baldock and David Veale　著
王京　译　谢志强　校

诊断标准

《精神障碍诊断与统计手册》第 5 版规定了躯体变形障碍（body dysmorphic disorder，BDD）的诊断标准（框 15.1）。世界卫生组织发布的国际疾病分类标准第 11 版（ICD-11）也沿用了相似的诊断标准。

临床特征

躯体变形障碍患者过度关注形象的主要特征是高度负面侵入性意象和极端外貌意识[1]。对外貌的注重可以是身体任何部位，但常常包含皮肤（例如 Phillips[2] 调查的 500 余位患者中，73%的患者有这一情况）（图

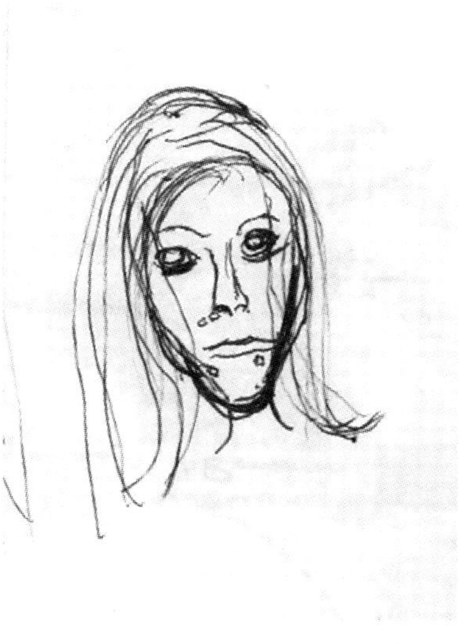

图 15.1　一位 BDD 患者的自画像（courtesy of Dr D. Veale）

15.1）。患者的自知力不佳，他们对于自己外貌的看法可能带有妄想（有时也称躯体损毁疾病（无自知力或妄想性障碍，躯体型）。常见的BDD中与外貌有关的行为可分为三类：

- 为了恢复或提升外貌（如美容操作）
- 为了掩盖、伪装或分散他人的注意（如化很重的妆或戴夸张的珠宝）
- 为了确认自己的容貌（如照镜子）

寻求皮肤科治疗、手术治疗或其他医学手段帮助是最常见的BDD外貌相关行为之一（达76%）[2]（框15.2）。此研究中，皮肤科治疗是最常寻求与接受的手段（分别是55%和45%），抗生素是最常接受的治疗。而在作者未发表的BDD调查中，439人在英国参与了一项精神科项目研究。患者最想要接受的皮肤美容方法包括激光换肤、激光脱毛、皮肤填充、磨皮术、瘢痕修复、肉毒素注射和电解术。

BDD患者，尤其是寻求皮肤科治疗者，可能同时会出现精神性皮肤剥落或皮肤搔挖，以“改善”自己的外貌。

BDD与高自杀率、高自杀倾向、高度功能障碍和焦虑相关（见第6章）。

流行病学和临床表现

报道的BDD发病率从0.7%到2.4%不等[1]。在皮肤科诊所，BDD

框15.1　DSM-5 BDD诊断标准

A. 过于专注于一处或多处外貌的缺陷，但事实上这种缺陷在外人看来是微小的。
B. 在此病的某一阶段，患者会因对外貌的注重而重复一些动作（如：照镜子、过度的修饰、抠皮、反复确认）或重复出现一些心理活动（如：和别人比较外貌）。
C. 这种对外貌的过分关注引起了临床明显的痛苦，或社会、职业及其他重要功能损伤。
D. 症状符合进食障碍诊断标准的患者对体脂或体重的担忧可以很好地解释对外貌的过分关注。

框15.2　BDD患者寻求的皮肤科治疗

- 米诺地尔（治疗脱发）
- 异维A酸（轻微痤疮）
- 抗生素（各种皮肤问题）
- 手术治疗（磨皮、填充、肉毒素、瘢痕修复等）
- 其他美容治疗（激光、其他）

的发生率实际上更高，如，Conrado 等[3]报道，在 150 例普通皮肤病患者中，BDD 的发生率是 7%，而在 150 例美容皮肤病患者中 BDD 的发生率是 14%。Bowe 等[4]报道了 128 例年龄为 16～35 岁的门诊痤疮患者，按照比较严格的痤疮诊断标准，42 例（32.8%）有轻微或者没有痤疮，而在这一组患者中，14.1%的患者符合 BDD 诊断标准。使用不严格的痤疮诊断标准，82 例（64.1%）符合轻症痤疮诊断标准，而此组中 21.1%的患者符合 BDD 诊断标准。在需要异维 A 酸治疗的患者中，BDD 增加了 2 倍。

BDD 患者会在平均患病 10～15 年后才会到精神疾病服务机构接受治疗，在此之前往往在美容外科医生、皮肤科医生或社区医生那里治疗。这可能与较差的洞察及担心被误解或徒劳有关。即使在精神疾病机构，患者除非是被明确怀疑有 BDD 的症状，也是往往表现为抑郁或是社会焦虑（图 15.2）。

病因学

BDD 几乎没有什么确定的危险因素。基因易感方面，BDD 患者的直系亲属 BDD 的发病率升高，OCD 的发病率也会升高，提示二者有类似的基因易感因素。规避人格的神经质特性、焦虑、完美主义和自我意识可能都是 BDD 的危险因子，但目前为止没有前瞻性的因果联系。在社会焦虑和 BDD 均易感的人中，社会焦虑往往先于后者出现，提示通常有一个发展过程。横断面研究和回顾性研究提供的证据表明，BDD 患者中，童年逆境（包括性侵犯、情感和身体侵犯）以及童年欺辱（特别是外貌

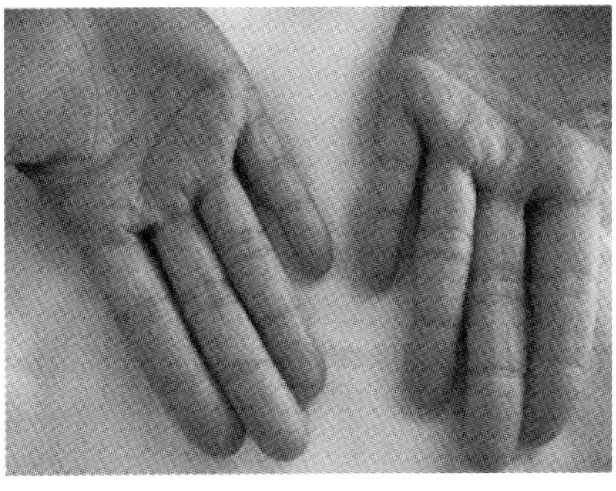

图 15.2　一位 28 岁的亚裔患者手掌纹路过多（正常现象），他因此非常抑郁并尝试改善自己的手掌纹路，最终 SSRIs 和 CBT 对其有效（courtesy of Dr A. Bewley）

相关的）发生率较高。在作者的临床经验中，BDD 的发生与皮肤缺点及皮肤青春期问题有联系，但是缺乏实验研究。另外一个与 BDD 相关的推论性危险因素是美学敏感性的增高。BDD 患者中有过艺术或设计相关的教育或工作经历、有较高美学敏感性的数量远多于其他精神病患者，并且比例是正常人群的 2 倍。病因相关的参考文献请参阅 Veale 和 Neziroglu 的综述[1]。

发现与评估

Veale 和 Neziroglu 的综述[1]中为精神专科医生提供了评估 BDD 的详细指南，在此，作者针对皮肤科临床提出 BDD 的发现和诊断指南。

- 皮肤科工作中，发现没有明显特征/异常的患者有明显的悲痛时，应筛查 BDD。
- 美容手术筛查问卷（COPS，见附录 A10）[5]，可以用于美容或皮肤科临床筛查 BDD。
- 躯体变形障碍筛查问卷（BDDQ，见附录 A11），是一个备选的用于皮肤科和精神疾病的筛查问卷[6]。
- COPS[5]也可以测定症状的严重性和追踪不同时间段症状的变化。
- 经常注意潜在自杀倾向（见第 6 章）。

关键的诊断筛查问题见框 15.3。

在英国，诊断和治疗 BDD 的循证性指南建议，怀疑或者确诊的 BDD 患者在寻求美容外科或皮肤科治疗前，应该接受具有 BDD 治疗经验的精神专科医生评价[7]。

皮肤科诊所最好拥有临床精神病治疗师或认知行为治疗师。

框 15.3　诊断筛查问题

- 你最近会经常注意自己的皮肤吗？
- 你每天平均花多少小时注意自己的皮肤？请将你每次想起容貌的时间加起来，尽量用你最准确的估计。
- 你觉得你的皮肤很难看或没有吸引力吗？
- 你觉得你的皮肤问题有多明显？
- 你会因皮肤问题而常感到困扰吗？
- 你每天检查自己的皮肤几次（包括照镜子和用手摸）？
- 你在社交场合里会经常为皮肤感到担忧吗？你会因皮肤问题而避免社交吗？
- 你的皮肤问题影响了你的约会或目前的交往吗？
- 你的皮肤问题影响了你的工作/学习/家务吗？

干预

不论是在皮肤科、基层医疗单位，还是在精神健康机构，干预技巧对评价和治疗 BDD 患者都是非常重要的。因为患者对这一问题（患者的外表）及其解决方式（如矫正治疗或手术）的认知和其他人对患者的问题（患者对自己外表的评价）及其治疗（如精神治疗）的看法之间的矛盾是普遍存在的。一些关键的干预原则列举在框 15.4 中。

精神和心理治疗

循证医学治疗方法

英国循证治疗 BDD 的指南推荐个体认知行为治疗（CBT）或选择性 5-羟色胺再摄取抑制剂（SSRI）用于轻微的功能损伤，以及 CBT 和 SSRI 联合治疗严重的功能损伤[7]。两项具有等待表对照组的随机对照研究证明了 CBT 组治疗 BDD 要优于无治疗组，另外一系列的病例对照研究和病例研究也支持 CBT 治疗的有效性。两项随机对照研究证明了 SSRI 组治疗 BDD 要优于安慰剂对照组。治疗疗效有剂量相关性，较大的剂量可获得较好疗效。但是当 SSRI 停药后有明显复发危险。没有证据表明镇静药有效，因此即使在妄想型的 BDD 中也没有推荐使用。没有随机对照试验比较 CBT 和 SSRI 或者联合治疗的疗效。相关的参考文献请参阅 Vaele 和 Neziroglu 的综述[1]。

治疗 BDD 皮肤搔挖的主要方法是自我监控和习惯纠正，尽管这两种方法治疗 BDD 的皮肤搔挖或是独立的皮肤搔挖习惯都没有系统的评价研究。第 16 章对皮肤搔挖有进一步的描述。

框 15.4 干预的基本原则

- 纠正误解（例如，认为 BDD 是虚荣）。
- 不要和患者发生关于对外表的担忧或 BDD 的诊断的争论。
- 多关注患者因对外貌的担忧而产生的焦虑和功能影响，并验证他们在这些情况中的经验。

认知行为疗法

以下主要概述基于 Vaelw 和 Neziroglu 的综述[1]。

在门诊，CBT 一般提供 12～16 次，1 次/周。主要的涉及内容列于框 15.5。

使用 CBT 治疗患者的主要方法是让他们形成和测试对自己的问题的不同认识（规划）。要让他们看到他们的问题是在于对外貌和身体形象的担忧，而不是外貌本身。鼓励患者使用治疗来测试出这个变化的理论，这是由于患者常常最终可以回到治疗外貌问题上。在治疗计划中，建立起关键的早期体验（如取笑外貌），探索患者是怎样形成目前的身体形象的。据此可明确患者目前的关注点、认知和行为是他/她对外表担忧的反应，也可明确是这种反应导致了维持外貌相关的关注和痛苦的后果。

在这些关于规划的工作之后，治疗从意象重现开始，这涉及更新早期经历（如形象相关的印象），目标是由此降低患者的身体形象要求。

一系列的注意力训练技术，包括“注意分离”用于引导认知过程，比如沉思和担忧，将患者的注意力从他/她自己和他/她的身体形象转移到外界事物（如转移到其他人、环境或一种行为）。

行为实验用于产生新的信息和证实患者的问题用“对外貌的担忧”的术语描述要比“外貌”本身更好的理论。患者通过进入他/她之前逃避的情景改变惯常的反应（如伪装、沉思）及采用新技巧（如外部关注点）来验证这一理论。

对于那些寻求美容疗法或其他疗法的患者，CBT 通常后延，或患者完成 CBT 后再进行其他治疗程序，否则这些程序会干扰患者验证他们的问题是一种担忧这一理论的能力。可能的例外是患者已经由于搔挖皮肤损伤了自己的皮肤。Phillips[2]建议这种情况下精神治疗和皮肤病治疗结合进行，但是皮肤科治疗并不能缓解 BDD。

关于 BDD 患者皮肤科治疗的效果没有前瞻性研究资料，但是回顾性研究结论表明 BDD 的症状不会因上述皮肤科治疗而改善，并且就算患者对治疗效果满意，他/她对同一部位或不同身体部位的过多关注也极可能会再次发生[8]。

框 15.5 认知行为治疗关键部分总结

- 干预与规划
- 意象重现
- 矫正注意力偏差
- 矫正认知过程
- 暴露与效应预防的行为实验

Phillips[4]调查了 250 名接受皮肤科治疗的 BDD 患者，发现 BDD 症状能缓解者为 27 例（9.8%），维持原状者达 217 例（81.9%），加重者为 23 例（8.3%）。皮肤科文献中也报道 BDD 对皮肤科治疗反应差[9]。

一项研究对一组没有患 BDD 的接受鼻成形术的人和患有 BDD 接受鼻成形术的人进行比较，发现后者容易相信美容外科会明显改变自己的生活，也更容易对身体其他部位产生不满[10]。总体来说，如果患者能够清晰地描述出他/她所担忧的外表的特征，明确想要什么样的改变，他们会更容易有良好的心理状态。这个结果也易于通过技术操作来获得，他们也会对治疗效果有一个合适的心理预期。

对于 BDD 皮肤科治疗中的总结性指南见框 15.6.

研究展望

未来研究的两个关键点：

- 对 BDD 患者皮肤科治疗结果的前瞻性研究。
- 进一步研究 CBT 和 SSRI 联合治疗的有效性。

框 15.6 BDD 皮肤科治疗指南

1. BDD 的筛查与评估。
2. 如果通过筛查与评估，觉得患者患有 BDD，应将结果告知患者。
3. 建议患者转诊精神科医生，以获得更全面的评估和更多建议。
4. 向患者解释转诊精神科医生的合理性，以避免患者对转诊产生不满，以及焦虑和过度关注持续或转移至身体其他部位的可能性。
5. 不要和患者争论他/她认为的“缺陷”是否是真实的。
6. 对患者的焦虑与过度关注表示理解。
7. 不要转诊至其他皮肤科医生，要和精神科医生讨论，参考心理和精神评估。
8. 与患者和精神科医生保持联系，以保证皮肤治疗在心理治疗之前完成，或推迟到心理治疗/SSRI 治疗结束之后。
9. 可以和精神科医生合作，尤其是患者有搔挖皮肤导致的损伤，或合作能增强干预时。

实用提示

- 寻求皮肤治疗是 BDD 的常见症状。
- BDD 患者很可能对任何皮肤治疗均不满意，对外貌的过度关注和焦虑在治疗后可能依然存在或转移至身体其他部位。
- COPS 或 BDDQ 可用于 BDD 的临床筛查
- 如果怀疑为 BDD，应安排患者转诊至有 BDD 治疗经验的精神科医生处进行评估。
- BDD 的推荐循证治疗是 CBT，如果功能障碍严重，可配合 SSRI。
- 皮肤科医生应和心理医生保持联系，以避免皮肤治疗和精神治疗同时进行，在 BDD 和真正的皮肤病同时出现时合作治疗。

参考文献

1. Veale D, Neziroglu F. *Body Dysmorphic Disorder: A Treatment Manual*. Chichester: John Wiley & Sons Ltd, 2010.
2. Phillips KA. *The Broken Mirror: Understanding and Treating Body Dysmorphic Disorder*. Oxford: Oxford University Press, 2005.
3. Conrado LA *et al.* Body dysmorphic disorder among dermatologic patients: prevalence and clinical features. *J Am Acad Dermatol* 2010; 63(2): 235–243.
4. Bowe WP *et al.* Body dysmorphic symptoms among patients with acne vulgaris. *J Am Acad Dermatol* 2007; 57: 222–230.
5. Veale D *et al.* Development of a cosmetic procedure screening questionnaire (COPS) for body dysmorphic disorder. *J Plast Reconstruct Aesthetic Surg* 2012; 65(4): 530–532.
6. Dufresne Jr RG *et al.* A screening questionnaire for body dysmorphic disorder in a cosmetic dermatologic surgery practice. *Dermatol Surg* 2001; 27: 457–462.
7. National Institute for Health and Care Excellence (NICE). Obsessive-compulsive disorder: core interventions in the treatment of obsessive-compulsive disorder and body dysmorphic disorder. Clinical guideline no 31. London: NICE, 2005.
8. Veale D. Psychological aspects of a cosmetic procedure. *Psychiatry Med* 2006; 5(3): 93–95.
9. Cotterill JA. Review of body dysmorphic disorder. *Dermatol Clin* 1996; 14(3): 457–463.
10. Veale D *et al.* Cosmetic rhinoplasty in body dysmorphic disorder. *Br J Plast Surg* 2003; 56: 546–551.

第16章 皮肤搔挖、刺捅、拔发患者：皮肤病学中的强迫及相关障碍

Jonathan S. Abramowitz and Ryan J. Jacoby 著
刘强 译 谢志强 校

强迫障碍（obsessive-compulsive disorder，OCD）和一系列与之相关的疾病［即强迫相关障碍（obsessive-compulsive related disorders，OCRDS)］对心理的影响巨大。这些症状常常困扰工作或学习（如错过最后时限)、人际关系（如反复寻求安慰）和日常行为（如使用浴室)，尤其需要关注的是，还可以发生身体伤害（如皮炎)，而这正是本章的重点。OCRDS的精神病理学很复杂，受影响的个体不时出现不必要的想法、疑虑，并导致毫无意义却又难以抗拒的行动。本章将重点介绍强迫障碍的特点、评估和治疗，以及相关症状，尤其是与皮肤科相关者。

定义特征

强迫障碍

强迫障碍被定义为强迫意念和强迫行为（框16.1)，造成明显的痛苦和角色功能紊乱[1]。除了最常见的表现形式——反复洗涤、清扫和检查，还可以表现为反复订制、安排、计数和不断寻求安慰（框16.2)。

强迫障碍的成年人患病率约为2%～3%，其病程一般为慢性，伴随时有时无的症状，其轻重往往取决于个人的压抑程度。

皮肤相关的强迫障碍症状常常表现为反复刷洗、清洁皮肤，从而导致一系列皮肤病，包括皮炎、瘙痒和抓伤等。除此之外，还包括痤疮、湿疹、皮肤苔藓样淀粉样变、药物过敏、脱发、红斑和痣。

框 16.1 强迫意念和强迫行为

强迫意念是无意识或令人不安并最终导致焦虑的侵扰性想法、观念、想象、冲动或怀疑。实例包括担心被细菌感染和被环境弄脏等不必要的想法、暴力或错误等不必要的怀疑。然而，强迫的主题因人而异，可涉及宗教、道德、性别、顺序、伤害、对称和数字等。

强迫行为即被迫根据特定的规则做出行为（如检查、清洗）或心理（如祈祷）仪式，以此来中和或抵制难以摆脱的恐惧感及减轻焦虑。

框 16.2 强迫障碍相关的皮肤病

- 反复清洗与查看
- 拔毛癖（见第 10 章）
- 搔挖性皮肤病：人工痤疮、结节性痒疹（见第 22 章）、甲的习惯性损毁畸形

躯体变形障碍

躯体变形障碍（BDD，详见第 15 章）表现为过度关注于臆想出的或者仅表现为轻微瑕疵的皮肤外观。以往一度被归为躯体形式障碍，现在因其特点更像 OCD，而在 DSM-5 中被划归为强迫相关疾病。与 OCD 一样，患者过于关注皮肤上的小瑕疵，导致明显的焦虑和相应的强迫行为。譬如，对着镜子反复端详、隐藏并不存在的缺陷（伪装），或过度化妆以减轻焦虑感。

拔毛癖（又称拔毛症，见第 10 章）

拔毛症（hair pulling disorder，HPD）患者多有行为障碍，不断拉他/她的头发造成显而易见的脱发。通常在拔发前（或试图抵制拔发时）紧张感增加，拔发后紧张情绪缓解或获得满足感[1]。虽然重复性的拔头发看起来形式类似于强迫障碍，但是 HPD 患者并不存在强迫性心理因素。相反，常见的紧张、抑郁、愤怒、无聊、沮丧、犹豫不决或疲劳可能会促使拔发[2]，这甚至是在患者毫无察觉的情况下发生。此外，拔毛症患者常有愉悦的感觉，而这一点在强迫障碍患者未见报道。拔毛症患者女性较男性多见，患病率不高（如 0.6％～1.5％）。

剥脱（皮肤搔挖）性疾病（也称为病理性皮肤搔挖）

皮肤搔挖性疾病（skin picking disorder，SPD）患者反复搔抓、挖破皮肤，形成明显的组织损伤，造成严重的社会或职业障碍及心理困扰（图 16.1）。SPD 的主要皮肤类型包括结节性痒疹（见第 22 章）、人工痤疮、指甲的习惯性损毁畸形。在许多情况下（但并非见于所有的人），皮肤搔挖是由特定的情境线索触发，如发现一个污点或照镜子时。也可能有多个常见触发因素，如孤独、无聊、苦恼、紧张或情绪激动。与 HPD 类似，但与强迫障碍不同，SPD 不具有持续性的思想负担（强迫意念）。搔挖行为本身可能在短期内带来满足、释压或愉悦的感觉[3]。虽然在普通人群中有 1/5 的人自称搔挖自己的皮肤，引起组织损伤，但是临床上典型的 SPD 患病率仅为 1.4%～5.4%。SPD 随时可能发作，并有一个长期的波动过程。而且，与男性相比，女性患病更多。

SPD 可以造成许多皮肤问题，包括病变、感染和明显的瘢痕。在一些极端病例，SPD 可以产生严重的并发症，如暴露出肌肉、重要动脉，

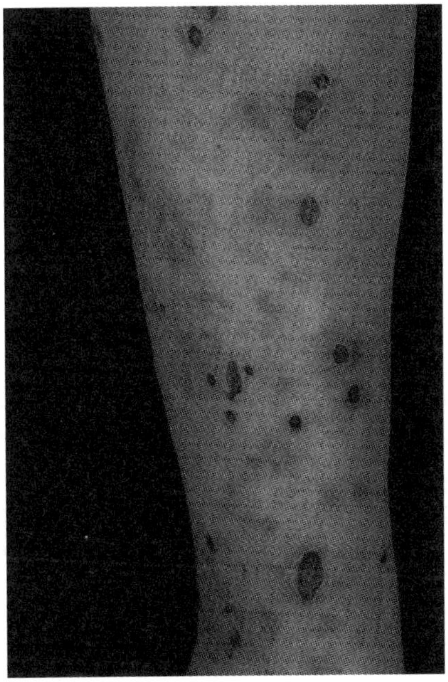

图 16.1 皮肤搔挖表现，注意患者腿部受累区域既有抓痕，又有不同程度的愈合表现（courtesy of Dr A. Bewley）（见彩图）

甚至需要截肢。不幸的是，许多患者在这种情况下不去寻求专业（精神或医疗方面）的帮助。

人工痤疮（图 16.2）有时也被称为“搔挖性痤疮”，是 SPD 的形式之一，发生于不停搔挖痤疮皮肤的患者，导致瑕疵不断加重，最终形成恶性循环。搔挖粉刺瑕疵可能基于美观或为了达到自我满足的目的（即自我感觉良好）。然而，这样的搔挖往往会招致感染，并进一步促成搔挖，很难被制止。

发病机制

强迫症和本章中描述的其他疾病的病因多是未知的。一个假说认为，生物学疾患是造成这些问题的基础，而个人的生长环境和认知史起着更具体而直接的作用。

污染相关的强迫障碍

虽然人们推测强迫障碍与 5-羟色胺和多巴胺系统失调有关，神经递质失调也可能参与了许多行为障碍性疾病的发病，但是相关的研究结果却不一致。脑成像研究表明，眶皮质和尾状核可能与强迫障碍的症状表现有关[4]，但结果模棱两可。行为模式学说认为污染相关的强迫障碍源于成长经历，某次轻微刺激（如触摸门把手）产生相应的恐惧感，从而触发自己内心潜在的更大的恐惧（即经典条件反射）。患者总是保持对污染的恐惧，反复强迫性清洗和清洁身体，以及被动回避（例如拒绝接触“污染”物品），内心无法承认“污染”物品已自然消除。认知行为模型

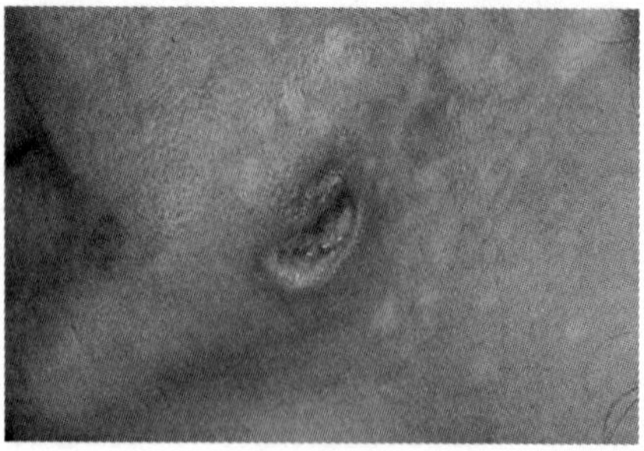

图 16.2　人工痤疮。一个面颊带有很深挖痕的患者，她不停搔挖，无法自制。注意其他相邻区域的瘢痕（courtesy of Dr A. Bewley）（见彩图）

强调非正常理念（如“细菌无处不在，我很容易生病”）在污染恐惧和洗涤行为的持续和发展中发挥作用。

拔毛癖和皮肤搔挖性疾病

拔毛癖还是皮肤搔挖性疾病患者都存在某种生物脆弱性，体现在难以容忍不适。疼痛敏感性的改变（例如，内源性阿片肽系统上调），可能会影响拔发行为的增强。

HPD 和 SPD 的行为模式认为，这些最初都是对压力的正常反应，但在各种内外因素刺激下经条件反射逐渐加重（例如参考文献［5］）。认为拔发有积极作用的理念（例如“拔头发会让我感觉更好”）或促使思维（如“我只搔挖几分钟”）也可能使病情加重。

评估

现在没有针对 OCRDs 的医学检测方法。要确定一名皮肤病患者是否患强迫障碍或强迫相关障碍，最好的办法就是进行仔细的临床问诊。尤其重要的是，要了解哪些行为可能会导致皮肤问题，以及触发这些行为的诱因和行为的后果。

污染相关的强迫障碍

反复洗涤和清洁的行为通常是出于对身体分泌物（如尿液、粪便）、灰尘或细菌和环境毒素（如石棉、日化产品）等的强迫性恐惧，进而影响到皮肤。任何相关的刺激、暗示或对污染物的恐惧想法都可能会引发、加重洗涤和清洁的行为。一些患者害怕被污染生病，另一些人则担心自己会污染别人。在某些情况下，对污染的厌恶感甚至强于对疾病的恐惧。

污染相关强迫障碍的表现形式通常有过度洗手、淋浴/洗澡、使用方便湿巾或消毒凝胶。有的患者形式简单，但频率很高（例如每天洗手 50 次）；有的患者频率不高，但颇为耗时（如每天 90 min 的例行淋浴）；有的患者建立无污染保护区（例如某个房间）。他们常使用“无公害”的物品（如纸巾、手套）触摸物体表面或开门，有的患者可能采取更极端的行为，包括过于频繁地更换或清洗衣服。

因此，如果怀疑是污染相关的强迫障碍，为确定是否存在以上行为，建议询问以下问题：

- 你每天洗几次手/淋浴？
- 你的洗浴方法有什么特别之处吗？
- 为了尽力保持自身干净，你还做其他什么事吗？
- 对于污染物和病菌，你是如何关注的？
- 什么情况下你会觉得自己需要去洗？
- 什么诱发了清洗行为？
- 如果你在这些情况下不洗手或沐浴，你认为后果会怎样？

除了这些问题，多维强迫量表（Dimensional Obsessive-Compulsive Scale，DOCS）[6]作为一个简明的自我评估工具，可以用于评估污染相关的强迫障碍（也可用于其他类型的强迫障碍评分，见附录 A9）

拔毛癖

强迫障碍患者本人可能不愿意承认拔毛，特别是从身体隐私部位（如阴部）拔毛。因此，如果怀疑 HPD，采用简单、直接（依据实际情况而定）和转移注意力的发问方式可能会得到更贴近事实的答案：

- 你每天花多少时间来拔毛？每次大概拔出多少根？
- 你从身体的其他部位拔毛吗？有些人会从他们的隐私部位拔发，你呢？

麻省总医院拔毛评估量表（MGH-HPS）[7]为含 7 项条目的自我评估量表，可以评估拔毛的频率、强度、自我抵抗能力、自制力和拔毛冲动、行为所致的痛苦（见附录 A12）。

剥脱（皮肤搔挖）性疾病

SPD 患者常通过搔挖缓解他们的紧张情绪。搔挖的部位包括健康的皮肤，或瘢痕、痤疮、皮损表面或皮肤破损处。通常发生于优势手易于触及的身体部位（如面部），而不是在很难达到的位置（如背部）。患者可能用手指或其他物体（如镊子、手术刀、针头）协助搔挖皮肤。由于所使用的方法不同，皮损或瘢痕可能是线性的、圆形的或不规则形状的。此外，原发性皮肤病病变通常是对称分布的，而那些 HPD 患者的病变通常不对称。可见红斑和炎症基础上表浅的糜烂。SPD 患者常留有长的、参差的指甲，甲下有着色和组织碎片。下列问题可能有助于识别和掌握SPD患者的情况：

- 你多久抓一次自体皮肤？
- 你常搔挖身体哪些部位？
- 除了你的手指，你还用什么物品来搔挖你的皮肤？
- 告诉我，在哪一种情况下易于发生皮肤搔挖动作（独身一人时？站在镜子前面时？无聊时？感觉到压力时？）
- 你通常有意识还是下意识地搔挖你的皮肤？

除了这些问题，皮肤搔挖状况量表（Skin Picking Scale, SPS）[8]——含6项内容的评估量表也可以自我评价皮肤搔挖的严重程度（见附录A13）

治疗（框16.3）

框16.3 治疗策略

强迫障碍

- 行为矫正疗法
  - 曝光不良习惯
  - 预防不良行为
- 药物：5-羟色胺再摄取抑制剂

拔毛癖和搔挖性皮肤病

- 消除不良刺激
  - 去除诱因
  - 令搔挖/拔发行为难以实施
  - 消除正性强化
- 习惯逆转训练
  - 意识培训
  - 拮抗性反应训练
  - 社会支持
- 认知治疗
- 药物治疗
  - 5-羟色胺再摄取抑制剂
  - 奥氮平

强迫障碍

多项随机对照试验的荟萃分析表明，强迫障碍患者最有效的治疗方法是认知行为治疗（CBT），暴露并制止患者的不良行为（exposure and response prevention，ERP）。这种治疗方法一般可以使60%～70%的患者症状缓解。暴露需要系统性、重复、持久地对抗诱发焦虑的刺激。在实景暴露法中，患者面对真正的恐惧刺激，如厕所、门把手、地板。在想象暴露法中，患者设想造成焦虑的想法、疑虑及想象（如本人生病或使一个心爱的人生病）。反应性预防意味着抑制强迫行为。例如，一名担心受化学制品（如农药）污染的患者可以在室内实际使用这些化学物质。他们也将被强制戒断任何形式的不良行为（例如反复清洗，寻求“专家”的保证），以减少焦虑感或发病的机会。ERP的目的是使强迫障碍患者明白自己可以控制强迫性焦虑（使之不会无限期地持续下去），以及逃避和不良行为并不能避免外来伤害。

多数药物试验表明，5-羟色胺再摄取抑制剂（如氯米帕明、舍曲林）对强迫障碍有效。然而，平均症状缓解率仅为20%～40%，大多数对治疗有反应者在足疗程治疗后残留有部分症状。停药后的副作用和复发也是值得关注的问题。

拔毛癖和搔挖性皮肤病

治疗HPD与SPD采用的心理治疗（即CBT）和药物治疗方法类似，因此我们在这里一并介绍。大多数CBT包括三个部分：刺激控制、习惯逆转训练和认知治疗。

刺激控制过程涉及三个步骤。首先，要从患者所处环境中确定并消除或减弱促成拔发和搔挖行为的时机（例如，空闲时间）和激发物（如镜子、镊子）。其二，要使拔毛发或搔挖的反应变得愈加困难，比如头发要短，用绷带束缚拔发或搔挖的手指，把凡士林涂在睫毛上，或在高危情况下戴手套。最后，促进拔发或搔挖的因素都应避免。例如，如果患者喜欢用拔下的毛发搔弄他们的嘴唇，就用温和的麻醉剂涂在嘴唇上防止拔发倾向。

习惯逆转训练（HRT）[9]也包括三个主要组成部分：意识培养、竞争性反应训练和社会支持。意识培养包括患者详细描述拔发或搔挖行为的过程、起因（如触发因素、警示因素）和后果。起因可能包括物理环境（例如在浴室）、导致拔毛链式反应的早期行为（例如轻抚头发、感触皮肤）和私人情绪（如冲动、紧张、某种思想或压力）。一旦拔毛或搔挖行为的前因后果被确定，患者将有意识地去识别此类行为，直到医生确信患者已经意识到这些行为的不当。自我监控拔发或搔挖行为常被当成家庭作业分配给患者，以进一步提高认识。接下来，要培养患者的竞争性反应。这种行为并不起眼，但与拔毛或搔挖的实际行为不能并行（例如紧握拳头、手头上忙些别的事情）。当他们注意到一个警示信号，或开始拔毛或搔挖时，即进行竞争性反应，持续 1 min 或直到拔毛或搔挖的冲动消失。HRT 的社会支持部分包括寻找一个重要他人，当看到患者拔毛或搔挖时，他/她可以温和地提示患者采用竞争性反应；当看到患者正确采取竞争性反应行为时予以表扬、赞美。

HPD 和 SPD 的认知干预旨在摧毁拔毛或搔挖的思想基础，如完美主义思想、拔发或搔挖仅仅点到为止的想法（例如"我拔一根毛发然后就此打住"）和拔发或搔挖行为合理化的想法（例如"我需要将凹凸的皮肤弄平，这样就可以放松、学习"）。

有关药物治疗 HPD 和 SPD 的有效性的数据有限。开放性试验表明，非典型抗精神病药奥氮平和选择性 5-羟色胺再摄取抑制剂（SSRIs）氟西汀、氟伏沙明、西酞普兰、帕罗西汀可能对 HPD 有效。然而，其他更多、更严格的使用等待（wait-list）组和安慰剂组的试验表明，氟西汀没有 CBT 那么有效，其疗效与安慰剂相当。目前还不清楚药物是否能当作 CBT 的一种有效的辅助治疗手段。

治疗讨论和参考信息

当一名皮肤病患者显示 OCRD 的症状和体征时，你首先应明确表述你的初步印象：皮肤的不适与心理因素有关。然后运用本章前面介绍的内容来描述具体的问题所在。接下来向一名经验丰富的精神健康专家转诊，以进一步评估患者的诊断。框 16.4 中列出的组织（和网站）都是转诊的首选之地，因为在其网站所列名单上的专业人员均知识渊博。

如果患者十分关注精神健康问题，医生应该表达对患者困境的认同，指出患者的想法是真实、合理和可治疗的。如果在讨论治疗问题时，患者报告说，他们以前接受过心理治疗，那你要充分评估你的治疗方法，并与本章讨论的已确立的 CBT 方法进行比较。

框 16.4 可供选择的治疗 OCRD 的组织（网站）

- 行为认知治疗协会（www.abct.org）
- 美国焦虑抑郁协会（www.adaa.org）
- 国际强迫障碍基金会（www.ocfoundation.org）

在与患者谈话的过程中，可以遵循以下步骤：

1. 介绍 OCRD 的概念、体征和症状（如本章所讨论的）。并强调，这种疾病通常是慢性的，如果不经有效治疗很难康复。

2. 告诉患者此类疾病的确切原因仍不明确。强调生物和环境因素可能协同参与发病。

3. 开列 OCRD 的治疗药物，介绍它们各自的优点（例如，起效快速和依从性好）和缺点（有不同程度的不良反应，并且可能是无效的）。

4. 描述 OCRD 的认知行为治疗（CBT），包括优点（成功概率高，远期效应好）和缺点（需付诸艰苦努力，也可能加剧焦虑感）。

研究展望

鉴于有关 HPD 和 SPD 的治疗方法研究仍然非常有限，这些方法的疗效如何值得进一步探讨。

实用提示

- 如果患者显示出 OCRD 的征象，直接陈述你的印象——皮肤问题与心理因素相关，然后与患者讨论其心理问题。
- 使用本章列举的评估方法可以帮助确定皮肤问题与不良行为的相关程度。
- 通过亲属或重要他人，可以帮助确定患者的皮肤问题受心理因素与不良行为影响的程度。
- 应注意在服药之前先采用心理治疗（即 CBT），因后者远期效应更好，同时也不会产生副作用。

参考文献

1. American Psychiatric Association. *Diagnostic and Statistical Manual of Mental Disorders*, 5th edn. Washington, DC, 2013.
2. Mouton SG, Stanley MA. (1996). Habit reversal training for trichotillomania: A group approach. *Cogn Behav Pract* 1996; 3(1): 159–182.
3. Odlaug B, Grant J. Pathological skin picking. In: Grant JE *et al.* (eds.). *Trichotillomania, Skin Picking, and Other Body-Focused Repetitive Behaviors* Washington DC: American Psychiatric Publishing, Inc., 2011, pp. 21–41.
4. Whiteside SP, Port JD, Abramowitz JS. A meta-analysis of functional neuroimaging in obsessive-compulsive disorder. *Psychiatry Res Neuroimaging* 2004; 132: 69–79.
5. Azrin NH, Nunn RG. Habit-reversal: a method of eliminating nervous habits and tics. *Beh Res Ther* 1973; 11: 619–628.
6. Abramowitz JS *et al.* Assessment of obsessive-compulsive symptoms: Development and validation of the Dimensional obsessive-Compulsive Scale. *Psychol Assess* 2010; 22: 180–198.
7. Keuthen NJ *et al.* The Massachusetts General Hospital (MGH) Hairpulling Scale: 1. Development and factor analyses. *Psychother Psychosom* 1995; 64: 141–145.
8. Keuthen NJ *et al.* The Skin Picking Scale: Scale construction and psychometric analyses. *J Psychosom Res* 2001; 50, 337–341.
9. Grant J, Donahue CB, Odlaug BL. *Treating Impulse Control Disorder: A Cognitive-Behavioral TherapyP.* New York: Oxford University Press, 2011

第 17 章 人工性皮肤病（人工性皮炎）

Jonathan Millard and Leslie Millard 著
曹源 译 谢志强 校

定义特征

人工性皮炎是指患者有意识地造成皮肤损害，并向医生隐瞒自己行为的人工性皮肤病（框 17.1）。人工性皮炎在 DSM-5（精神障碍诊断与统计手册）中的编码是 300.19（“做作性障碍”），是“躯体症状及相关疾病”众多亚型中的一种。这使本病有别于其他有自己造成的皮肤损伤的疾病（表 17.1）。人工性皮炎患者总想装成病患的角色，这么做往往有其内在动机，通常和精神心理层面的因素有关。

框 17.1 DSM-5 人工性皮炎 300.19 的诊断标准

A. 伪造躯体或心理上的症状/体征，或者诱导医师相信自己受伤、患病。
B. 患者向别人证明自己病了/受损害/受伤了。
C. 欺骗行为十分明显，即使这种行为缺乏外部激励。
D. 该行为不能用其他精神疾病解释，如妄想症或其他心理疾病。

表 17.1 人工性皮炎的鉴别诊断

	鉴别特征
自我伤害	目的不是装病，而是故意伤害身体，往往声明有自杀意图
自残	可能是无意识的行为，可见于重度学习障碍、严重神经受损和痴呆患者

续表

	鉴别特征
搔挖性皮肤病	为缓解紧张而损害皮肤
继发于精神病的皮肤损毁	因妄想症或幻觉出现的皮肤损毁
继发于躯体变形障碍的皮肤损毁	因患者对自身瑕疵的过度关注继发的皮肤损毁
诈病	存在外在动机

因为评估时常与其他综合征混淆，人工性皮炎的流行病学尚不明确，皮肤病诊所的发病率为 0.04%～1.5%。女性患者与男性患者比例达 20∶1，但是在青春期前的患者和 50 岁以上患者，这个比例降至 4∶1（似乎归咎于诊断的混淆不清）。所有人种均可发病[1]。

发病机制和常见伴发疾病

人工性皮肤病总是与精神性疾病或心理疾病伴发。明确并正确治疗其伴发的精神心理性疾病有助于解决人工性皮炎。这些常隐匿于人工性皮炎症状之后的精神性疾病详细介绍如下。

适应障碍

适应障碍是人对于某些应激原产生的病态心理学反应。适应障碍在应激因素出现后 3 个月内发生，该因素解除后半年内消失。

合并适应障碍的人工性皮炎的发病模式可根据 DSM-5 中针对适应障碍的 5 种标准做出预测。在某一不良生活事件发生后 3 个月内出现（criterion A），伴随强烈的痛苦，和（或）患者社交属性、职业属性或其他重要领域功能的丧失（criterion B）。没有其他的精神疾病史（criterion C），不能表现出正常的丧亲反应（criterion D）。人工性皮炎症状在应激源解除后半年内消失（criterion E）[2]。

实际上，引起人工性皮炎的往往都是慢性压力，因为压力不会终止，患者和医生都没有机会观察人工性皮炎的各种症状是否会随着压力的消除而消失。

抑郁障碍（抑郁症）

人工性皮肤病可随抑郁障碍的发作而发病，如复发性抑郁障碍的一部分症状，或者双相情感障碍的部分症状。

通常是基因易感性（家族史）、脆弱的认知体系和不良生活事件间复杂的相互作用触发了抑郁障碍。

关键点是患者有情感障碍个人史或家族史，在三个关键领域里有负面思维倾向（“自我、世界、未来”，即通常所说的贝克认知三联征），患者有长期的、难以解决的人际关系问题，比如男女情感、雇佣问题、财务问题、法律问题等。即患者在人工性皮炎发生的同时至少伴发 5 种抑郁症状。如果伴有躁狂症状，则提示双相情感障碍，治疗方法不同。抑郁症和双向情感障碍在第 13 章有详细讨论。

很多疾病都可导致抑郁症状，首先要排除此类因素。同样，物质滥用也可导致伪抑郁症状，尤其是酒精滥用，对应的解决方法不同。值得注意的是，药物滥用患者制造自我损伤性皮损更有可能是为了装病装得更真实，以获得止痛药。

人格障碍

至少有 1/3 的人工性皮肤病患者有潜在的人格障碍[3]。人格障碍者总是有长期存在的不同于社会常规的行为模式。这种模式固定不变，并影响到人际交往能力、感情反应和冲动。通常起始于青春期或成年早期，对患者的社会适应和工作能力有巨大的影响。

主要有三大类人格障碍：

A 类

- 偏执型、分裂样或分裂型人格障碍，患者表现为古怪、侵略性或反社会习惯的奇特行为。

B 类

- 反社会型、边缘型、表演型或自恋型人格障碍；患者行为夸张、感情冲动并且兴奋过度。

C 类

- 焦虑型、依赖症或强迫型人格障碍，患者表现为焦虑、烦躁、坐立不安。

上述类型均可有人工性皮肤病表现，但相关性最大的，女性中是边缘型和表演型人格障碍，男性中则是各种人格障碍。人格障碍在第 2 章讨论。

伴随人工性皮炎的人格障碍患者需要长期的医疗服务，尤其是精神病学的治疗、多种形式的病情记录以及大量的病情评估。可能还会有大量的社会公民、家庭、刑事犯罪等方面的问题，解决这些问题需要相关专家协助，而不是靠皮肤科医师（见下文）。

其他精神类疾病和人工性皮肤病

单一的焦虑症（焦虑障碍）患者，比如社交恐怖症或广场恐怖症的患者不太可能罹患人工性皮肤病。双相情感精神病和精神分裂症也不常患人工性皮肤病，所以确诊精神分裂症的患者可以排除人工性皮肤病的诊断。但是，如果出现阴茎部位的人工性皮疹，要警惕与精神分裂症的关系。

临床评估

与患者交谈、合作的进程中采集病史就是该病的“捕获时间”。患者的口述和临床病史与皮疹、体征一样，都对人工性皮炎有诊断学意义。人工性皮炎的患者往往焦虑、遮遮掩掩、回答时充满警觉。很可能之前在其他地方咨询时就对医生有过一些形式的对抗。患者和陪同的亲属很可能有一定侵略性。患者会提供一份空洞、伪造的病史，比如，皮疹已成型，但是没有前驱症状，也没有病情进展过程（即皮疹头天晚上出现，没有人注意到病情加重的过程）。年轻一些的患者的皮疹总是在放学以后发生，或洗澡时才发现。特征性的表现是，发病前极少有烧灼感、瘙痒、疼痛等主观症状。皮疹往往形态单一，成群出现。

常见发病部位有双上肢、双手、双大腿前侧，以及女性乳房。面部皮疹更容易发生在侧面而不是面中部，通常是面颊、颈部和下颏。鼻部、唇部和眼部不常受累。阴部受累不常见，通常与严重的精神疾病相关。皮疹更倾向出现在非优势体侧，手不易触及的部位，比如背部正中不会受累。

皮疹的形状取决于其产生的机制。你无须过度追究具体机制是怎样的，利用其特征性的皮疹表现即可得出人工性皮炎的初步诊断。用磨蚀剂摩擦和乱划可产生不规则的、线性的、表浅的、覆盖软痂/硬痂的皮疹，形成形状一致、排列规则的奇特外观。皮疹间大致等距离，而非随机分布（图 17.1）。

钝挫伤产生淤斑，通常与致伤物体形状一致。比如桌角会形成星状淤斑，金属器具造成的皮疹与该工具端头部位形状一致（图 17.2）。

腐蚀性液体，比如漂白剂或蓄电池酸液导致急性水疱、显著鲜红斑、结痂；如果损伤造成的坏死组织较深在，还会有黏着性焦痂。由于使用液体时难于控制，会出现特征性的“点滴状标记”（图 17.3）。

慢性的顽固皮疹临床上更难以诊断。它们可以表现得像脂膜炎，有炎性渗出，边缘还有木质样、坚硬的边界环绕。最终可导致组织坏死和排出。这种临床表现可能是局部注射的结果，比如患者自行注射牛奶、排泄物、化妆油、滑石粉、汽车润滑油（偶发，见于男性患者）。常发生在大腿前侧、腹部、乳房和非优势肢体（图 17.4）。

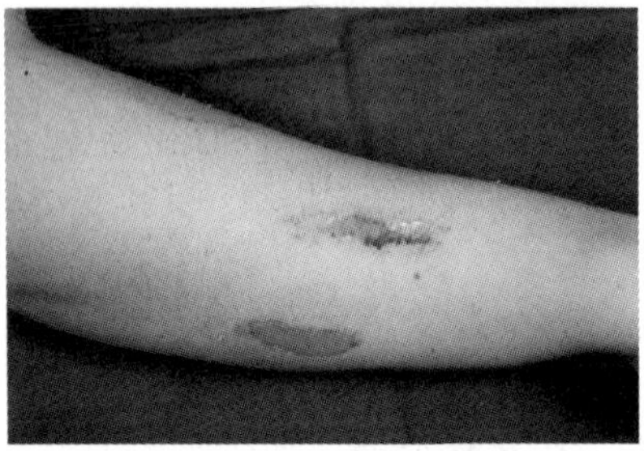

图 17.1　器械摩擦造成的划伤（见彩图）

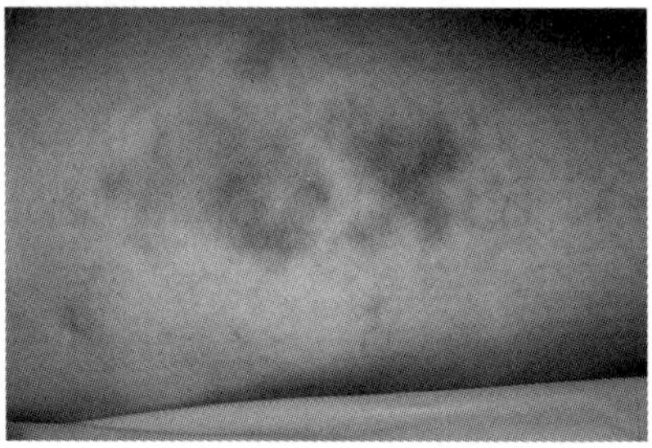

图 17.2　工具击伤形成的淤斑（见彩图）

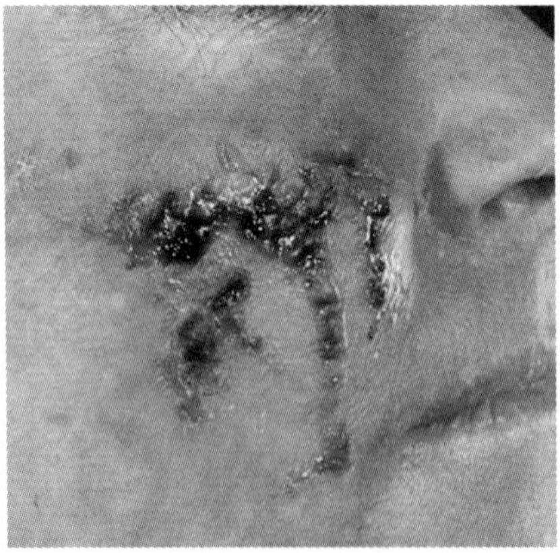

图 17.3　使用腐蚀剂造成的点滴皮损（见彩图）

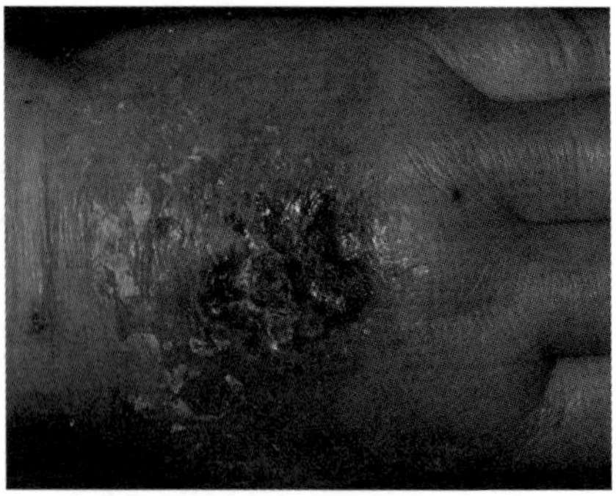

图 17.4　手背注射化学物质（见彩图）

当单纯的外科伤口，比如皮肤活检、内窥镜入口或暂时性封闭等伤口部位愈合不良，鉴别诊断就要考虑人为因素了。如果连修正该外伤的手术都失败了，这些病例诊断“人工性皮炎”的可能性就更大了。人为因素加重外伤远比遗传性免疫抑制或者是不明细菌繁殖这两种因素常见得多，后两者可以使用实验室检测方法排除。

围绕创伤边缘寻找人为制造的出血灶（由器械工具造成，通常是缝衣针或剪刀），偶尔也会在创伤正中部位发现（图 17.5）。

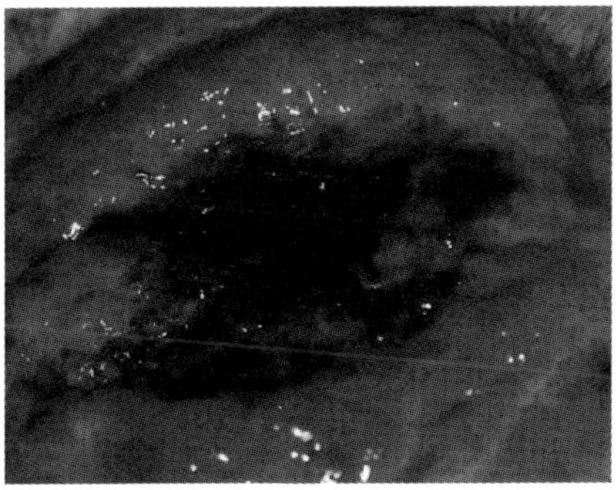

图 17.5　伤口中央人为造成的出血灶（见彩图）

擦伤区域肉芽组织除去后，边缘呈现出像抛光过的玻璃样的形态。有些时候少见菌群的克隆（比如粪便内的微生物）提示伤口被污染。

自我造成的皮肤损害经常与患者既往认知的某种疾病的皮损非常相像，即“复制模式”。有时候患者偷偷地“复制”一种他们患过的疾病，即皮肤科诈病（例如，偷偷服用已知的明确会过敏的某种药物来诱发药疹，故意暴露于某种既往诱发疾病的过敏原导致接触性皮炎，或者自行移除敷料来延长腿部溃疡的慢性病程）。因为慢性长期干预，这些患者最终会出现真正的临床合并症（例如创伤部位瘘管形成）。在拟态皮肤病方面，患者不会自我损伤，但可以利用自身艺术天分去伪装类似的疾病，比如皮肤鳞屑（用胶水）、胎记（用绘画颜料）或皮肤感染（比如戏剧化的妆容）。

检查

最重要的是首先排除原发皮肤疾病。对于一个疑似人工性皮炎的患者，所有的实验室检查都聚焦在皮肤愈合能力上。继发于这些检查的好处就是对创伤的机制和验证该皮损是否为人为原因造成提供许多线索。

皮肤组织的培养可以明确继发感染及鉴定致病微生物（例如粪便中的大肠埃希菌）。皮损的活检有助于该部位损伤的分类、深度以及组织对损伤的反应情况。擦伤主要表现为表皮的损坏伴急性或偶尔慢性的炎症浸润。严重的组织坏死提示慢性长期病程，伴随溃疡发生和表皮部分试图再生恢复的迹象。

腐蚀性水疱特征性表现为细胞坏死、急性细胞死亡、与正常表皮间的不连贯的过渡。抽吸和摩擦产生的大疱（临床表现很像一种疾病状态）病理表现为表皮-真皮交界部位剧烈炎症、创伤性分离。冷冻引起的大疱（治疗哮喘的吸入剂，或者工业、化妆喷雾剂）表现为明确的表皮细胞核的畸变。创伤部位的出血情况往往是表浅的和不连续的，有时可深达肌肉层。异物注射入体内导致的深部组织脂膜炎病理表现为肉芽肿，一些特殊的技术手段可以将其分类：液体（如牛奶、婴儿油）导致的肉芽肿表现出炎症组织中成群的空泡，程度取决于液体的种类和病情的长短；滑石粉引起的肉芽肿表现为镜下的偏振光。一些复杂的物质（比如牙齿贴面材料）会激发广泛的组织学变化，类似于 T 细胞淋巴瘤的表现。在这些病例中，临床与病理间的联系至关重要。

治疗

人工性皮炎的管理与治疗对于全科医师来说是特别的体验，这类患者积极地欺骗医疗团队来寻求医疗援助。

在医疗管理方案中，要避免在首次就诊时就与患者关于病情当面对质，要记住最重要的，这不是刑事侦查，而是一种需要明确诊断和治疗的精神心理性疾病。

首要目标是创建一种坦率的、无侵略性的气氛，以便于非评判性地对问题客观分析。允许他们不被打扰地陈述病史会使患者的焦虑和多疑情绪得以缓解（即使医师发现了很明显的病情异常），这也是一个释放对既往治疗失败不满情绪的机会。通常陪同的亲属们会被之前的医疗咨询中关于自我伤害的诊断意见所激怒。获得患者初次发病时的相关信息可以提高医师对于患者精神心理状态的洞察力。目的是逐步建立医患信任和治疗层面的和谐关系，从而揭示并明确潜在的社会心理因素。

最初访视的时候，重要的是医师和患者就下一步性的治疗前景达成一致，要考虑到疾病的各方面，用积极乐观情绪代替愤怒。给患者布置“家庭作业”——寻找导致病情的各种机制和原因，包括机体方面（尽管不可能）或心理层面（尽管沉思很痛苦）。这种家庭作业帮助患者建立起参与治疗的积极情绪，相反，消极态度会导致怀疑和防御，进而抵抗治疗。

偶尔患者会带着对病因“比较科学的解释”复诊，这意味着患者乐意就躯体和精神等因素深入地探讨人工性皮炎的病情。皮肤科医师擅长通过观察和触诊来评价病情，但很可能缺乏心理学家和精神病学家那种灵活的谈判技巧来表达自己的想法。采用非对抗性但有力的措辞会很有帮助（框 17.2）。

框 17.2　人工性皮炎的处理流程

- 缓和愤怒及怀疑情绪。“让我们从头开始帮助您吧？”
- 就患者处境达成一致。“我们能认为您现在所有的症状和您必须承受的压力有关吗？”
- 切勿急促。“解决这个问题需要时间。我们能一起努力吗？”
- 为共同目标建立一个计划，包括家庭作业。“我们谈完后，也许在您身上还发生过其他一些与病因相关的事情。尽管可能性不大，我们也一起考虑一下吧”。

皮疹修复工作同样重要，必要时使用止痛药物和抗生素（局部使用和系统应用），也可使用封闭的敷料。患者每次就诊来评估皮肤恢复情况是建立友好和谐关系的宝贵时机，但不能将皮肤护理作为咨询的主要目的而削弱或减少必需的心理评估。在这个阶段，把握咨询过程中恰当的时间进行问询可以引导出有倾向性的，甚至与真相直接相关的关键因素。首次在皮肤科诊所约见患者时，有精神病学专家在场合作是最理想的安排。因为过段时间后该患者很可能被转诊于精神病医师处常规治疗，所以在初诊时两科会诊会更好。届时关注的重点就由皮肤修复转移至潜在的心理问题，可以给患者用其他疾病作类比去解释这个情况，比如像偏头痛或哮喘等容易被精神压力激发的疾病。

初期通常要避免与患者对质或摊牌，但处理流程中总会有一个节点或时机要跟患者直接讨论这种自身造成的皮损真相是什么，在这之前需谨慎衡量，这种讨论的潜在益处超过其可能的负面效果才可行。有时患者之前就诊过的大夫或其家庭成员已告知他/她的皮疹是由自我伤害造成。这种与患者当面对质的谈话应由经验丰富的精神皮肤病学专家操作。医师可以这么解释：人在无意识状态下（比如睡眠时或梦游症等意识抽离的状态）以及面对难以承受的压力和情绪时，有时会自伤。在非威胁性的环境中，暗示人工性皮炎的患者，他们是因为有不得已的意识抽离的状态才会发病，相当于给他们一个台阶下。这种处理方式可以使患者不必恐惧自己有这种行为而被当成诈病者或撒谎者。通常只有在经过关于精神脆弱的讨论之后，人工性皮炎的解释才可能被接受，可能由此引出激发病情的应激源。

精神病学科的文献中曾描述过多种其他技巧（例如反向干预），但只能由经验丰富的精神病学医师来操作。

适应障碍主要靠心理学方面的治疗。包括引导下的自助、网络自助心理训练以及放松疗法。如果伴有焦虑症状，给予药物治疗会对病情有帮助，但通常不推荐单一药物疗法。

一般公认抑郁症需要抗抑郁药物治疗（见第 3 章和第 13 章）。但目前人们逐渐认识到行为认知疗法（CBT）也对大部分病例有效（见第 5 章）。

人格障碍的治疗很复杂，必须在有恰当监督的情况下由训练有素的执业者实施。这些患者可能富有侵略性、行为紊乱，甚至制造无穷无尽的麻烦。他们不止侵入你的职业空间，还有你的个人生活，甚至骚扰到诊所员工。目前对人格障碍没有明确的药物治疗，重要的是，诊断还不明确时，不要开始盲目的药物治疗。人格障碍的治疗有个体模式和群组模式，目前也有不少治疗模式，包括 CBT、图式疗法、注意转移疗法和技能疗法。个体和群组治疗，尤其是经专业设施治疗的小规模群组患者，都有成功的潜力。通常，人格障碍的治疗方法因为精神病学家们专业兴趣方向的不同而存在差别。尽管这些设施是有帮助的，但为了对人工性皮炎等临床问题产生更深远的影响，在恰当的监督下，患者在适当的机构（如精神皮肤病学联合诊室）获得治疗和进行咨询，这样的战略规划的发展仍是一个重要目标。例如，辩证行为疗法（dialectical behaviour therapy，DBT）作为边缘型人格障碍的专科疗法已被广为研究，其疗效得到反复验证。鉴于相当一部分人工性皮炎患者伴随边缘型人格障碍，DBT 在精神心理皮肤病联合诊室中很有应用前景。这些病例由专门的团队管理，可实际上，往往其中一位实施者承担最主要的责任。当管理很多爱摆布人的患者时就会存在风险，如果个别员工让患者跨越职业界限，进入其个人空间（例如接受礼物或给予优先治疗），那么团队的共同决定就不可靠了。这种情况下患者要被转诊他处。

研究展望

对精神皮肤病学多学科团队诊室做一个长期的成本-效益分析评估将有助于对可疑人工性皮炎患者的管理。人工性皮炎和诈病两者之间的联系/界限也值得继续探究。

实用提示

- 人工性皮炎即患者为了扮演患者的角色而伤害自己。皮肤病学中，其表现为自己造成的皮肤损伤、即“人为性皮炎”。
- 不是所有的自伤行为都是人工性皮肤病。
- 诊断人工性皮炎总是能通过皮肤病学知识有迹可循。但是，与患者当面对质通常无用。
- 人工性皮炎总是和精神心理性疾病有关联（尤其是人格障碍），治疗其潜在的精神科疾病对改善病情至关重要。

参考文献

1. Millard L, Millard J. Factitious skin disease. In: Burns T *et al.* (eds) *Rook's Textbook of Dermatology*, 8th edn. Oxford. Wiley Blackwell, 2010, pp. 64.34–64.55.
2. *Diagnostic and Statistical Manual of Mental Disorders*, 5th edn. Arlington: American Psychiatric Association, 2013.
3. Casey P, Kelly B. Personality disorders. In: *Fish's Clinical Psychopathology*, 3rd edn. London. Gaskell, 2007, pp. 106–120.

第五部分　皮肤感觉（痛觉）异常

第 18 章　医学难以解释的症状和健康焦虑：躯体症状及相关障碍

Angharad Ruttley，Audrey Ng and Anna Burnside　著
周平　译　谢志强　校

“医学难以解释”的症状（“medically unexplained” symptoms，MUS）是描述性用语，通常认为找不到相应的病理学解释的躯体症状或症状不能用已知的疾病充分解释的即可归为此范畴，美国精神病学会《精神障碍诊断与统计手册》第 5 版（DMS-5）使用“躯体症状及相关障碍”对具有 MUS 特点的疾病进行了较好的总结和定义。目前至少有 1/3 的躯体症状在医学上是无法解释的，其中约 20%～25%的患者具有反复发作或慢性主诉。在专科化程度越高的医疗机构中患病率越高[1]。在反复求医的门诊患者中 MUS 患者更多，并且患者主述症状越多，其病患是功能性疾病的可能性也越大。在门诊，躯体症状障碍的患病率大约是 12%，大约是对照社区样本的 100 倍[2]。

定义特征

定义 MUS 的范畴具有挑战性。在临床诊疗过程中经常可以见到一些患者，他们反复出现多种躯体症状和疼痛症状，而针对这些症状多次进行检查，无法找出原因，国际上用“医学难以解释的症状（MUS）”来描述患者的这种情况（框 18.1）。在 DSM-5 和 ICD-10 这两个主要疾病编码诊断系统中，描述有 MUS 的各种不同亚型。

DSM-5 与 ICD-10 有一些细微的差别，但在本质上描述了相同的疾病。在新发布的 DSM-5 中，疑病症由于具有贬义，对患者和医生之间有效的治疗关系具有威胁，已被删除，由“疾病焦虑障碍”替代。“疾病焦

虑症”一词更易被接受，并且可以减少不利于病情管理的传统观点，即心理与身体二元论。

框 18.1　皮肤病学中“医学难以解释”的症状

- MUS——精神性瘙痒、外阴瘙痒、人工性皮炎（见第 17 章）、精神因素诱发的荨麻疹、皮肤区域麻痹、假变态反应
- 疾病焦虑障碍（疑病症）——癌（黑色素瘤）恐怖症、念珠菌恐怖症、性病恐怖症、AIDS 恐怖症、梅毒恐怖症、螺旋体恐怖症、寄生虫妄想症（见第 14 章）、躯体变形障碍（见第 15 章）
- 妄想性障碍——躯体亚型-躯体变形障碍-精神病亚型，原发性妄想
- 躯体症状障碍：多种化学物质敏感，病态建筑综合征、光过敏、汞合金恐怖症、食物过敏

  躯体疼痛障碍——皮肤感觉迟钝（见第 19 章），如舌痛及外阴痛（见第 20 章）

  躯体自主神经功能障碍——多汗、害怕、鸡皮疙瘩、未分化的躯体型特发性过敏反应

发病机制

易患因素包括：女性性别、具有童年父母患病经历、儿童期腹痛、儿童期照顾不良的经历。患者一个共同特点是正规教育年数比常人少。

有高比例的导致症状发作的“生活事件（life events）”，MUS 普遍共患焦虑、抑郁和人格障碍。

过去 20 年中，“健康焦虑”的认知行为模式已得到很大发展，作为该病最有前景的概念为人们所接受[4]。这可广泛应用于 MUS。该模式包括四个主要的相互关联的领域：认知、感知、情感和行为。发病机制涉及几个因素的复杂相互作用[5]。

既往不健康的经历（如家庭成员或朋友病亡，在儿童期患病或父母患病）是形成功能失调的开始。结果，患者产生负面认知和明显的疾病行为。

患者花大量的时间检查身体的变化（例如皮肤瑕疵的微小细节的改变），身体良性改变和感觉被错误解读。

患者对疾病的持续思考和想象加重了焦虑及相关的生理变化（如心悸或红斑），强化了患者的疾病信念。寻求医生或重要他人的安慰以及重复进行医疗检查的需求是很常见的。医生可能会感到不确定如何应对这样的焦虑，不经意间开出更多的检查或冷落患者的主诉。

躲避行为是常见的，患者避免他们认为会加剧病情的活动，往往达

到极端的程度。相反，有些人因为害怕而完全回避医学会诊。通常情况下，疾病的严重程度倾向于在极端焦虑和相对平静之间波动。

这一认知行为模式可以应用于大多数的 MUS 综合征，并具有简单和易于理解的优点。关于具体的解释，疑病症列于框 18.2，其他 MUS 和转换障碍列于框 18.3。

评估（框 18.4）

MUS 患者也可以发生躯体疾病，两者经常共患，因此，重要的是不要遗忘对此的观察。最常见的漏诊发生在精神科。

文献中关于评估的一般建议：需要仔细询问病史，包括询问患者所有的症状。一直保持询问状态，直到患者详细述说完所有的症状是有益的。让患者有足够的时间来讲述完整的故事，并同情患者的痛苦。这会使患者感到被理解、被信任。

请患者带医生一起度过患者典型的一天（a typical day）是一种有用的方法，以衡量疾病（功能低下）的程度，并关注症状的影响。应仔细寻找社会心理的应激源并进行彻底的体格检查[7]。

框 18.2　疾病焦虑障碍（以前称疑病症）的发病机制

- 认知性的——例如：最近有家庭成员或朋友患黑色素瘤死亡激发焦虑。
- 感知性的——对轻微的皮肤瑕疵敏感性增加和身体感觉过度敏感，对良性病变的灾难式解读。
- 行为性的——花费大量的时间检查体征、症状，阅读医学教材和网站，使焦虑增加；寻求安慰和“医生买单”（physician shopping）：短暂减轻但巩固了不适应的行为。
- 情感性的——反复的疾病臆想引起生理变化（如红斑），从而增强疾病信念，和（或）增加更多的负面思维和更多的功能失调认知。

框 18.3　医学无法解释的症状：转换和分离型障碍[6]

- 精神分析——潜意识驱动的“转换”，把难以忍受的和未解决的情绪转换为身体症状。主要获益是“心灵”安慰。
- 学习理论——这是避免责任和假装的“病态角色”，即寻求无意识的二次收益。
- 社会文化因素——在西方社会中，分离等于“恍惚和占有”状态，这在其他文化中很常见。社会性别角色也可能起一定作用（例如，人们不接受男人表现出情绪困扰）。
- 神经生物学——证据表明，额叶皮质和边缘系统的激活与情绪压力有关，可能通过抑制丘脑基底节回路引起感觉和运动功能的缺陷。

框 18.4　医学无法解释的症状的评估方法

- 仔细询问病史，包括详尽的症状清单。
- 寻找和探索社会心理的应激源。
- 能获得的伴发病史是有价值的。
- 做一次彻底的体格检查。
- 仅在必要时进行检查，并与患者讨论结果，包括正常结果的意义。
- 寻找导致患者恐惧的症状，并以此为基础安慰他/她。
- 不要忽略患者的症状，相反，与患者一起找到有用的和可接受的解释。

有一些证据表明，对于肠易激综合征（irritable bowel syndrome）患者，患者-医生良性互动能减少复诊次数。有益的因素包括对社会心理病史的追问、对测试结果的讨论和就诊断结果进行安慰[8]。

采用生物-心理-社会医学模式（表 18.1），社会心理病史的重点应该放在易感因素、持续因素和诱发因素上。医生应该建立一个良好的生活事件和症状的年表，绘制一个时间表，这些（“以帮助我在头脑里获得你的清晰的故事”）对医生有帮助，能促进医生和患者对躯体和心理症状之间联系的理解。

应进行基础精神评估，包括风险和情绪评估（见第 2 章、第 6 章和第 13 章）。

按照临床指证进行辅助检查，并保持在最小限度。如果需要辅助检查，提前讨论可能的结果及其意义。重要的是要知道，反复的辅助检查是不可能让患者放心的，甚至可能使事情变得更糟（“我需要更多的检测，我一定有严重的问题”），所以只在有特定的临床指征时才进行辅助检查[9]。

躯体症状及相关障碍的可疑患者问卷，如 15 条目患者健康问卷（Patient Health Questionnaire-15，PHQ-15；见附录 A8）（不要与 PHQ-9 量表混淆，后者用于英国初级保健部门对抑郁症的诊断）可能是一个有

表 18.1　生物心理社会网格评估举例

	易感因素	促发因素	持续因素
生物性	遗传——躯体化障碍家族史	急性疾病	迟钝，生理唤醒
心理性	儿童期逆境 儿童期患病 父母患病	最近的丧亲之痛/家人或朋友生病	负性疾病信念/行为
社会性	低水平的正规教育	生活事件	孤立 照顾别人的负担

用的获取病史的辅助工具，特别是在很难获得清晰病史的情况下。

治疗

治疗的重要组成部分是要适当地给予解释，患者的症状与不适感受往往会有所减轻与改善，并避免或减少无益的和昂贵的医源性伤害。

安慰是 MUS 治疗的重要组成部分。但不要告诉患者“没有什么不对”。鼓励患者谈论自己的症状、关于自己症状的恐惧和信念，开放不确定感，让患者放心，不可能有严重的致病原因。如果检查报告是正常的，围绕症状管理进行讨论有帮助。帮助患者理解 MUS 是常见的，并不是每个症状都有疾病解释。

当你发现患者有 MUS 的时候，一个有用的步骤就是花时间与患者的初级保健医生进行讨论，后者在协调照顾患者方面有重要作用。如果患者准备在多个系统中看其他专家，沟通和协作是必不可少的。对于特别复杂的患者，病例讨论是有用的方式，以确保一致的照顾。患者应该参加到有关治疗、护理计划的所有讨论中。

减少医疗接触可以减少通过不恰当的信息、过度检查和过度处理，特别是持续的循环评估，出院和转诊到其他专科造成的医源性损害和资源浪费。若这种情况继续，可能会延误适当的精神治疗。

患者应参与决定，终止检查，保证检查在某些情况下可靠，并提示疾病过程。

患者转诊到精神科或心理服务机构之前做好充分的准备是重要的，因为患者可能还没有准备好接受这种治疗，或认为这种治疗是有用的。用患者自己的语言和解释是有益的，告诉患者精神和心理治疗已广泛应用于糖尿病、慢性疼痛和心脏病等，已经发现能改善症状和预后，让患者放心。

同时患有焦虑和抑郁障碍者应适当使用抗抑郁药物或认知行为治疗（CBT）。西酞普兰（citalopram）是一个不错的选择，副作用少，可以以 20 mg 的剂量开始治疗，与其他药物的相互作用也较少。艾司西酞普兰（escitalopram）副作用更少，但价格昂贵。抗抑郁药物的选择在第 3 章中讨论。

躯体症状障碍、疾病焦虑障碍和转换障碍的治疗策略分别列于框 18.5、18.6 和 18.7。

框 18.5 躯体症状障碍性疾病的治疗策略[11]

- 躯体化障碍患者常伴酗酒，应当治疗。有这些问题的患者可以转诊到当地药物滥用诊所或志愿部门组织，如 AA（见第 27 章）。
- 除非共患焦虑和抑郁，否则抗抑郁药物没有帮助。
- CBT 能减轻症状、有益出勤和改善功能。
- 定期约见患者的家庭医生（GP）、对于与医生建立治疗联盟和减少与医生的非计划接触也是有用的治疗策略。

框 18.6 疾病焦虑障碍（疑病症）的治疗策略[12-13]

- 避免因为症状原因起冲突。
- 反复安慰是无用的，因为这可能会进一步鼓励患者寻求更多的安慰。
- CBT 在减轻症状和改善功能方面有效。
- SSRIs 类药物已被证明是有帮助的，即使对于没有共患抑郁障碍者。

框 18.7 转换障碍的治疗策略[14]

- 确保已排除了器官和其他精神疾病。
- 在没有共患抑郁或焦虑障碍的情况下，不建议服药。
- 心理教育和 CBT 已报道有益。
- 催眠和分析性心理治疗也显示了一些好处。
- 然而，任何治疗都没有强有力的证据基础。

可能存在于皮肤科的特定疾病

做作性障碍和诈病

做作性障碍（factitious disorder）是 ICD 和 DSM 分类中的术语，指患者对自己或对他人制造或模仿躯体或精神症状，如孟乔森综合征。通常认为这种行为是无意识的，却导致人为的疾病或伤害。次要目的是“扮演患者的角色”。

这是一种罕见的疾病，患病率为 0.05%～0.4%。通常在青少年或年轻的成年女性中观察到。在皮肤病诊所，可能以人工性皮炎（dermatitis artefacta）的形式出现（图 18.1，见第 17 章）。

疑似做作性障碍的患者应尽可能转诊至精神科医师。这可能很难，因为此类患者往往避免精神评估并可能脱离医疗环境，或寻求在别处就

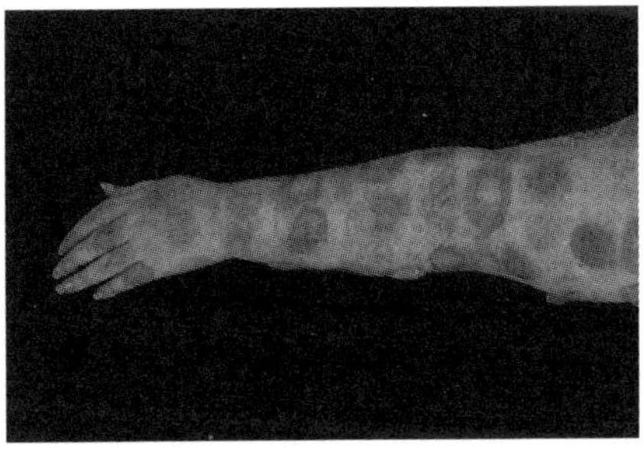

图 18.1　人工性皮炎患者上臂起水疱，患者无法解释皮损是如何出现的（见彩图）

医。如果有严重的医源性损害的风险，应仔细了解患者到当地急诊科和其他皮肤科诊所就诊的细节。这些都应遵循“良好的医疗实践”的原则，并始终在患者的同意下进行。如果患者不同意，而医师认为有严重风险，应与适当的法律当局进行讨论（见第 6 章）。如果父母的做作性障碍通过孩子的人为性症状表现出来，必须考虑到儿童保护问题（见第 6 章）。

诈病（malingering）是指为了达到某种目的而伪造或假装身体症状（图 18.2），以获得某种好处，比如为了获得损伤后的赔偿或疾病带来的好处。出现继发的好处常能明显提醒你诈病的可能性，与病史的不一致可能会提供进一步的证据。这样的患者通常不会主动参与心理治疗。

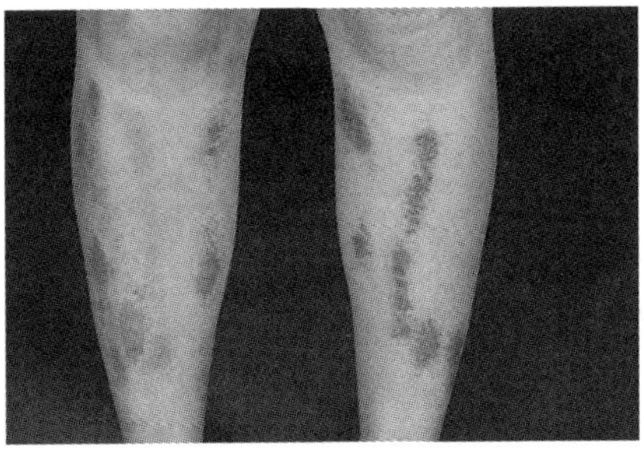

图 18.2　患者腿上自己造成的表浅线状糜烂，皮疹在约见医生的时间出现，由于保健医生认为这些皮损有感染风险而给患者签发病假条。不见医生的时候，皮疹便消失了（courtesy of Dr A. Bewley）（见彩图）

持久性妄想障碍——躯体型

这组疾病被定义为持续存在的（>3 个月，根据 ICD-10）妄想或妄想相关症状。除了某些病例出现间歇性的抑郁外，一般不伴发其他精神病理学异常。然而，妄想或妄想相关症状必须是主要症状并在无情感障碍时持续存在。嗅觉和触觉可以出现幻觉。必须不出现精神分裂症的其他症状，如：突出的听觉、幻觉或思维障碍，以及没有脑器质性疾病。持久性妄想障碍可以出现不同的妄想主题，例如：嫉妒，但躯体型妄想集中在身体上，例如患者可能有疑病妄想，认为身体的某些部分是病态的，或者可能有妄想信念，认为身体的一部分变形或有异常。躯体变形障碍（见 15 章）可能是精神病，通常可以归类为持久性妄想障碍。

气味和身体气味相关的疾病

幻嗅和恶臭

幻嗅（phantosmia）是指在没有出现身体味道的情况下感知到气味。气味难闻时叫作恶臭（cacosmia）。皮肤科诊所偶尔会出现伴有恶臭的患者。恶臭可以由嗅束的外围问题引起，如嗅觉神经元功能失常，或大脑中枢病变，如癫痫和神经母细胞瘤。患者可以保留或缺乏洞察力。也可以与功能性精神障碍性疾病（如精神分裂症或精神病性抑郁）和痴呆[如阿尔茨海默病（Alzheimer's disease）和路易体痴呆（Lewy body dementia）] 有关。

嗅觉关联综合征

嗅觉关联综合征（olfactory reference syndrome，ORS）以在缺乏身体臭味客观证据的情况下，执着和痛苦地相信自身散发出一种难闻的臭味为特征。该综合征在不同的文化区域和不同时期都被不断描述（例如在日本文化中，其被称为“恐人症”）。ORS 在 DSM-5 的“其他指定的强迫及相关障碍”中被简要地提到。在 ICD-10 中没有提到 ORS。目前尚不清楚应该如何对 ORS 分类，但它被认为与躯体变形障碍和社交焦虑障碍密切相关。

研究人员已经提出了诊断标准（框 18.8）。根据这些标准，有些患者保留有洞察力，但有些患者会缺乏洞察力并出现臭味妄想。

框 18.8 Lochner 和 Stein 提出的嗅觉关联综合征诊断标准[15]

- 有偏见地认为持续存在体味或口臭，尽管一再保证其他人并未感觉到。
- 患者认识到这种偏见是不合理或过度的。
- 引起显著的抑郁或功能受损。
- 不是继发于另一种疾病（如抑郁、焦虑障碍）或其他物质或器官疾病导致的结果。

涉及异常气味的临床评估

当进行临床评估时，使用同情、好奇和感兴趣的方法与患者交流，使用“什么”“什么时候”“在哪里”“为什么”这一类的问题是一种很好的接近患者的方式。询问时质疑患者症状的真实性可能会遇到敌意。这种敌意是可以理解的，因为患者之前可能被医生拒绝过、不被相信或被贴上精神疾病标签而焦虑。然而，重要的是不要错过可以治疗的身体或精神疾病。

也要记住气味可以随强度变化或可能不被临床医生实际察觉，因此无法在就诊时检测到。这种情况可以发生在三甲基胺尿症（trimethyl-aminuria，TMAU）患者，其为一种遗传性疾病，身体无法分解三甲胺（trimethylamine），气味像腐烂的鱼。会导致受累的患者汗水、尿液和呼吸释放出气味。询问患者的气味，并仔细按发病年表记载这个问题是有用的方法。仔细询问 TMAU 患者病史，发现该病可从出生即有，或在女性青春期、月经时、口服避孕药时或绝经前后加重。含左旋肉碱（L-carnitine）的膳食补充剂可能会加重病情，该病很少伴有肝、肾疾病。

嗅束疾病患者普遍存在嗅觉丧失，常在患侧鼻孔有恶臭[16]。

患者可以发展为幻嗅，相信“气味是来自我”。或者产生妄想信念，“我产生气味，别人能闻到我的气味”，没有任何幻嗅。描述可以帮助揭示气味是否是幻觉或妄想。例如，“我总是闻到烧焦的轮胎味” *vs.* “我闻到自己身上发出可怕的味道，因为在我的办公室，我已经开始注意到，我的老板不会与我同乘电梯”。

精神病患者的主要临床表现是患者存在对症状的不可动摇的信念并缺乏洞察力。恶臭可以在单纯性妄想症中发生，也可以在其他精神疾病（如精神分裂症）中发生。恶臭有时也可以在严重的抑郁障碍伴随精神病症状中发生。在后一种情况下，恶臭通常被描述为腐肉或腐土的味道，并可能伴有患者死亡或在分解过程中的虚无妄想。这通常见于老年人，症状可以以可怕的速度恶化。

ORS 患者可以接受不支持患者有难闻身体气味的证据，但仍然强迫自己对异味过分担心。患者经常监视自己（例如汗水或口臭），从事补偿行为（避免接触别人，寻求对出汗的治疗），并监测周围人的反应。任何事情都可能成为支持其信念的证据（例如，一个朋友取消了一次会面）。因此，患者可能会变得越来越社交隔离。

患者还可以发展为继发性抑郁症，因此确定情绪恶化是出现在发病前还是发病后非常重要。当问到患者的心情，你可以用这样的短语来使问题正常化："这听起来很难让你生活，我想知道这是否会影响你的心情？"

向所有患者询问自杀意念。Leopold 报道，大约一半的转诊到耳鼻喉科寻求手术治疗的幻嗅患者由于其生活受到的影响而考虑过自杀。如果有明显的顾虑，患者可转诊至精神科专科医生处进行评估。

阿尔茨海默病和其他痴呆症（特别是帕金森或路易体痴呆）也可能会产生幻嗅/恶臭，所以对于老年患者或有家族史者，检查认知非常重要。许多快速筛查试验是可用的，包括简明精神状态检查（见附录 A5）。然而应知道，如果患者显著抑郁，认知测试也会得出低分数。

最后，询问社会功能，因为患者可能会由于与气味相关的尴尬和痛苦，越来越多地隔离自己。

对于所有的患者，应进行头部和颈部检查，注意中耳、鼻黏膜、气道和舌头。耳鼻喉科转诊可能是适当的。

检查

简单的尿液测试可以鉴别 TMAU。基因检测可以寻找受损的 *FMO3* 基因（flavin-containing monooxygenase 3 gene，含黄素单加氧酶 3 基因）。

如果患者可能患有老年痴呆症，应进行血液检测，寻找认知功能受损的可逆原因，包括甲状腺功能、维生素 B_{12} 和叶酸缺乏，以及 HIV 和梅毒检测。可以转诊到记忆服务机构，进行更详细的神经心理测验。

在排除肿瘤、感染及阻塞物时，应进行脑部及鼻腔的影像学检查。

嗅觉障碍的鉴别诊断

文献中包含了一个广泛的异常气味的原因列表，包括放射治疗、手术和药物使用的后遗症，主要原因见表 18.2。

表 18.2　涉及气味感知异常的疾病的鉴别诊断

精神性	中枢性	外周性
妄想性障碍，躯体型	癫痫	慢性鼻-鼻窦炎
重度抑郁症伴精神症状	脑肿瘤	过敏性鼻炎
嗅觉关联综合征	头外伤	上呼吸道感染
精神分裂症、分裂情感障碍、其他功能性精神病	三甲基胺尿症（臭鱼综合征）	
痴呆		

嗅觉障碍的治疗

治疗取决于潜在的病因，并可能涉及多个专业，包括初级保健、耳鼻喉（ENT）、皮肤病或精神病。

如果患者也有嗅觉丧失，重要的是建议患者采取措施管理相关的风险（例如，烟雾探测器，在食物保质日期前食用等）。

如果恶臭/幻嗅在鼻阻塞时消失，可以使用生理盐水或羟甲唑啉滴鼻液（oxymetazoline nasal drops）暂时缓解症状。

TMAU 患者，限制饮食是治疗的基础，也可以使用低剂量抗生素来减少肠道细菌的数量。遗传咨询可以帮助患者更好地了解情况。要意识到伴发抑郁的可能，如果存在抑郁的话，应该给予治疗。

如果发现有引起精神病的病因和症状，应将患者转诊到精神卫生服务机构。在确定把患者送回家是安全的之前，应仔细地询问患者的亲属或照顾者，患者是否存在自杀想法和自我忽视的病史。如果担心，可以与联络精神病学服务机构进行联系或呼叫当地的精神病医生，得到有关患者可以在哪里进行即时精神评估的建议。对于对转诊到精神卫生专业机构感到焦虑的患者，预约精神皮肤病学联合门诊或转诊至急诊的精神病学门诊是可以接受的。

对于没有发现潜在障碍的患者，症状可能会在数月或数年后自行消失。对此进行解释并选择密切观察非常重要。由全科医师（GP）进行随访确认，如果有需要应将患者再转回。应给患者建议书，告知其如果症状恶化或变得令人沮丧或致残时如何办。

游离型假性血管性水肿或未分化躯体型特发性过敏反应

血管性水肿是累及真皮深层或黏膜下组织的血管反应所产生的局部

水肿，临床表现为唇、舌、喉、生殖器或周围肿胀。可能是组胺、缓激肽介导的机制。组胺依赖性血管性水肿通常是由肥大细胞脱颗粒引起，可以伴发或不伴发其他过敏特征，例如荨麻疹、哮喘、腹泻和低血压。缓激肽所致的血管性水肿不伴发荨麻疹，可能是C1抑制剂缺乏症所引起或血管紧张素转换酶（ACE）抑制剂类药物的副作用。有组胺和缓激肽介导的特发性血管神经性水肿[18]。水肿累及喉和（或）上呼吸道可以造成窒息死亡，因此是急症。内脏的血管性水肿引起的顽固性腹痛类似于急腹症。在两次发病间隔，患者没有表现出水肿的证据。实验室检查对诊断一些类型的血管性水肿是有用的，例如对过敏性（IgE介导）的血管性水肿和C1抑制剂缺乏症。其他类型的血管性水肿主要依据临床诊断，没有可用的诊断测试（例如遗传性血管性水肿伴正常C1抑制剂功能，特发性血管性水肿）[18]。假性血管性水肿（pseudoangioedema）是医学术语，描述类似于血管性水肿的疾病状态。鉴别诊断范围广，包括接触性皮炎、甲状腺疾病及结缔组织病。

少部分患者会去急诊和专家门诊，有时反复发作，病史符合血管性水肿，但仔细检查发现，患者没有肿胀的客观证据。根据专家的评估，这些患者可能被诊断为游离型假性血管性水肿或未分化躯体型特发性过敏反应(dissociative form of pseudoangioedema or undifferentiated somatoform idiopathic anaphylaxis)[19]。在少数情况下，症状是人为的。这些患者是具有挑战性的，因为他们经常出现在急救部门，抱怨严重的腹痛或上气道肿胀。在成像检查和专家评估之前，由于医务人员认为需要立即治疗，这些患者常常接受肾上腺素和（或）治疗C1抑制剂缺乏症的药物的治疗。诊断依靠详细的病史和体检，及在发作时和发作间期由经验丰富的医生评估血管性水肿。有些病例当被医生告知没有严重的潜在疾病时，症状就缓解了。有些患者可能会受益于精神科评估，另外一些人则对诊断高度抵抗[19]。

致谢

感谢Hilary Longhurst博士、免疫学顾问Ania Manson博士、SPR临床免疫学、免疫室、Barts国民健康保健信托、伦敦皇家医院为血管性水肿相关内容所做的贡献。

实用提示

- 给患者足够的时间来全面叙述他们的症状。
- 使患者确信你认真对待他/她的症状。
- 花时间理解患者对疾病或自身症状的观念。
- 仅检查有临床指征的部位。
- 如果检查结果提示没有疾病，不要告诉患者没有任何问题。如果没有问题，患者也不会来就诊。
- 寻找对患者有帮助的解释，并且让患者参与到决策制订和计划中。
- 与患者的其他治疗医生交流。

参考文献

1. Kroenke K. Patients presenting with somatic complaints: epidemiology, psychiatric comorbidity and management. *Int J Methods Psychiatr Res* 2003; 12(1): 34–43.
2. Page LA, Wessely S. Medically unexplained symptoms: exacerbating factors in the doctor–patient encounter. *J R Soc Med* 2003; 96: 223.
3. Hatcher S, Arroll B. Assessment and management of medically unexplained symptoms. *BMJ* 2008 May 17; 336: 1124–1128.
4. Salkovskis PM, Warwick HMC. Morbid preoccupations, health anxiety & reassurance; a cognitive behavioural approach to hypochondriasis. *Behav Res Ther* 1986; 24: 597–602.
5. Warwick HMC, Salkovskis PM. Hypochondriasis. *Behav Res Ther* 1990; 28: 105–117.
6. Harvey SB *et al.* Conversion disorder: towards a neurobiological understanding. *Neuropsychiatr Dis Treat* 2006; 2(1): 13–20.
7. Sharpe M. Medically unexplained symptoms and syndromes. *Clin Med* 2002; 2: 501–504.
8. Owens D *et al.* The irritable bowel syndrome: longterm prognosis and the physician–patient interaction. *Ann Intern Med* 1995; 122: 107–112.
9. Howard L, Wessely S. Reappraising reassurance – the role of investigations. *J Psychosom Res* 1996; 41: 307–311.
10. Feusner JD *et al.* Olfactory reference syndrome: issues for DSM V. *Depress Anxiety* 2010 27(6): 592–599.
11. Oyama O *et al.* Somatoform disorders. *Am Fam Phys* 2007; 76(9): 1333–1338.
12. Barsky AJ, Ahern DK. Cognitive behaviour therapy for hypochondriasis: a randomised controlled trial. *JAMA* 2004; 291: 1464–1470.
13. Fallon BA *et al.* Fluoxetine for hypochondriacal patients without major depression. *J Clin Pharmacol* 1996; 13: 438–441.
14. Ruddy R, House A. Psychosocial interventions for conversion disorder. *Cochrane Database Syst Rev* 2005 ; 4: CD005331.
15. Lochner C, Stein DJ. Olfactory reference syndrome: diagnostic criteria and differential diagnosis. *J Postgrad Med* 2003; 49: 328–331.
16. Leopold D. Distortion of olfactory perception: Diagnosis and treatment. *Chem Senses* 2002; 27(7): 611–615.
17. Seiden A. *Taste and Smell Disorders*. Stuttgart: Thieme Medical Publishers, 1997, p. 4.
18. Grigoriadou S, Longhurst HJ. Clinical immunology review series: An approach to the patient with angio-oedema. *Clin Exp Immunol* 2009; 155(3): 367–377.
19. Choy AC *et al.* Undifferentiated somatoform idiopathic anaphylaxis: nonorganic symptoms mimicking idiopathic anaphylaxis. *J Allergy Clin Immunol* 1995; 96(6 Pt 1): 893–900.

第 19 章　感觉异常综合征

Sara A. Hylwa，Mark D. P. Davis and Mark R. Pittelkow　著
李启芳　译　谢志强　校

感觉异常综合征包含多种能够引起皮肤不舒服的感觉，且几乎不伴皮肤改变的神经皮肤疾病。这些异常感觉很少直接表现为疼痛，而是表现为烧灼痛、酸麻痛、瘙痒、针刺痛、针扎感或电刺激感。虽然存在很多这样的疾病，但这一章节我们主要讨论一些皮肤感觉异常征（框 19.1）。

感觉异常综合征的治疗应该以它的潜在病因为指导。除了用于减少自发的神经冲动（如加巴喷丁）的全身疗法外，一个比较简单的治疗方法就是利用外用药物将神经元的刺激或信号减少到最小（如利多卡因贴片）

框 19.1　感觉异常综合征

- 感觉性单神经病
  - 头颈部：精神神经病、三叉神经病（三叉神经痛、三叉神经营养综合征）、耳大神经病、头皮感觉异常
  - 四肢：感觉异常性股痛、感觉异常性膝痛、肱桡侧瘙痒、感觉异常性手痛、感觉异常性指痛
  - 躯干：感觉异常性背痛、胸腰椎神经根病、肩胛骨切迹综合征
- 红斑性肢痛症
- 慢性局部疼痛综合征
- 掌跖红斑感觉障碍综合征（手-足综合征）
- 红耳综合征
- 腹股沟感觉异常综合征（红阴囊综合征/阴囊疼痛）
- 感染性疾病：
  - 单纯疱疹、疱疹后（带状疱疹）神经痛、麻风病、莱姆病、HIV 神经病
- 血管性疾病：
  - 颞动脉炎/巨细胞动脉炎、外周动脉病、静脉淤滞性皮炎
- 自主神经病：
  - 遗传性：家族性淀粉样多发性神经病、遗传性感觉性自主神经病、法布里病
  - 获得性：特发性远端纤维神经病、淀粉样神经病、糖尿病相关性神经病、尿毒症神经病、维生素 B_{12} 缺乏神经病、酒精相关性神经病

表 19.1 感觉异常性疾病的常用药物特点

药物	常用剂量	副作用	禁忌/警告
0.025%辣椒碱乳膏	涂于患处，每天5次	灼痛，刺痛，短暂的使用性红斑	涂抹后要洗手
5%利多卡因贴片	在24 h内，每12 h一次在受累部位使用3块贴片	刺激，发红，肿胀，罕见严重过敏	禁与其他抗心律失常药物一同使用（尤其是Ⅰ类药物），肝病患者谨慎服用，高温可能会导致药物释放增加
5%多塞平药乳膏	涂于患处，每天4次	灼热，刺痛，如果使用超过10%体表面积会产生嗜睡	禁与司来吉兰合用，禁用于窄角型青光眼和尿潴留患者
加巴喷丁	口服，起初每天300 mg。逐渐增加剂量，每次增加300 mg，最大剂量是一天3次，每次300 mg。出现肾损害时必须调整剂量	头晕，乏力，共济失调	可增加其他镇静剂的效果，不可突然停药
普瑞巴林	一天3次，每次50～100 mg	头晕，嗜睡，可能有成瘾性	潜在的男性致畸性。必须缓慢停药，注意监测停药反应
卡马西平	每天400～800 mg，分次给药。在3个月的治疗期内尽量不要停药，最大剂量每天1200 mg	共济失调、头晕、嗜睡、恶心、呕吐	对TEN/SJS有黑框警告，特别是在有HLA-B*1502的汉族人中（开始用药前要进行测试），药物间相互作用有很多禁忌
奥卡西平	口服给药，每天150～300 mg，最高可耐受到一天3次，每次300 mg	头晕、头痛、恶心、呕吐、嗜睡、运动失调、眩晕、视力改变	谨防自杀倾向，必须逐步减量。存在很多严重的药物相互作用。可使口服避孕药无效
阿米替林	夜间服用，每次25 mg，每周增加25 mg，最高每天100～200 mg	口干、嗜睡、抗胆碱能效应	黑框警告，抗抑郁药会增加自杀倾向。禁用于严重心血管疾病（包括心律失常）、窄角型青光眼，禁与单胺氧化酶抑制剂合用；可产生锥体外系症状和安定药恶性综合征

TEN/SJS，中毒性表皮坏死松解症/重症多形红斑

（表 19.1）。现在还没有更强有力的循证医学方法来治疗感觉异常综合征，目前所有的治疗方案都是通过临床观察和专家共识得出来的。

感觉性单神经病

感觉性单神经病为在患者一条神经的分布区域出现异常感觉。皮肤科最常见的两种感觉性单神经病主要是感觉异常性背痛和感觉异常性股痛。

这些症状应该沿着神经分布出现，在神经分布范围以外出现的症状为异常的。对接下来介绍到的标准治疗方案无效可能会引发潜在的精神病的诊断的可能，例如转换障碍、疑病症、躯体代症状障碍（见第 18 章）、人为性疾病（见第 17 章）或慢性特发性疼痛（见第 20 章）。

感觉异常性背痛

定义特征

感觉异常性背痛是一种发生于后背肩胛下区，偶尔发生在肩胛间区的以刺痛、烧灼痛、瘙痒或低感知或超感知为特点的单发性感觉异常，左侧肩胛下区发生率比右侧高。有时，感觉异常部位处可能有细微的色素沉着。女性发生率比男性高，发病平均年龄为 52～64 岁[1]。

发病机制

感觉异常性背痛的病因还不是十分清楚，但是一般认为是由 T_2～T_6 脊神经的冲击或创伤造成，因为这些脊神经以不稳定的直角方式通过背部肌肉。此外，原发性脊柱（或脊椎）的病理改变也可以致病（如退行性椎间盘疾病、椎间盘突出、椎管狭窄或脊柱侧凸）。

皮肤长期慢性摩擦导致表皮基底层的色素不断地变性以及角蛋白衍生的淀粉样蛋白在真皮乳头处沉着，引起感觉异常性背痛相关的皮肤色素沉着[1]。

诊断

根据临床表现可以确定感觉异常性背痛。鉴别诊断包括接触性皮炎、固定性药疹、慢性单纯性苔藓、色素沉着症、花斑癣。也应该考虑到之前列出来的一些神经精神疾病。

治疗

轻至中度的感觉异常性背痛的标准疗法包括局部应用辣椒碱乳膏。在一项研究中，与应用安慰剂的患者（30%）相比较，应用辣椒碱的患者（70%）症状得到了缓解。不幸的是，停止使用此药膏后症状会在 1 个月内复发[2]。替代的局部治疗方案包括局部应用利多卡因或多塞平[3]。

患者做背部肌肉的支持锻炼可能会有益于轻至中度的感觉异常性背痛。病例报告显示每天加强肩胛肌（菱形肌、斜方肌和背阔肌），同时伸展胸肌（主要是鼓励患者采用正确的姿势），可以在 1 周内缓解或消除症状，可能的原因是肌肉重新排列后可以缓解支配肌肉的神经通路[3]。

对于中到重度的患者来说，应该尽快使用加巴喷丁或者普瑞巴林。如果这些药还不能缓解症状，可以使用奥卡西平[1]。

对于顽固性病例，可以尝试连续两周每周 5 天的经皮神经电刺激（transcutaneous electrical nerve stimulation，TENS）疗法或者针灸疗法。一周 3 次的窄谱紫外线疗法也是另一种替代疗法。有报道称局部肌内注射肉毒杆菌毒素 A 也可以缓解症状[4]。最后，也可以考虑外科手术修复退化的椎间盘，尽管对这种治疗方法很少有文献报道。

感觉异常性股痛

定义特征

感觉异常性股痛是一种沿着大腿前外侧的表现为单侧肢体麻木，烧灼感或刺痛的一种皮肤异常感觉，可能与继发性摩擦有关。常有报道称患者长时间的直立姿势与站立都使得症状加重，坐下后症状缓解。平均发病年龄为 30～40 岁，男性发病率比女性高[5]。

发病机制

感觉异常性股痛是由支配大腿前外侧的股外侧皮神经的压迫或创伤而引起的。在肥胖患者和孕妇中，最常见的致病因素是腹内压增加。在 25%的患者中，神经分布范围的解剖变异使得这条神经容易被卡压和受到伤害，从而导致症状的发生[5]。手术（尤其是胃肠道手术）、内生性肿瘤、穿紧身衣或者来自紧身设备的压力也可以作为发病因素。

诊断

根据临床表现可确定感觉异常性股痛。诊断性措施包括敲打腹股沟韧带或向后伸展大腿时症状加重，应用局麻药后疼痛缓解。如果必要的话可以进行感觉神经传导速度测定来进一步确定诊断[5]。

若感觉异常性股痛伴有神经功能缺损、坐骨切迹压痛或直腿抬高试验阳性，那么必须考虑其他鉴别诊断，如脊椎病、骨盆肿瘤或隐匿性消化道感染[5]。也应该考虑到之前列出的神经精神疾病。

治疗

对大多数感觉异常性股痛患者来说，旨在减肥的生活方式改变、避免穿紧身衣服、局部应用局麻药就足够了。推荐使用 0.25%的布比卡因局麻药±甲泼尼龙。局部辣椒碱或利多卡因贴片也可以考虑使用。对于顽固性疾病，可以口服加巴喷丁或三环类抗抑郁药[5]。最近，肌内注射肉毒素的治疗也显现出其优势[6]。

对已知的神经解剖变异患者、所有的儿童病例以及对药物耐受的患者可以采取手术治疗。保守治疗使得 60%～90%的患者症状得到改善，40%～50%的难治性患者在神经解压后症状也可以得到改善[5]。

三叉神经综合征

三叉神经支配脸部的感觉和咀嚼肌的运动。三叉神经功能障碍可引起两种不同的感觉异常疾病。

三叉神经痛

定义特征

三叉神经痛以一侧面部三叉神经分布区内一个或多个分支短暂发作的阵发性剧烈痛为主要表现。临床上认为这种痛是最痛的神经痛。症状最早表现为电击样刺激，面部出现闪电样疼痛，接着发展成难以忍受的刺痛并产生不受控制的面部抽搐[7-8]。历史上称这种痛为“三叉神经痛”。症状持续大约 20s 后进入间歇期。三叉神经痛为周期性发作，疼痛发作的次数和周期的长短是变化的。一天内可发作几次到数百次，周期也可能持续几天到数年。发作间期症状缓解，缓解期可持续数周至数月，随着时间推移，缓解期时间会慢慢缩短[9]。

三叉神经痛大多是沿着上颌神经传导，触发扳机点或每天的活动（如说话）可激发疼痛发作。三叉神经痛最常见于 40 岁以后，女性发病率是男性的 2 倍。

发病机制

三叉神经痛是由三叉神经、神经根、神经节的异常产生的。更常见的是，血管压迫到神经引起神经受损，髓鞘无序再生引起的神经兴奋持续时间超过外部刺激引起兴奋的持续时间[7]。

诊断

根据临床表现可得出三叉神经痛。诊断标准为发生于三叉神经的一支或多个分支的剧烈的、周期性的尖锐痛、表皮痛或刺痛，持续数秒至数分钟。三叉神经有特定的扳机点且（或）因人而异[10]。如果出现感觉或运动功能障碍、自主神经失调或感染性的皮肤红斑，应该考虑到其他诊断。一旦诊断出三叉神经痛，需要进行头部磁共振（MRI）检查来确定是否存在血管压迫神经的情况，如果出现压迫，则需要手术减压。正如之前讨论的感觉性单神经病那样，如果分布范围或患者的反应是非典型的，那么应该考虑到其他的一些精神疾病。

治疗

卡马西平是药物疗法中治疗三叉神经痛的金标准，疼痛可在几天内缓解，不过也伴随很多副作用。奥卡西平、拉莫三嗪、苯妥英钠、普瑞巴林等药物均为二线用药[9]。

如果药物疗法无效，可尝试经皮局麻药，如利多卡因、乙醇、苯酚或链霉素，但是这种疗法只有几个月的疗效[8]。

如果以上方法均无效，也可以尝试手术疗法，在 MRI 下有明显的血管神经压迫征象的患者可以进行早期手术。替代疗法包括三叉神经节经皮消融或射频。所有的手术方案都有神经损伤的风险，也可能会有频发性的麻醉相关性的顽固性头面部疼痛，症状可能会比原发症状还严重[8]。

发作过一次的三叉神经痛无法确定以后是否会复发，随后发作的三叉神经痛也不能预测以后发作的可能性[7]。尽管这种疾病有长久的社会心理的影响，但是它的人群死亡率并没有上升。害怕触发疼痛的发作常导致人们的日常活动受到限制，例如牙齿保健或吃饭习惯。一些组织，如头面部疼痛协会（fpa-support. org）和与三叉神经共存组织（livingwithtn. org）可以提供帮助。

三叉神经营养综合征

定义特征

三叉神经营养综合征（图 19.1）是因使用合成局麻药、顽固性瘙痒及不能控制的抓挠而造成三叉神经外周支或中央支损伤的一种罕见的神经性瘙痒。无痛性抓痕导致一侧鼻翼皮肤自发性出现一个典型的非炎性月牙形溃疡。虽然鼻尖常常没有累及，但脸上的任何部位都可以受到影响[11-12]。

三叉神经营养综合征女性发病率是男性的 2 倍，发病年龄平均是 57 岁（范围可从 14 个月到 97 岁）[13]。神经损伤后溃疡形成的中位时间大约为 1 年[11]。

面部溃疡的鉴别诊断很多，最重要的是排除感染、肿瘤、炎性疾病和精神疾病。

发病机制

三叉神经损害对于三叉神经营养综合征的产生是必不可少的。对于为什么有的患者会发展成三叉神经营养综合征而有的患者不会，目前还不是很清楚。

三叉神经损伤最常见的两个病因是因三叉神经痛而进行的医源性射频消融（1/3 的病例）和脑卒中（1/3 的病例）[12]。剩下 1/3 的患者可能之前有一些基础疾病（图 19.2），表 19.2 中列出了一些基础疾病。

诊断

三叉神经营养综合征的诊断是基于全面的病史和体格检查，必要时行皮肤活检。可考虑神经科转诊，以进行详细的神经检查。正如之前讨

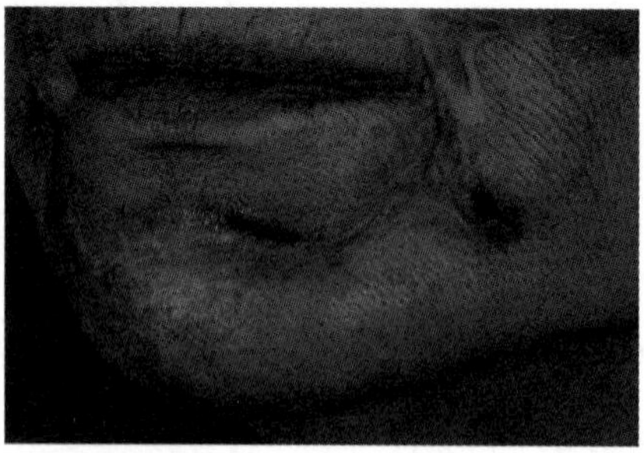

图 19.1　患有三叉神经营养征和抑郁症的 65 岁老人（courtesy of Dr A. Bewley）（见彩图）

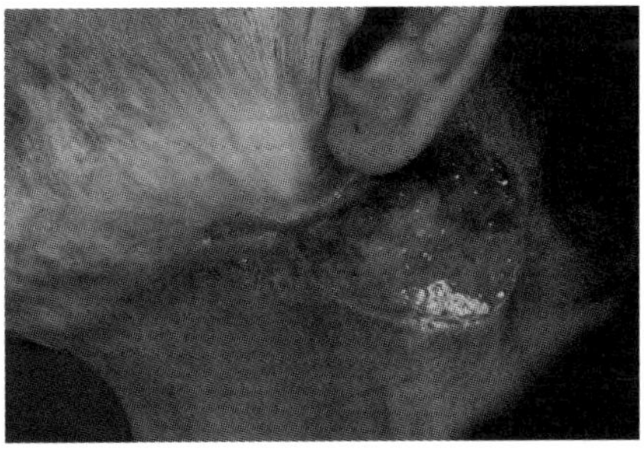

图 19.2　超出三叉神经分布区的非典型三叉神经营养综合征的患者（无基础疾病）（courtesy of Dr A. Bewley）（见彩图）

表 19.2　三叉神经营养综合征的基础疾病[12]

周围神经	中枢神经
● 带状疱疹后瘙痒 ● 麻风 ● 梅毒 ● 淀粉样蛋白变性 ● 外伤	● 多发性硬化 ● 肿瘤 ● 脓肿 ● 后脑炎 ● 帕金森 ● 淀粉样蛋白变性 ● 血供不足（如脑卒中） ● 术后（如消融） ● 外伤

论的，当对这些患者作出诊断时，也应该考虑到一些精神疾病的鉴别诊断。三叉神经营养综合征最难的是与一些人为性疾病鉴别。应该考虑到前面列出的一些神经精神疾病，有三叉神经消融史或成像研究显示与脑卒中一致时可以诊断为三叉神经营养综合征。

治疗

三叉神经营养综合征的治疗需要包括皮肤科、神经科、精神科和外科在内的多学科治疗方案。患者经常不自觉地抓挠那些自发性的溃疡，使得临床医师在治疗过程中经常遇到阻力。对患者进行疾病病因和中止抓挠的教育对改变疾病进展是非常重要的。为了防止无意识的抓挠，手套可能也是必需的[13]。

药物可能会减少皮肤瘙痒和皮肤抓挠。可选择的药物包括卡马西平或奥卡西平、加巴喷丁、普瑞巴林、阿米替林或匹莫齐特[13]。外科上的一些敷料或贴片可以用来盖住溃疡部位，但如果患者不断地掀开这些敷料，这些敷料则会无效。

三叉神经营养综合征的预后取决于患者对治疗的反应和组织破坏的原发程度。

红斑性肢痛症

定义特征

红斑性肢痛症是指在四肢出现广泛的红斑并伴剧烈的烧灼感。常常发生于足（图 19.3）、腿和手，也有在耳、颈部和面部发生的病例报道[14]。一般每周发作 1～2 次，有一些患者发作可能会更频繁，甚至是持续性的。

疾病发生和加剧的因素包括热和运动，冷却四肢后症状得到缓解。发作间期时，四肢有可能正常，有可能温和凉爽，但也有可能发绀，或产生不舒服的感觉[14]。

红斑性肢痛症女性发病率更高，发病年龄一般在 60 岁左右，也有一些儿童发病的案例。每年红斑性肢痛症的发生率大概是 1.3/100 000[15]。

发病机制

红斑性肢痛症可由原发性、继发性以及家族性病因引起。常是特发性的，常在儿科诊断。最近，在一些原发性红斑性肢痛症的患者中发现一种远端皮肤小纤维神经病，这可以降低汗腺分泌功能（出汗）。推测这种神经病还可以减弱交感神经缩血管反应，这种血管反应可引起肢端血流 10 倍增

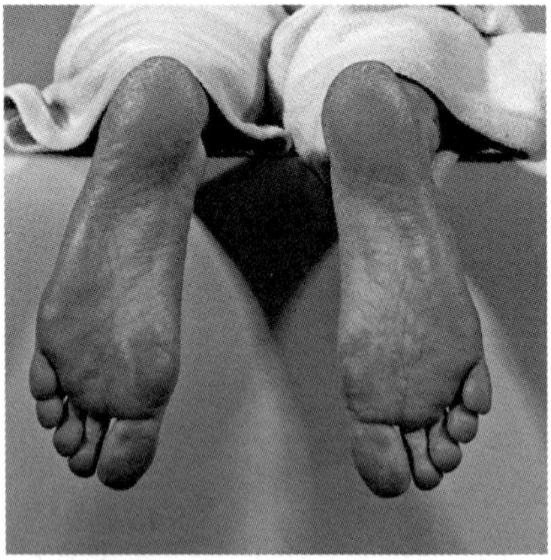

图 19.3　患有红斑性肢痛症的 65 岁老人。注意四肢的暗红色红斑（courtesy of Dr A. Bewley）（见彩图）

加及皮肤温度增加 7 ℃。由于这种血液分流，传递到组织处的氧气和营养物质很少，进一步引起症状的发作[16]。

继发性红斑性肢痛症往往继发于一些基础疾病，如白血病，血小板增多症或真性红细胞增多症，症状可能先于也可能晚于诊断出现。微血管黏度增加是这类患者出现症状的主要原因[16]。其他原因可能包括神经疾病（很多类型）、结缔组织疾病、药物、中毒和妊娠。

红斑性肢痛症的家族性病例很少，主要是由一种遗传性的神经离子通道引起。这类患者的红斑性肢痛症的发作时间比其他人早[16]。

诊断

红斑性肢痛症的诊断主要是根据临床表现。首先要有完整的血红蛋白计数用来鉴别骨髓增生性疾病。鉴别诊断包括复杂区域性疼痛综合征、雷诺综合征、蜂窝织炎、掌跖炎性触痛（化疗相关性）及脉管炎[14]。

治疗

红斑性肢痛症的治疗是很困难的，必须因人而异。通常需要系统性治疗。对于血小板增多症或者真性红细胞增多症患者来说，一开始就应该使用阿司匹林[17]。

若症状轻微，局部疗法就足够了，如局部使用 1%阿米替林加 0.5%氯胺酮制成的凝胶、利多卡因贴片或辣椒碱乳膏。对中等程度症状的患者来说，要全身性联合应用口服药，如加巴喷丁、舍曲林、文拉法辛、阿米替林或去甲替林[17]。如果症状严重，患者有很高的发作率，可以与疼痛科医生合作治疗，考虑系统性输注利多卡因、硝普钠或者前列腺素制剂。对药物疗法无反应的患者也可以考虑侵入性操作，如交感神经阻滞或背部神经电刺激疗法[17]。

我们应该告知患者一些避免引起病情加重的独立因素，如温度、倚靠的姿势、运动、酒精。认知行为疗法和生物反馈技术也是有效的[17]。发作时，可以提高患肢和（或）采用轻冷却疗法，例如冷敷纸巾或将患肢部分浸入冷水（而不是冰水）中，从而达到症状缓解。有报道称红斑性肢痛症患者往往将他们的脚长时间浸入冰水中，结果造成冻伤，因此对患者进行冻伤教育很重要。冻伤可引起患肢水肿，长时间的冻伤可造成严重缺血或败血症，最后可能需要截肢[14]。

保持现状的红斑性肢痛症患者与恶化的患者人数相当。基础性疾病，如骨髓增生性疾病或结缔组织病、败血症、自杀等增加了这类人群的死亡率[14]。

实用提示

- 感觉异常性综合征在不同患者之间的表现和发病率是不同的。
- 感觉性单神经病是一种沿着患者神经分布出现的异常或不舒服的皮肤感觉，几乎不伴有皮肤改变，通常可以保守治疗。
- 原发性红斑性肢痛症患者常常患有远端小纤维神经病，引起大量血液分流及其症状，通过对患者进行教育和针对性地治疗症状可以得到缓解。
- 三叉神经痛和三叉神经营养综合征严重困扰患者。与患者合作以及多学科治疗方案可以帮助患者和医生达到预期效果。
- 对于大多数感觉异常征，加巴喷丁、普瑞巴林或阿米替林是比较合理的首选治疗方案。

参考文献

1. Pérez-Pérez LC. General features and treatment of notalgia paresthetica. *Skinmed* 2011; 9(6x: 353–358.
2. Wallengren J, Klinker M. Successful treatment of notalgia paresthetica with topical capsaicin: vehicle-controlled, double-blind, crossover study. *J Am Acad Dermatol* 1995 32(2 Pt 1): 287–289.
3. Fleischer AB *et al.* Notalgia paresthetica: successful treatment with exercises. *Acta Derm Venereol* 2011; 91(3): 356–357.
4. Weinfeld PK. Successful treatment of notalgia paresthetica with botulinum toxin type A. *Arch Dermatol* 2007; 143(8): 980–982.
5. Harney D, Patijn J. Meralgia paresthetica: diagnosis and management strategies. *Pain Med* 2007; 8(8): 669–677.
6. Dhull P, Tewari AK. Botulinum toxin for meralgia paresthetica in type 2 diabetes. *Diabetes Metab Syndr* 2013; 7(1): 1–2.
7. Katusic S *et al.* Incidence and clinical features of trigeminal neuralgia, Rochester, Minnesota, 1945-1984. *Ann Neurol* 1990; 27(1): 89–95.
8. Zakrzewska JM, Linskey ME. Trigeminal neuralgia. *Clin Evid (Online)* 2009 ; 2009pii: 1207.
9. Zakrzewska JM, McMillan R. Trigeminal neuralgia: the diagnosis and management of this excruciating and poorly understood facial pain. *Postgrad Med J* 2011; 87(1028): 410–416.
10. The International Classification of Headache Disorders, 2nd edn. *Cephalagia* 2004; 24 (Suppl 1): 9–160.
11. Sadeghi P *et al.* Trigeminal trophic syndrome–report of four cases and review of the literature. *Dermatol Surg* 2004; 30(5): 807–812.
12. Curtis AR *et al.* Trigeminal trophic syndrome from stroke: an under-recognized central neuropathic itch syndrome. *Am J Clin Dermatol* 2012; 13(2): 125–128.
13. Rashid RM, Khachemoune A. Trigeminal trophic syndrome. *J Eur Acad Dermatol Venereol* 2007; 21(6): 725–731.
14. Davis MD *et al.* Natural history of erythromelalgia: presentation and outcome in 168 patients. *Arch Dermatol* 2000; 136(3): 330–336.
15. Reed KB, Davis MD. Incidence of erythromelalgia: a population-based study in Olmsted County, Minnesota. *J Eur Acad Dermatol Venereol* 2009; 23(1): 13–15.
16. Davis MD *et al.* Erythromelalgia: vasculopathy, neuropathy, or both? A prospective study of vascular and neurophysiologic studies in erythromelalgia. *Arch Dermatol* 2003; 139(10): 1337–1343.
17. Durosaro O *et al.* Intervention for erythromelalgia, a chronic pain syndrome: comprehensive pain rehabilitation center, Mayo Clinic. *Arch Dermatol* 2008; 144(12): 1578–1583.

第 20 章　慢性特发性皮肤黏膜疼痛综合征：外阴疼痛、阴茎疼痛和阴囊疼痛

Peter J. Lynch and Libby Edwards　著

袁姗　译　谢志强　校

慢性特发性疼痛性疾病可以累及任一器官，包括皮肤和黏膜。将疼痛部位作为前缀，加上后缀词“疼痛”（-odynia，希腊语“疼痛”）来命名。本章采用的名称是“外阴疼痛”“阴茎疼痛”和“阴囊疼痛”。顾名思义，这些疾病是特发性的。

不考虑受累部位，慢性特发性皮肤黏膜疼痛性疾病会表现出一些共同的常见特征（框 20.1）。这些共同的特征表明所有这些疾病有一个常见但是未知的病因和病理生理过程。

慢性特发性生殖器官疼痛常伴随着心理、性交和社会问题。但是是谁导致了谁？不幸的是到目前为止，这类“鸡和蛋”的问题答案是不清楚的。

框 20.1　口腔和生殖道慢性皮肤黏膜疼痛性疾病患者的常见特征

- 疼痛是特发性的，没有可辨认出的基础疾病。
- 疼痛是慢性的，可持续数月或数年。
- 常用的口服和局部抗炎性止痛药，如阿司匹林、非甾体消炎药（NSAIDs）和局部类固醇激素止痛无效。
- 疼痛影响入睡，但不会导致早醒。
- 疼痛患者常伴有疼痛性合并症，如慢性疲劳综合征、纤维肌痛、肠易激综合征或其他部位的慢性疼痛。
- 患者关注于疼痛，发现疼痛干扰了生活的一个或多个方面。
- 患者否认心理因素的可能性。

外阴疼痛

国际外阴阴道疾病研究协会（International Society for the Study of Vulvovaginal Disease，ISSVD）将外阴疼痛定义为：外阴不适，经常表现为烧灼痛，但无肉眼可见的相应异常或者明确的临床可辨别的神经疾病[1]。在同一出版物中，ISSVD建议外阴疼痛可以分为泛发的和局限的，这两个类别均又分为激发性的、非激发性的或者混合性的[1]。激发性指的是疼痛由物理性接触引发，如性交、非性交或两者都有。非激发性指的是疼痛自然发生，没有特殊物理性因素引发[1]。该定义和分类已经被广泛采纳，但现在也有很多人认为个体分类比原来认为的内容有更大程度的重叠。

尽管研究有少许不同，但是发现约8%（3%～14%）的所有种族女性从青春期到成年后期任意一个时间点会发生特发性的慢性外阴疼痛[2]。大多数为激发性前庭疼痛（provoked vestibulodynia）[2]。外阴疼痛年发病率约为3%[3]，多达25%的女性一生中会有外阴疼痛的经历[2]。发病的平均和中位年龄为30岁左右[2]。患有外阴疼痛的某些女性，疼痛或者开始于第一次性交，或者开始于第一次使用卫生棉条（原发性外阴疼痛），而其他人的疼痛则在有过满意的性交和（或）使用卫生棉条后发生（继发性外阴疼痛）。

定义特征和评估

外阴疼痛的诊断是建立在病史和检查基础上的排除法。通常病史是超过3个月的疼痛。常见灼痛，也有钝痛、刺痛或蛰痛等。痒不常见。疼痛程度严重，用0～10视觉模拟疼痛量表得分多在9～10分水平[4]。罹患外阴疼痛的患者比其他无外阴疼痛的患者更容易发生其他慢性疼痛性疾病，如间质性膀胱炎、肠易激综合征、慢性疲劳综合征或纤维肌痛；25%的患者同时患有一种以上的上述疾病[5]。

患者检查通常使用马镫位，一般用水平定位照明。大量皮肤科和妇科疾病可以导致外阴疼痛（表20.1），多数能通过肉眼检查除外[6]。如果诊断不明确，应进行湿涂片检查、氢氧化钾（KOH）检查、培养或活检。一些作者认为所有外阴疼痛的患者都需要窥器检查和KOH检查，以除外萎缩性外阴炎、阴道扁平苔藓和脱屑性炎症性阴道炎。

表 20.1　缺少可辨认损害的皮肤黏膜生殖器疼痛的鉴别诊断

诊断	鉴别特征
扁平苔藓	可见损害/溃疡
硬化性苔藓	可见损害/颜色改变
阴部神经疾病/神经卡压	疼痛主要分布在阴部神经支配区域 疼痛经常为单侧性 坐时疼痛加重，站立或平躺时缓解 麻醉神经阻滞可以缓解疼痛 可疑病例可以通过神经磁共振成像诊断
疱疹后神经痛	1～2 个月前腰骶部位的带状疱疹病史 疼痛单侧性 神经检查可发现继发改变 水痘-带状疱疹病毒抗体水平升高

评价疼痛时先让患者接触疼痛部位，然后检查者用棉签轻触。最常见的是疼痛局限在前庭（前庭疼痛、阴蒂疼痛），但是也有些人发生弥漫性疼痛，或者全外阴疼痛。前庭内发红可以是正常表现（图 20.1），如果单独存在，不应被认为是炎症症状。而且，有和没有前庭疼痛的女性前庭活检显示的炎症细胞数量和类型相似。大多数外阴疼痛病例可以通过数字评估来评价盆底肌[7]。

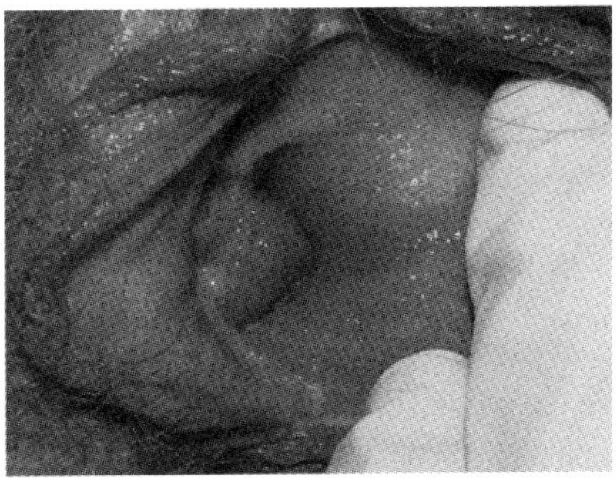

图 20.1　外阴前庭深红色——这是在前庭颜色变化的正常范围内。当外阴疼痛女性有该症状时，并不意味着病理性炎症，因此不能用来解释存在的疼痛（Reproduced with permission of Libby Edwards，2013）（见彩图）

发病机制

目前，外阴疼痛被认为是一种特发性疾病，有多种病理生理因素[8]。

这些因素包括胚胎发育缺陷、基因异常、激素异常、感染、外伤、神经病变、盆腔性心理障碍，最重要的是盆底肌异常[6-7,9]。其他激发因素包括性交困难（与外阴疼痛定义不吻合）、泌尿道感染、雌激素缺乏、炎症性疾病，特别是外阴阴道念珠菌病[3,10]。

最初外阴疼痛被认为和外周神经受体炎症性损害有关，但是现在的概念是这种疾病是由传递信号给大脑的神经疼痛纤维受损导致[8]。也有证据表明“中枢敏化”，伴随大脑感受疼痛的通路的改变[8,11-12]。这也能解释为什么这些患者会发生非外阴部位的异常疼痛（对通常无痛性的刺激感觉到疼痛）、痛觉过敏和慢性疼痛综合征。

心理、社会和性方面

多数外阴疼痛患者会有不同程度的心理或性交障碍[13-14]。

外阴疼痛患者比患有其他外阴疾病的妇女更常见抑郁症病史[10]。之前的抑郁症和焦虑增加了以后发生外阴疼痛的风险，而外阴疼痛的存在也增加了心理疾病的新发和复发的风险[15]。另外，有证据显示躯体症状、避害心理、过度警觉和灾难化认知也增多[13-14,16]。外阴疼痛患者发现自己不能控制这些症状，担心症状会持续[4]。几项研究已经发现外阴疼痛患者的生活质量低于对照组[10]。

外阴疼痛患者可以有性欲低下和性快感低，性交频率低[4,13-14]。一项研究发现这些患者也存在润滑度、高潮和性满意度评分分值低的表现[17]。

外阴疼痛患者伴侣关系问题和情感功能的评分明显低于其他慢性外阴阴道疾病的女性患者[18]。她们更难形成和维持社会关系[10]，尽管一项研究发现她们的社会关系还是在群体标准内[19]。

尽管有争议，但儿童受到躯体和性侵犯是以后发展为外阴疼痛的一种可能因素[13-14]。也有人际关系，特别是性伴侣之间关系不良的颇具争议性的证据[13-14]。

重要的问题是：心理、性和（或）社交功能障碍来自于外阴疼痛还是本身就是病因？本章作者之一（LE）与多数临床医生意见相同，认为心理社会和性功能障碍是慢性疼痛的结果，而其他作者（PJL）则认为这些之前存在的功能障碍导致外阴疼痛发生[13]。Desrochers 等[14]则认为答案不是只能二选一的。

治疗

针对外阴疼痛治疗的对照研究很少，随机对照研究更少。因此，推荐治疗多基于临床医生的经验和（或）已出版的指南[20-21]。此外，多数外阴疼痛对照研究中发现安慰剂疗效很高[22]。理想的治疗应该是精神皮肤病学多学科团队（pMDT）和妇科医生一起参与。

治疗以患者教育（使用宣传手册，并推荐浏览国际外阴疼痛协会的网站）和心理咨询开始，对激发性外阴疼痛的患者还需有性咨询。其次，转诊也一样重要，特别是那些激发性外阴疼痛的患者，转诊至一名有经验的理疗医生，进行盆底评估，若发现功能障碍，进行适当的理疗。这种治疗的疼痛清除率和大多数治疗一样高[20-21]。

局部治疗作用有限，但是利多卡因（2％凝胶或 5％软膏）单独使用或者混合丙胺卡因（EMLA 乳膏®）可以在一定程度上短期缓解疼痛[9]。多数患者需要系统治疗，通常使用已知的对外周神经病变有效的口服药物作为一线治疗，通常是三环类抗抑郁药，如阿米替林或去甲替林，小剂量开始，每晚 5 mg 或 10 mg，逐渐增加剂量，直到疼痛缓解或最大剂量 150 mg[20-21]。如果这些药物无效或不耐受，可以联合再摄取抑制剂（文拉法辛或度洛西汀，见第 3 章）或抗惊厥药（加巴喷丁或普瑞巴林，见第 19 章）[21]。最后，激发性外阴疼痛患者可考虑手术（前庭切除术）治疗，但不是所有患者都会获得改善[22]。

值得注意的是，有报道心理治疗（主要是认知行为疗法）同上述药物治疗同样有效[9,16,23]。

外阴疼痛是一种慢性疾病，缺乏长期预后研究的资料。密西根妇女健康小组（Michigan Women's Health Group）发现经过平均 12.5 年的时间，有 17％的缓解率。多数临床医生认为使用前面讨论的各种方法会获得满意的临床改善。

阴茎疼痛和阴囊疼痛

关于特发性慢性皮肤黏膜男性生殖器疼痛的首篇文献发表于 1981 年[24]。之前认为这种情况少见可能是不正确的。有可能阴茎阴囊疼痛（PSD）的患者被归入了慢性前列腺炎/慢性盆腔疼痛综合征（CP/CPPS）的诊断。支持这种意见的是观察到约 90％的 CP/CPPS 患者有阴茎灼痛（特别是龟头），类似于其他慢性疼痛综合征中发生的感官知觉改变[25-26]。

定义特征和评估

顾名思义，本病是特发性疾病，因此，所有的可找到的阴茎和阴囊疼痛（包括阴部神经病变）原因都需要除外，仅剩下 PSD 作为排除诊断(表 20.1)。病史上，患者描述他们的疼痛是“灼痛”，但是其他描述外阴疼痛的词有时也被使用。瘙痒罕见。疼痛常存在数年。不适可以发生在阴茎头、阴囊壁，或者两个部位均有。阴茎轴体受累少见。偶尔，疼痛扩散至会阴部、肛周或下延至腿部。通常有轻度持续性疼痛的背景，在性交、运动、出汗、接触紧身衣时疼痛会急性发作，程度加重[27]。

几乎所有患者都认为因为疼痛而有发红或发红加重（图 20.2）。尤其是阴囊前壁受累时。随后，“红阴囊综合征”一词常被使用[28-29]。阴茎头受累时，罕见会发生灰蓝色改变。作者的意见是颜色改变不代表异常，而是在非 PSD 人群中表现的颜色范围之内。

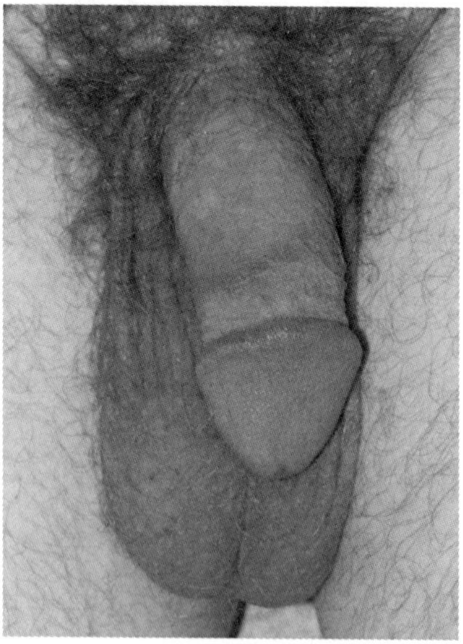

图 20.2 阴囊壁发红——在阴囊颜色变化正常范围内。当阴囊疼痛男性发生阴囊发红时，并不意味着病理性炎症，因此不能被认为可以解释存在的疼痛（**Reproduced with permission of Libby Edwards，2013**）（见彩图）

因为发红被认为是炎症，故阴囊壁受累的患者之前常有局部强效类固醇激素治疗。长期使用这些药物可以导致不适、发红加重、萎缩、毛细血管扩张，所有这样的治疗必须停止。

发病机制

尽管没有证据，但是 PSD 很可能是一种很像外阴疼痛的神经疼痛综合征，伴随着高敏感性、异常疼痛、生殖器以外部位的疼痛。可能存在中枢感觉异常。

心理、社会和性方面

CP/CPPS 患者常有心理、性和社会功能障碍，与我们遇到的 PSD 患者一样。基于此，CP/CPPS 患者资料如下。

一项针对 CP/CPPS 患者的对照研究发现，与任何精神疾病诊断的对照组 3.6 的比值比（OR）相比较，恐惧综合征为 4.3，抑郁症为 4.5。最近发表的一篇文章表明 CP/CPPS 患者有功能性躯体综合征[30]。已注意到 CP/CPPS 患者性功能障碍发病率高。一项 38 例男性的对照研究发现，CP/CPPS 患者有明显升高的性功能障碍，主要表现为性欲降低、勃起问题、没有性高潮、性满意度下降[31]。作者发现性功能障碍多见于年轻男性，声称疼痛妨碍了性交[27]。作者之一（PJL）也发现了老年患者性活动水平下降[27]。本章作者都声称 PSD 常很快发生于一次非婚性行为之后[32]。

根据两位作者的经验，已婚患者占比比预期要少（11/24），而在未婚患者中，多数从未有过长期异性关系[27]。

同外阴疼痛一样，作者中的一位（LE）相信慢性疼痛导致心理和性功能障碍，而另一位（PJL）认为之前存在的功能障碍是 PSD 的常见原因。

治疗和预后

阿米替林常作为一线治疗方法，剂量同外阴疼痛一样。加巴喷丁、普瑞巴林和文拉法辛可以是二线药物。多数临床医生会转诊给心理医生进行性咨询。但是一些患者可能不接受该建议。对于 PSF 患者没有长期预后的资料。

实用提示

- 当患者告诉你他们有持续或间断的外阴、阴茎或阴囊壁疼痛时，要考虑外阴疼痛、阴茎疼痛或阴囊疼痛的诊断。
- 确诊这些特发性疼痛疾病前，相当重要的是除外疼痛是由感染、炎症、肿瘤和神经病变引起的。
- 除外其他疾病时，注意患者（甚至其他医生）可能认为发红或发紫意味着存在躯体疾病。但是这些情况下，这些颜色几乎都在正常范围内，没有特殊意义。
- 除了疼痛，多数患者有心理、社会和性方面的苦恼。这些因素导致了疾病还是是疾病的结果尚有争议。无论如何，如果存在这些因素，必须改善它们，最好转诊给心理和（或）性咨询师。
- 外阴疼痛的初步治疗是处方三环类抗抑郁药（常用阿米替林），转诊给理疗师进行评估，并治疗几乎都有的盆底肌功能障碍。
- 阴茎疼痛和阴囊疼痛的一线治疗方法同样是处方三环类抗抑郁药，如阿米替林。
- 这三种疾病的二线治疗包括文拉法辛、度洛西汀、加巴喷丁、普瑞巴林。所有这些药物广泛应用于治疗疼痛性神经疾病。

参考文献

1. Moyal-Barracco M, Lynch PJ. ISSVD terminology and classification of vulvodynia. A historical perspective. *J Reprod Med* 2003; 49: 772–777.
2. Reed BD *et al.* Prevalence and demographic characteristics of vulvodynia in a population-based sample. *Am J Obstet Gynecol* 2012; 206: 170e1–9.
3. Reed BD *et al.* Urogenital symptoms and pain history as precursors of vulvodynia: a longitudinal study. *J Women's Health* 2012; 21: 1139–1143.
4. Piper CK *et al.* Experience of symptoms, sexual function, and attitudes towards counseling of women newly diagnosed with vulvodynia. *J Lower Genital Tract Dis* 2012; 16: 447–453.
5. Reed BD *et al.* Relationship between vulvodynia and chronic comorbid pain conditions. *Obstet Gynecol* 2012; 120: 145–151.
6. Danby CS, Margesson LJ. Approach to the diagnosis and treatment of vulvar pain. *Dermatol Ther* 2010; 23: 485–504.
7. Nunns D, Murphy R. Assessment and management of vulval pain. *BMJ* 2012; 344: e1723.
8. Bohm-Starke N. Medical and physical predictors of localized provoked vulvodynia. *Acta Obstet Gynecol* 2010; 89: 1504–1510.
9. Damstead-Petersen C *et al.* Current perspectives in vulvodynia. *Women's Health* 2009; 5: 423–436.
10. Ponte M *et al.* Effects of vulvodynia on quality of life. *J Am Acad Dermatol* 2009; 80: 70–76.
11. Ventolini G. Vulvar pain: Anatomic and recent pathophysiologic considerations. *Clin Anat* 2013; 26: 130–133.
12. Zhang Z *et al.* Altered central sensitization in subgroups of women with vulvodynia. *Clin J Pain* 2011; 27: 755–763.

13. Lynch PJ. Vulvodynia as a somatoform disorder. *J Reprod Med* 2008; 53: 390–396.
14. Desrochers G *et al.* Do psychosexual factors play a role in the etiology of provoked vestibulodynia? A critical review. *J Sex Marital Ther* 2008; 34: 198–226.
15. Khandker M *et al.* The influence of depression and anxiety on risk of adult onset vulvodynia. *J Women's Health* 2011; 20: 1445–1451.
16. Desrochers G *et al.* Fear avoidance and self-efficacy in relation to pain and sexual impairment in women with provoked vestibulodynia. *Clin J Pain* 2009; 25: 520–527.
17. Giraldo PC *et al.* Evaluation of sexual function in Brazilian women with recurrent vulvovaginal candidiasis and localized provoked vulvodynia. *J Sex Med* 2012; 9: 805–811.
18. Jelovsek JE *et al.* Psychosocial impact of chronic vulvovaginal conditions. *J Reprod Med* 2008; 53: 75–82.
19. Desrosiers M *et al.* Psychosexual characteristics of vestibulodynia couples: partner solicitousness and hostility are associated with pain. *J Sex Med* 2008; 5: 418–427.
20. Nunns D *et al.* Guidelines for the management of vulvodynia. *Br J Dermatol* 2010; 162: 1180–1185.
21. Cox KJ, Neville CE. Assessment and management options for women with vulvodynia. *J Midwifery Women's Health* 2012; 57: 231–240.
22. Andrews JC. Vulvodynia interventions – systematic review and evidence grading. *Obstet Gynecol Surv* 2011; 66: 299–315.
23. Desrochers G *et al.* Provoked vestibulodynia: psychological predictors of topical and cognitive-behavioral treatment outcome. *Behav Res Ther* 2010; 48: 106–115.
24. Cotteril JA. Dermatological non-disease: a common and potentially fatal disturbance of cutaneous body image. *Br J Dermatol* 1981; 104: 611–619
25. Anderson RU *et al.* Painful myofascial trigger points and pain sites in men with chronic prostatitis/chronic pelvic pain syndrome. *J Urol* 2009; 182: 2753–2758.
26. Naim M, Ende D. A new approach to the treatment of non-specific male genital pain. *BJU* 2011; 107 (Suppl 3): 34–37.
27. Lynch PJ. Anogenital pain. In: Lynch PJ, Edwards L (eds) *Genital Dermatology.*New York: Churchill Livingstone, 1994, pp. 237–249.
28. Fisher BK. Inflammatory lesions of the penis. In: Fisher BK, Margesson LJ. *Genital Skin Disorders. Diagnosis and Treatment.* St. Louis: Mosby, 1998, pp. 41–64.
29. Wollina U. Red scrotum syndrome. *J Dermatol Case Rep* 2011; 3: 38–41.
30. Potts JM, Payne CK. Urologic chronic pelvic pain. *Pain* 2012; 153: 755–758.
31. Smith KB *et al.* Sexual and relationship functioning in men with chronic prostatitis/chronic pelvic pain syndrome and their partners. *Arch Sex Behav* 2007; 36: 301–311.
32. Edwards L, Lynch PJ. Genital pain syndromes. In: Edwards L, Lynch PJ (eds) *Genital Dermatology Atlas.* Philadelphia: Wolters Kluwer/Lippincott Williams & Wilkins, 2011, pp. 46–56.

第 21 章　灼口综合征

Alison Bruce，Rochelle R. Torgerson，
Cooper C. Wriston and Tania M. Gonzalez Santiago　著
尤艳明　译　谢志强　校

口腔灼烧综合征或灼口综合征（burning mouth syndrome BMS）是一种慢性痛觉异常，典型表现为无任何诱因的口腔疼痛，主要发生于围绝经期或者绝经后的妇女，不伴有任何器质性疾病。症状持续超过 4～6 个月，通常累及唇或舌，并伴有口干和味觉障碍。可伴有心理应激、情绪或人格障碍[1-2]。临床表现复杂，又被称为舌痛、烫口综合征、口痛、口灼痛[3]。

BMS 传统上分为原发性和继发性。在原发性 BMS 中，临床及实验室检查均无异常。由于“继发性”BMS 是描述不相关疾病的常见症状，故“继发性口腔灼烧综合征”一词应废弃。其他可以解释口腔灼痛的原因包括局部或者系统性的疾病和心理疾病（表 21.1）。如果在临床评估中遇到合并疾病，应对其进行病因排除。

因为 BMS 对患者的影响程度已经被公认，其诊断与治疗日益重要。BMS 患者的生活质量明显下降，他们所承受的痛苦类似于其他疾病所致的慢性疼痛。BMS 的平均病程为 30 个月，从 1.5 个月到 17 年不等。虽然有学者报道临床症状随时间延长而有所改善，但预后差异很大，而且预后通常直接依赖于医患关系的密切程度。

BMS 的流行病学资料非常有限。有研究估计成人 BMS 的发病率为 0.7%～7.9%[8]。美国国立卫生研究院（NIH）的一项调查估计在美国有近 100 万 BMS 患者。

定义特征

BMS 的疼痛通常呈持续性、双侧和对称性。疼痛可以从口腔黏膜累及齿龈、唇，一般很少累及喉。症状很少位于单一的神经分布范围。尽管很少痛醒，但大多数患者疼痛的程度均为轻度至显著，从早到晚逐渐

加重。患者可同时伴有口干、味觉障碍，可同时伴有情绪紊乱。

表 21.1　口腔内灼痛的继发性原因

口腔疼痛的原因	进一步检查的指征	筛查试验
药物	服药史，包括：依非韦伦、氟西汀、舍曲林、氯硝西泮、文拉法辛、依那普利、卡托普利、赖诺普利、坎地沙坦、依普罗沙坦、奥美拉唑、托吡酯、克林霉素或者激素替代疗法[4-5]	停药和激发试验
变应性接触性口炎（混合香料、肉桂醛、金制剂、南美槐树、苯甲酸、镍、棓酸酯、钴、山梨酸、烟酸、丙二醇、薄荷脑、酒石黄）[4,6]	病史提示、已知诱发因素、间歇性的症状、口腔检查、规律使用特定洁齿剂	斑贴试验
牙科疾病	假牙、牙科手术、牙列不良	牙科会诊，成像
微生物（念珠菌、疱疹病毒、细菌）	免疫抑制、近期应用抗生素、功能性口腔疼痛、口腔检查所见	培养或 PCR
原发性皮肤病（扁平苔藓、免疫性大疱病、口疮病、沟纹舌、地图舌）[7]	口腔检查所见、病史提示	组织活检、直接免疫荧光、血清学试验
功能异常的习惯	磨牙症、吐舌、咬颊病史、口腔检查所见	消除
肿瘤	口腔检查所见、吞咽困难、吞咽疼痛、腺病	常规组织活检，高级成像技术（如果提示）
口腔干燥（干燥综合征、类风湿关节炎、唾液过少、药物导致）	口腔检查所见、病史提示	自身免疫性疾病的检查（ANA、ENA、RF），用药史
内分泌疾病（糖尿病、甲状腺病、性腺功能减退症）	体重改变、肠/膀胱习惯、疲劳、寒冷耐受不良、脱发	TSH、空腹血糖、糖化血红蛋白、内分泌科会诊
胃食管反流	胃灼热、反流、吞咽困难、恶心、唾液分泌增加	消化科会诊
原发性神经病变（三叉神经痛、舌咽神经痛、帕金森病）	感觉迟钝、味觉障碍、共济失调、失用症	神经科会诊
营养缺乏（铁、维生素 B、叶酸、锌）[7]	舌炎、唇炎、病史提示（酗酒、无家可归、进食障碍、慢性肠炎或结肠炎）	CBC、铁蛋白、微量元素筛查
情绪障碍	心境恶劣、焦虑、吸毒	精神科会诊

PCR，聚合酶链反应；ANA，抗核抗体；ENA，可提取性核抗原；RF，类风湿因子；TSH，促甲状腺激素；CBC，全血细胞计数

BMS 目前仍是临床诊断。根据国际头痛协会诊断指南，诊断标准如下：

- 每日均有口腔疼痛，且疼痛在每天的大部分时间持续存在。
- 口腔黏膜外观正常。
- 除外局部和系统性疾病。

发病机制

虽然越来越多的证据提示为神经性因素，但 BMS 的发病机制依然不清。有学者提出 BMS 可以归类于口腔感觉迟钝或疼痛性神经病变[9]。目前提出的 BMS 的发病机制包括：

- 鼓索功能障碍；
- 小传入纤维萎缩；
- 瞬时感受器电位香草酸受体 1（TRPV1）上调

研究发现 BMS 患者舌部前 2/3 的上皮神经纤维密度较低。舌组织学检查显示上皮和乳头层下神经纤维轴突变性，提示发病机制中存在三叉神经小纤维感觉神经病变。此外，中枢神经发病机制包括舌咽神经活性改变[10]和中枢多巴胺水平的变化。

评估

由于 BMS 是排除性的诊断，要排除其他原因导致的口腔疼痛。为了排除这些原因，需要进行详细而彻底的病史询问、系统回顾以及体格检查，并且需要进行心理健康评估和实验室检查。初始评估可以根据病史和症状进行经济而有效的实验室检查。在三级保健机构进行的二次评估需要在更大的范围内筛查甲状腺功能减退、结缔组织病或营养不良等疾病。

病史询问应该评估口腔症状的性质，包括疼痛的开始、持续时间、频率、位置、特点、有无放射性、严重程度、加重和缓解因素。通过询问病史也应该获得牙科情况、药物及烟草和酒精的使用情况、牙膏的使用情况，有无行为异常（如夜间磨牙症、吐舌习惯和咬颊），情绪和心理症状及既往病史。症状回顾需要评估头痛、疲劳、胃肠道和泌尿系统症状，以及失眠、精神抑郁、焦虑、易怒等精神症状。

彻底检查头部、颈部、口腔孔隙、牙齿和口腔黏膜，但通常如图 21.1a～d 所示，BMS 没有任何体征。口腔矫正器应该被取出来，患者要指出症状所在的部位。口腔糜烂、溃疡、红斑、白斑、沟纹舌、萎缩性舌炎、口腔干燥、口角炎和牙列不良等发现提示是继发性口腔灼痛的发病原因。在早期的功能性口腔疼痛或者针对性的体检中进行白念珠菌的直接镜检或者培养是有帮助的。

根据检查发现进一步进行常规组织活检、直接免疫荧光检查、斑贴试验、单纯疱疹病毒培养以及细菌培养。病史和体检所提示的重点实验室检查有一定帮助（表 21.1）。需要对脑神经进行彻底的检查，并进行淋巴结病以及下颌骨的评估。

治疗

努力寻找口腔疼痛的继发性原因并纠正（表 21.2）。每一位患者都有

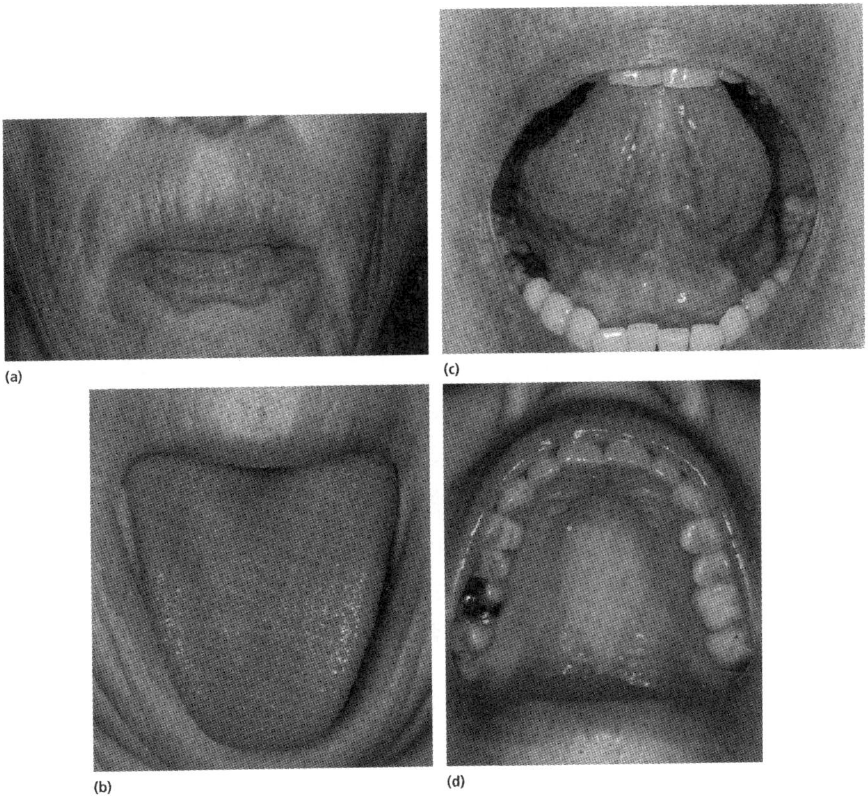

(a) (b) (c) (d)

图 21.1 (a～d) 口腔正常结构（见彩图）

表 21.2　继发性口腔内灼痛的治疗方法（Source：Lebwohl，2010[4]. Reproduced with permission of Elsevier.）

口腔痛的原因	干预措施
药物	停药或改药
变应性和刺激性接触性口炎	避免刺激物（含酒精的清洗剂、有香味的洁齿剂、酸性食物），避免明确的过敏性接触物、停用或改变牙具/假体、排除性食谱（镍）
牙科问题	整改牙具/假体，修正结构性原因
念珠菌病	制霉菌素含服和吞咽，克霉唑，口服氟康唑
原发性皮肤病	根据皮肤病治疗
功能异常的不良习惯	教育，行为认知治疗
口腔干燥	催涎剂，口腔润滑剂，根据自身免疫性疾病治疗
内分泌病	根据内分泌病治疗
胃食管反流	行为治疗，药物治疗（法莫替丁、奥美拉唑等）
营养缺乏	微量元素补充（维生素 B_1、B_2、B_6、B_{12}，叶酸，铁，锌，维生素 C，镁），改善继发性原因
情绪障碍	与心理学或者精神病学专家共同处理

其明确的症状和经历，告诉患者这些症状并不会威胁生命。尽管可以应用多学科医疗，并进行行为和教育干预，但是仍然难以获得对 BMS 的持续而有效的治疗。

药物治疗包括局部或系统性治疗。通过双盲随机安慰剂对照研究，氯硝西泮和辣椒碱是唯一有效的局部治疗方法。氯硝西泮 1 mg“吸和吐”，每天 3 次，使用 2 周，发现其控制疼痛的效果优于安慰剂。和安慰剂相比，局部应用 0.02%的辣椒碱漱口，每天 3 次，有助于减轻口腔疼痛，但是辣椒碱长期应用可以导致胃痛的副作用，限制了其使用[11]。和其他系统用药相比，局部应用氯硝西泮已被证实是一种经济而有效的治疗 BMS 的方法。

有效的系统性治疗包括氯硝西泮、多塞平、度洛西汀、米那普仑、帕罗西汀。一项分层的双盲对照试验发现经过 9 周的治疗，氯硝西泮 0.5 mg 每天 1 次，对于缓解口腔疼痛效果优于安慰剂[12]。另一项研究报道氯硝西泮尤其适用于那些心理症状较少、疼痛更剧烈且伴有口腔干燥或者味觉障碍的患者。在一项独立的非对照研究中发现，帕罗西汀（每天 10～30 mg）和度洛西汀（每天 20～40 mg）对 BMS 和慢性非器质性口面疼痛（BMS 和非典型性牙痛）治疗有效。米那普仑作为一种 5-羟色胺-去甲肾上腺素重摄取抑制剂，在临床中应用于抑郁症和纤维肌痛的治疗，其被发现对 BMS 有效。一项非对照研究发现，米那普仑每天 30～90 mg 可以有效控制 BMS 的疼痛，虽然这可能是源自对抑郁症的治疗效果。很少见到剂量依赖的副作用。米那普仑在美国只被批准应用于纤维肌痛，目前在英国不能使用。硫辛酸随机对照试验的结果令人失望，而加巴喷丁和锌替换疗效的报道相互矛盾或研究设计欠佳。

心理干预无论作为单一疗法还是结合其他方法，在治疗 BMS 中均取得了成功。在一项随机临床试验中，与一个注意力项目相比，认知疗法对于治疗抵抗的 BMS 患者是有效的[13]。研究显示，分组心理疗法相对于安慰剂对控制 BMS 患者的疼痛程度是有效的[14]。

BMS 对于患者和医生均提出了挑战。识别和治疗继发性口腔疼痛很重要。在 BMS 治疗中没有一个普遍而有效的方法，个体反应差别很大，作者建议在治疗这种慢性疼痛综合征中应用阶梯治疗方案（图 21.2）。心理干预可以单独应用或者和其他治疗方法联用。大部分初级保健医生都从未见过 BMS 患者，因此了解病情和遇到其他相似患者的机会是非常有帮助的。仍需要更多的研究来更好地理解和治疗 BMS。

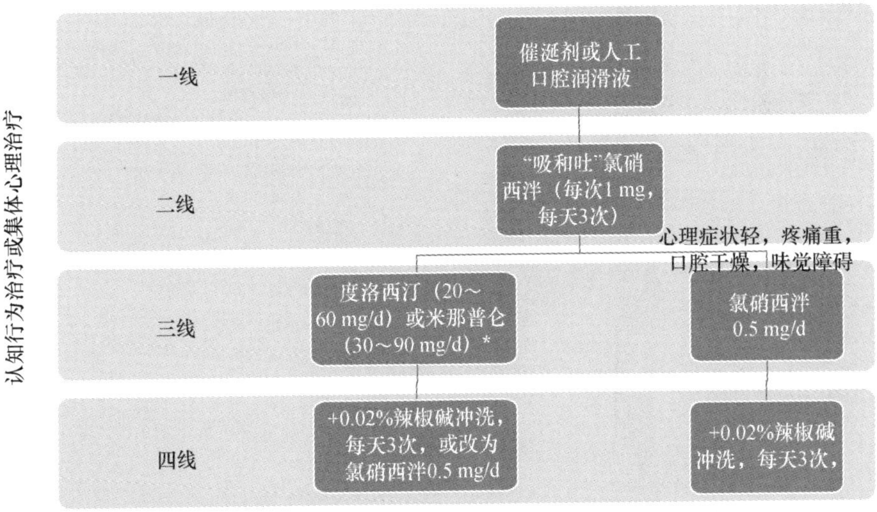

图 21.2 慢性疼痛综合征的阶梯治疗方案，米那普仑在英国不能使用。如果度洛西汀无效，可以试用其他的特异性的 5-羟色胺重摄取抑制剂（如帕罗西汀）

实用提示

- BMS的评估包括寻找继发原因，如营养不良、内分泌病、结缔组织疾病。
- BMS的有效治疗包括氯硝西泮、多塞平、度洛西汀、米那普仑以及帕罗西汀，但没有一种治疗被普遍认可。
- 精神干预被证实有效，无论是单一疗法还是结合其他方法治疗BMS。

参考文献

1. Abetz LM, Savage NW. Burning mouth syndrome and psychological disorders. *Aust Dent J* 2009; 54(2): 84–93; quiz 173.
2. Maina G *et al.* Personality disorders in patients with burning mouth syndrome. *J Pers Disord* 2005; 19(1): 84–93.
3. Crow HC, Gonzalez Y. Burning mouth syndrome. *Oral Maxillofac Surg Clin North Am* 2013; 25(1): 67–76.
4. Lebwohl M. *Treatment of Skin Disease: Comprehensive Therapeutic Strategies*, 3rd edn. Edinburgh: Saunders, 2010.
5. Rosen S *et al.* Probable clindamycin-induced ageusia, xerostomia, and burning mouth syndrome. *Ann Pharmacother* 2012; 46(7–8): 1119–1120.
6. Steele JC *et al.* Clinically relevant patch test results in patients with burning mouth syndrome. *Dermatitis* 2012; 23(2): 61–70.
7. Torgerson RR. Burning mouth syndrome. *Dermatol Ther* 2010; 23(3): 291–298.
8. Ship JA *et al.* Burning mouth syndrome: an update. *J Am Dent Assoc* 1995; 126(7): 842–853.
9. Jaaskelainen SK. Pathophysiology of primary burning mouth syndrome. *Clin Neurophysiol* 2012; 123(1): 71–77.
10. Grushka M *et al.* Burning mouth syndrome and other oral sensory disorders: a unifying hypothesis. *Pain Res Manag* 2003; 8(3): 133–135.
11. Silvestre FJ *et al.* Application of a capsaicin rinse in the treatment of burning mouth syndrome. *Med Oral Patol Oral Cir Bucal* 2012; 17(1): e1–4.
12. Heckmann SM *et al.* A double-blind study on clonazepam in patients with burning mouth syndrome. *Laryngoscope* 2012; 122(4): 813–816.
13. Bergdahl J *et al.* Cognitive therapy in the treatment of patients with resistant burning mouth syndrome: a controlled study. *J Oral Pathol Med.* 1995; 24(5): 213–215.
14. Miziara ID *et al.* Group psychotherapy: an additional approach to burning mouth syndrome. *J Psychosom Res* 2009; 67(5): 443–448.

第 22 章　结节性痒疹

Wei Sheng Tan，Hong Liang Tey and Mark B. Y. Tang　著
郑瑞　译　谢志强　校

结节性痒疹或痒疹结节首次报道于 1909 年，它被描述为位于中年女性小腿伸侧的多个极度瘙痒的角化过度结节。目前对此病已有很好的认识，它可以发生在任何年龄和性别，多见于女性和老年人。50～70 岁的人群最容易发生该病。其为一种相当慢性的疾病，大多数患者皮损平均持续 6.4～8.7 年之久[1-2]。

临床特征

结节性痒疹的特征性表现为典型的角化过度性丘疹性结节，呈半球形，常可见表皮剥脱或中央结痂（图 22.1）。可以是几个或者数百个不等（图 22.2），皮损常对称分布。好发于四肢，尤其是肢体远端。伸侧比屈侧更容易受累。结节常沿着“搔抓的痕迹”呈线状或毛囊型分布。颜面部、手掌及足底一般不受累。此外，由于患者不能抓到中上背部，皮损可以出现“蝶翼征”（图 22.3），即在中上背部出现一个界限清楚的不受累的“保护性”区域。

结节周围常有继发性色素改变。炎症后色素沉着常见于亚裔和非裔人

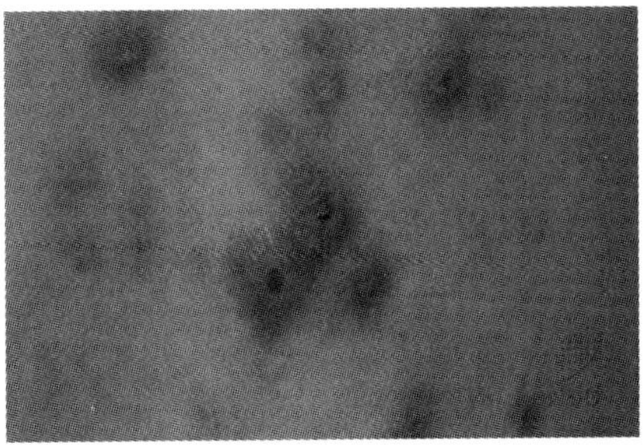

图 22.1　多个过度角化性结节性痒疹，其中心可见表皮剥脱和轻微结痂。注意陈旧皮损已经消退，形成色素沉着或色素减退斑（见彩图）

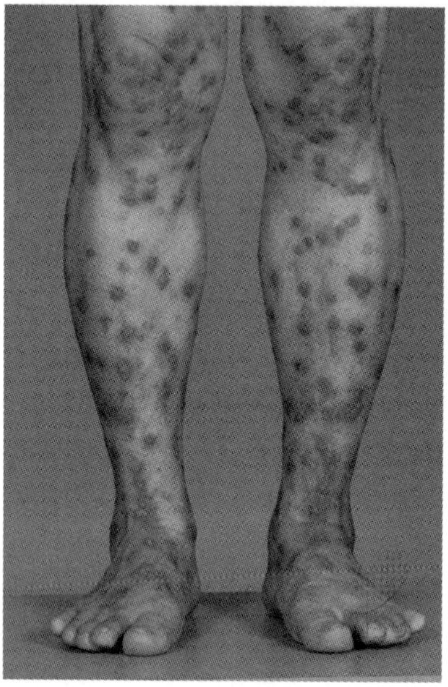

图 22.2 大量结节性痒疹对称分布在小腿的伸侧，其为常见的好发部位（见彩图）

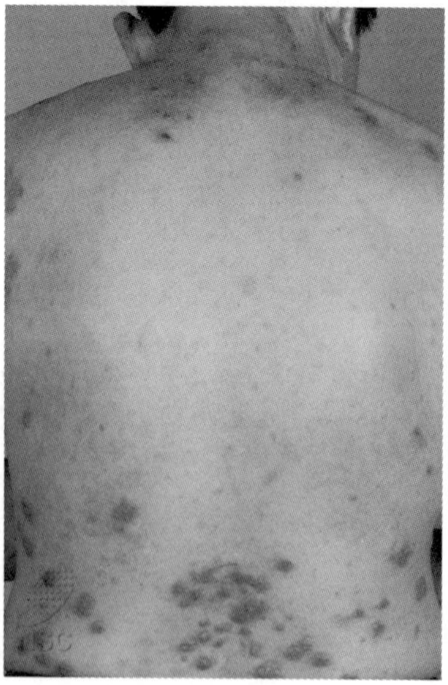

图 22.3 一名患者的“蝶翼征”，显示中上背部的无皮损区域。注意未受累区域周围的多个结节性痒疹（见彩图）

群，但由于反复的外伤可以导致永久性色素脱失，故在慢性皮损中也可见到不均匀色素减退或者色素脱失。

有时皮损可以继发感染，导致结痂、压痛及脓肿形成。皮损消退后可能出现明显的瘢痕、色素沉着或不常见的色素减退斑。

发病机制

结节性痒疹常常是由反复搔抓或挖破皮肤的恶性循环引起，后者常由潜在的皮肤疾病或系统性疾病所诱发。

皮肤疾病、心理疾病及系统性疾病等均报道与本病相关（表 22.1）。结节性痒疹的患者可能有潜在的单一疾病，或者是同时合并有皮肤疾病

表 22.1　已报道的与结节性痒疹相关的皮肤性、系统性和精神性疾病[2,6]

皮肤性疾病	系统性疾病	精神性疾病
特应性皮炎	**内分泌**	焦虑
淤积性皮炎	甲状腺功能亢进症	抑郁
变应性接触性皮炎	甲状腺功能减退症	寄生虫妄想症
皮肤淋巴瘤	糖尿病	
疱疹样皮炎	**血液**	
扁平苔藓	缺铁性贫血	
Grover 病	真性红细胞增多症	
昆虫叮咬反应	淋巴瘤	
复发性毛囊炎	白血病	
	卟啉病	
	肾	
	慢性肾衰竭	
	胃肠道	
	谷蛋白敏感性肠病	
	胃肠道恶性肿瘤	
	胆道梗阻性疾病	
	乳糖不耐受	
	山梨醇不耐受	
	α1 抗胰蛋白酶缺陷	
	感染	
	人类免疫缺陷病毒（HIV）	
	乙型肝炎病毒	
	丙型肝炎病毒	
	分枝杆菌感染人结核分枝杆菌/禽类结核分枝杆菌	
	幽门螺杆菌感染	
	神经	
	臂桡侧瘙痒症	
	慢性疼痛综合征	

和系统性疾病。59%以上的患者是由多种因素引起的[1]。这些都支持结节性痒疹是继发性改变，由慢性、顽固性瘙痒和反复搔抓发展而来，而不是一种独立的特定疾病。

对新加坡国际皮肤中心的37例亚裔结节性痒疹患者的研究显示，所有的患者都证明有潜在的协同因素，特应性湿疹既是单因素疾病患者也是多因素疾病患者的主要伴发病因。1/3的患者有潜在的系统性疾病。另一项研究[1]发现在108例患者中，87%的患者有潜在性疾病，46.3%的患者特应性体质是最常见的相关因素。有特应性体质倾向的患者疾病首发的中位年龄是19岁，而无特应性体质的人群首发中位年龄是48岁[2]。相关的系统性疾病见表22.1。

最后，结节性痒疹与心理性疾病是相关的[2]。精神性伴发疾病，如抑郁症、焦虑症（焦虑障碍）及强迫症（强迫障碍）可能是主要病因，也可能继发于严重瘙痒[3]。此外，与对照组比较，焦虑和抑郁的心理症状更常见于结节性痒疹的患者[4]。这强调了有患病倾向的心理或人格特点的重要性，其结合潜在的系统性或皮肤疾病，可以启动和维持强烈的、固执的搔抓行为，从而导致这种慢性疾病。

临床评估

在患者的临床评估中，详细的病史和完整的体格检查是必需的（框22.1）。尤其要询问特应性和湿疹的个人和家族史。全面的皮肤检查对寻找有患病倾向的皮肤病是首要的。实用的方法就是仔细检查瘙痒性结节之间的皮肤，寻找湿疹、干燥症、屈侧苔藓样变等特应性皮炎的表现。手

框22.1　临床评估

1. 皮肤——完全的皮肤评估，包括未受累皮肤
2. 全面的系统回顾和检查，尤其是肾、肝及甲状腺疾病
3. 心理评估——要考虑多学科门诊、精神病学家及心理学家的建议
4. 系统检查，以寻找瘙痒的原因：
   a. 血常规
   b. 电解质和肾功能
   c. 肝功能
   d. 甲状腺功能
   e. 胸部X线片
   f. 其他相关的检查，根据临床指征，可行HIV血清学检查，CT扫描排除恶性肿瘤

掌纹理增多、鱼鳞病样鳞屑、毛发角化病也可以提示潜在的聚丝蛋白的突变，它是特应性皮炎最显著的遗传危险因素。对体重减轻、间歇性发热、夜间盗汗、淋巴结肿大、器官巨大症的系统回顾提示有潜在的血液系统肿瘤。在多种共病多重用药的患者中可能需要排除药物诱发的瘙痒。

此外，在患者的整体评估中，心理评估是至关重要的，尤其是有抑郁症和焦虑症症状的患者。应该仔细研究瘙痒的严重程度和搔抓行为的具体细节，从而识别外源性诱因和触发物。

鉴别诊断

瘙痒性丘疹结节的鉴别诊断有多种：获得性穿通性皮肤病是一种具有明显临床特征的疾病，目前认为其与结节性痒疹相似，也是由慢性搔抓引起；结节性疥疮也表现为剧烈瘙痒的表皮剥脱性结节，常位于外阴、阴囊或腋窝；肥厚性扁平苔藓可表现为相似的角化性结节或斑块，但其皮损色素沉着更加明显或呈紫色，典型苔藓样皮损可出现在口腔黏膜；如果皮损出现在光暴露部位，须排除光敏性皮肤病，如光化性痒疹和卟啉病。其他少见的鉴别诊断包括痒疹样营养不良性大疱性表皮松解症、天疱疮痒疹、多发性角化棘皮瘤、淋巴瘤样丘疹病。最后，精神心理因素，如妄想发作也可在躯体及四肢造成多种表皮剥脱性皮损（见第 14 章）。

临床及实验室检查

结节性痒疹常常可以根据临床表现作出诊断，而不必常规行皮肤活检，但对表现不典型及顽固的病例进行活检可以排除鉴别诊断，如恶性肿瘤，其可与结节性痒疹相似。结节性痒疹的组织学表现包括：明显致密的角化过度伴灶状角化不全，表皮细胞的不规则增生，假上皮瘤样增生伴真皮垂直条纹状的胶原纤维；表皮下和真皮可见到神经纤维的肥大与增生，可以出现在结节性痒疹中，但不是恒定的特征[2,5]。

治疗

考虑到结节性痒疹的多因性，团队合作处理是非常重要的，一个以精神皮肤病学为主的多学科治疗团队——如作者所在中心的多学科瘙痒诊所——由一位皮肤病学家、一位精神科医生、一位心理学家和一位护士组成，确保对重症结节性痒疹患者进行全面评估和治疗。患者教育、心理支持、密切随访对确保患者依从性及理想的治疗效果都是至关重要的。图 22.4 为结节性痒疹患者治疗措施的总结。

主要治疗方法应针对潜在的皮肤病或系统性疾病。

由于特应性皮炎是结节性痒疹最常见的相关皮肤病，使用皮肤屏障修复剂及抗炎制剂的积极治疗是十分重要的，对皮损广泛的患者，针对皮损的直接治疗，如光疗或者升级为系统性使用免疫抑制剂，如短疗程

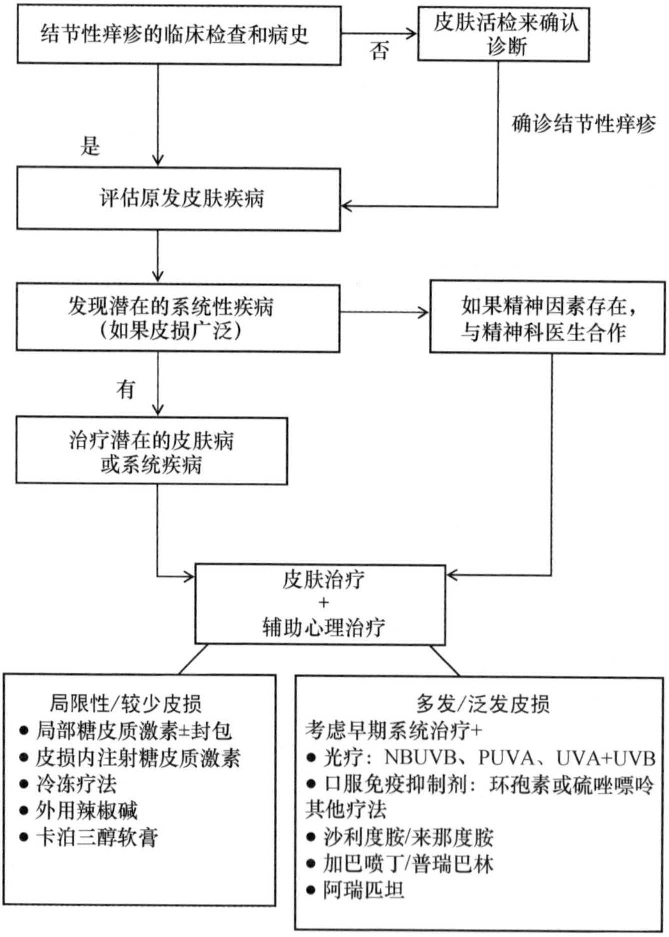

图 22.4　结节性痒疹处理流程

NBUVB，窄谱紫外线 B；PUVA，补骨脂素紫外线 A；UVA，紫外线 A

口服糖皮质激素、硫唑嘌呤、环孢素（应注意逐渐减量），可改善湿疹和结节性痒疹的症状。由于特应性皮炎患者大多数伴有金黄色葡萄球菌定植，合理使用抗生素或杀菌剂治疗继发感染及保持去定植状态有作用。具有镇静作用的抗组胺药可能有助于最大程度地减少夜间搔抓。

下面是结节性痒疹的梯度疗法[6]。

一线治疗方案

- 外用糖皮质激素——强效的糖皮质激素，使用或不使用封包，在一项小型配对随机对照试验中发现均是有效的。糖皮质激素乳膏与水杨酸或抗生素组合，如夫西地酸，分别对厚的病灶和表面感染病灶有帮助。此外，糖皮质激素可局部封闭较厚的病灶。长期外用或使用皮损内糖皮质激素封闭的患者应检查病灶周围皮肤是否萎缩。
- 液氮冷冻——一种使肥厚病灶变平的有效物理方法。需要多个疗程，应警告患者有色素沉着的风险。
- 外用辣椒碱乳膏——报道有效，可以相对快速地缓解瘙痒[8]。这归因于辣椒碱可以使真皮神经中的 P 物质耗尽。
- 外用卡泊三醇软膏——其为维生素 D 类似物，在小型随机双盲右/左试验中[9]显示出比 0.1%戊酸倍他米松软膏更为有效，起效更迅速，在治疗 8 周后可以更多地减少皮损面积和数目。卡泊三醇可以作为对患者有效的非激素替代药。

二线治疗方案

病变广泛或顽固的患者应考虑早期使用这些治疗方案。

- 光疗——用各种类型的光源，如单色准分子光（308 nm）、广谱 UVB、窄谱 UVB、UVA-1 以及口服 PUVA 结合 PUVA 浴进行全身或局部光疗，都已经用来治疗结节性痒疹。光疗的作用机制可能是通过免疫调节和抗炎作用来减少瘙痒或改善潜在的皮肤炎症。尽管 UVA 比 UVB 穿透到更深的真皮层，但鉴于结节性痒疹是显著的表皮增生，尚无明确的证据表明 UVA 疗法比 UVB 疗法更有效。作者的经验是，窄谱 UVB 和广谱 UVA 的联合治疗对作者的患者产生了显著的改善。
- 口服免疫抑制剂——系统性抗炎制剂，如口服环孢素和硫唑嘌呤已成功地用于一小部分病例。这两种药物可以产生部分缓解，但在停止服药后皮损会迅速复发。

较新/三线治疗方案

- 沙利度胺/来那度胺——在难治性痒疹的治疗上，又重新引发了使用这些药物的兴趣。沙利度胺的作用机制是它的免疫调节作用、中枢镇静作用和外周痒觉的减轻。沙利度胺的使用剂量范围是每日 200～400 mg。在目前最大例数的治疗试验中，42 例患者接受沙利度胺治疗[10]，大部分患者（76.1%）治疗后有改善。汇集的数据表明，在开始治疗的 2～3 周内皮肤瘙痒有所缓解，3～5 个月后皮损减少或完全消失。它也可以与 UVB 光疗序贯组合治疗，具有较高的有效率[5]。伴有结节性痒疹的 HIV 患者的前瞻性研究[11]显示，半数患者给予沙利度胺 33～220 mg/d，瘙痒和皮肤改变减轻 50%。由于剂量依赖性副作用周围神经病变大多发生在剂量大于200 mg/d，因此需要定期进行神经评估来检测。感染 HIV 的患者出现沙利度胺诱导的周围神经病变的风险更大。来那度胺（沙利度胺的衍生物）具有较低的周围神经病变的风险，并已成功地治疗了一例出现沙利度胺诱导的周围神经病的结节性痒疹患者。致畸副作用限制了其在育龄妇女中使用。
- 加巴喷丁——在 5 例患者的小样本研究中报道有效[12]。另一项研究中[13]，使用普瑞巴林（75 mg/d）的 30 例患者中有 76%获得完全控制。这些药物被认为是通过一个类似弱化神经性疼痛的机制来减少发痒的感觉。
- 阿瑞匹坦——结节性痒疹皮损中存在升高的 P 物质，可以使用 P 物质拮抗剂阿瑞匹坦阻断 P 物质与其受体神经激肽-1 的结合来治疗这种疾病。在一项 20 名慢性瘙痒症患者的小型研究中，每天给予阿瑞匹坦 80 mg，治疗 1 周，20 例患者中有 13 例患者（48.5%）的瘙痒强度显著减轻，这使他们的皮损有临床改善[14]。
- 抗精神病药/抗抑郁药——患者有相关的精神并发症，可能会使用抗精神病药物。奥氮平为一种非典型抗精神病药物，曾用于治疗 5 例并发抑郁症和神经质的患者，瘙痒和皮损数量有显著改善[15]。
- 纳曲酮——据报道，阿片拮抗剂纳曲酮在一项有 17 例结节性痒疹患者的小型试验中显示有效，9 例患者在瘙痒强度和皮损数目方面有 50%或更多的改善和减少[16]。2～8 天内瘙痒开始迅速减轻。

心理治疗和行为治疗

结节性痒疹的心理和行为治疗可以使患者能够深入了解和管理自己的搔抓行为，对打破搔抓-瘙痒循环有帮助。

一项针对慢性顽固性皮肤病（包括特应性皮炎及结节性痒疹）患者心理评估和健康管理的影响的研究证实，68%的患者存在与皮肤疾病的发生有关的生活事件。心理干预在大多数患者中可以产生良好效果，10 例结节性痒疹患者中有 8 例获得了良好的结果[17]。

习惯逆转疗法（见第 8 章）的目的是通过引入瘙痒刺激的竞争反应来改变患者持续的搔抓行为，这可能是一个有用的辅助治疗选择。在一项小型研究中，6 例结节性痒疹患者由皮肤科护士管理，进行习惯逆转治疗，同时密切随访，发现这种形式的行为治疗是有帮助的[18]。

研究展望

结节性痒疹仍然是一种具有挑战性的皮肤病，由于其致病因素多样而难以治疗。很明显需要大规模的临床试验来证实最适合患者的循证治疗。然而，由于临床表现的差异性和日常实践中的不同病因，必须对患者进行整体的、个性化的管理。较新的止痒策略，如抗白介素-31 药物，可能为被这种令人沮丧的皮肤病折磨的患者带来希望。

实用提示

- 结节性痒疹患者应进行详细和反复的皮肤检查，皮损间的皮肤可能会揭示潜在的原发性皮肤病的存在。
- 对无明显皮肤病病因的患者，应筛查潜在的全身性疾病（见框 22.1）。
- 应直接针对潜在的病因，并根据病变的范围和严重程度进行治疗。
- 辅助心理治疗对部分患者有帮助。

参考文献

1. Iking A *et al.* Prurigo as a symptom of atopic and non-atopic diseases: aetiological survey in a consecutive cohort of 108 patients. *J Eur Acad Dermatol Venereol* 2013; 27(5): 550–557
2. Rowland Payne CME *et al.* Nodular prurigo—a clinicopathological study of 46 patients. *Br J Dermatol* 1985; 113: 431–439.
3. Tanaka M *et al.* Prurigo nodularis consists of two distinct forms: early-onset atopic and late-onset non-atopic. *Dermatology* 1995; 190: 269–276.
4. Dazzi C *et al.* Psychological factors involved in prurigo nodularis: A pilot study. *J Dermatol Treat* 2011; 22: 211–214.
5. Lee MR *et al.* Prurigo nodularis: a review. *Australas J Dermatol* 2005; 46: 211–218.
6. Fostini AC *et al.* Prurigo nodularis: an update on etiopathogenesis and therapy. *J Dermatol Treat* Epub 2013 Jun 14.
7. Saraceno R *et al.* An occlusive dressing containing betamethasone valerate 0.1% for the treatment of prurigonodularis. *J Dermatol Treat* 2010; 21: 363–366.
8. Ständer S *et al.* Treatment of prurigo nodularis with topical capsaicin. *J Am Acad Dermatol* 2001; 44: 471–478.
9. Wong SS, Goh CL. Double-blind, right/left comparison of calcipotriol ointment and betamethasone ointment in the treatment of prurigo nodularis. *Arch Dermatol* 2000; 136: 807–808.
10. Andersen TP, Fogh K. Thalidomide in 42 patients with prurigo nodularis. *Dermatology* 2011; 223: 107–112.
11. Maurer T *et al.* Thalidomide treatment for prurigo nodularis in human immunodeficiency virus-infected subjects: efficacy and risk of neuropathy. *Arch Dermatol* 2004; 140: 845–849.
12. Gencoglan G *et al.* Therapeutic hotline: Treatment of prurigo nodularis and lichen simplex chronicus with gabapentin. *Dermatol Ther* 2010; 23: 194–198.
13. Mazza M *et al.* Treatment of prurigonodularis with pregabalin. *J Clin Pharm Ther* 2013; 38: 16–18.
14. Ständer S *et al.* Targeting the neurokinin receptor 1 with aprepitant: a novel antipruritic strategy. *PLoS One* 2010; 5: e10968.
15. Hyun J *et al.* Olanzapine therapy for subacute prurigo. *Clin Exp Dermatol* 2006; 31: 464–465.
16. Metze D *et al.* Efficacy and safety of naltrexone, an oral opiate receptor antagonist, in the treatment of pruritus in internal and dermatological diseases. *J Am Acad Dermatol* 1999; 41: 533–539.
17. Capoore HS *et al.* Does psychological intervention help chronic skin conditions? *Postgrad Med J* 1998; 74:662–4.
18. Grillo M *et al.* Habit reversal training for the itch-scratch cycle associated with pruritic skin conditions. *Dermatol Nurs* 2007; 19: 243–248.

第六部分　特殊人群和情况

第 23 章　儿童和青少年精神皮肤病学

Birgit Westphal and Osman Malik　著
窦侠　译　谢志强　校

儿科学家指出，儿科学不仅仅是“小孩子的普通内科学”。这个理论同样适用于儿童与青少年精神病学。对于成年人，我们发现疾病的变化取决于许多生理-心理-社会因素，这些因素能帮助人格的形成和发展。在成人心理健康方面，我们可以看到这一过程的最终结果，并评估已建立的功能模式，这些是每个个体性格与个性的一部分。儿童和青少年仍然处于不断学习和适应环境的过程中，临床医生有机会与责任去评估疾病对人格发展的影响并在必要时进行干预，以减少不良应对策略的形成。

分类与临床表现

文献中对儿童精神皮肤病有多种不同的分类方法。本章中，考虑到疾病评估和干预的实用性，我们将儿童精神皮肤病分为三类：

- 可引起心理问题的皮肤疾病
- 因压力和心理社会因素诱发加重的皮肤疾病
- 皮肤疾病是精神疾病的主要临床表现

可引起心理问题的皮肤疾病

儿科的皮肤疾病受许多心理问题的影响。我们主要关注那些儿科精神皮肤病中最常见的疾病：特应性皮炎、银屑病、寻常痤疮、白癜风、烧伤和斑秃。当然，还有许多相关的皮肤疾病未列出。

皮肤疾病引起的心理问题可能与躯体症状/功能丧失有关，或者与对容貌外观的负面评价相关。某些情况下，可能两者皆起作用（表 23.1）。

从广义上讲，通过比较以上两种因素造成的心理问题的发病率，我们会发现行为相关的心理问题更多与躯体症状有关，而情绪相关的心理问题更多见于对容貌外观持负面评价者。

特应性皮炎是躯体症状组最常见的疾病，其发病率达10%～20%。英国的数据表明，特应性皮炎对大约16.5%的1～5岁儿童造成了影响[1]。这种慢性皮肤病主要表现为瘙痒和慢性炎症，并会导致"瘙痒-搔抓"的恶性循环，给患者带来痛苦和不适。躯体功能损伤、睡眠障碍和注意力不集中是最常见的影响。患儿可因此变得黏人，并且到了一定年龄仍难以独立。日常的治疗和皮肤护理也对家庭生活造成影响，父母们常因此而疲惫不堪。这些因素均可导致生活质量下降。值得注意的是，特应性皮炎比其他慢性儿科疾病对儿童生活质量的影响更大[2]。同样的情况也见于银屑病患儿。

在容貌外观负面评价组中，嘲笑、欺辱和歧视是导致心理问题的常见原因。容貌外观的缺陷会打击自尊并影响自我认知，这两者都会影响患儿的社交。当患病部位暴露于其他人时，心理压力也更加明显。痤疮就是这样一种会造成自卑和抑郁的皮肤疾病。另一种常见的情况是斑秃，大约75%的斑秃患儿都存在心理问题。最近的一项研究发现，75名患有斑秃的年轻人中16%的患者有抑郁症，13%的患者有广泛性焦虑障碍[3]。

白癜风患者中，年龄、性别和皮损部位决定了对心理健康和生活质量的影响程度。但儿童对皮损的认知是最重要的决定因素。发病较早对儿童的心理是保护因素，因为青春期前的儿童很少注意外表并且有更长的时间去适应疾病[4]。然而，儿童不可避免地会受到他人眼光的影响，这可能会影响他们自我意识的发展。

在心理疾病方面，既影响生理功能也影响美观的皮肤病是最复杂的。例如烧伤患者中，心理疾病出现的原因一方面是躯体功能障碍和疼痛，另

表23.1　皮肤疾病患者心理压力的主要原因

躯体症状相关	容貌外观相关
● 特应性皮炎	● 寻常痤疮
● 银屑病	● 银屑病
● 烧伤	● 烧伤
	● 白癜风
	● 斑秃

一方面是毁容和创伤后心理应激。然而，与躯体功能障碍相比，瘢痕对生活质量的影响更大[5]。

因压力和心理社会因素诱发加重的皮肤疾病

压力会产生影响皮肤局部免疫和炎症细胞功能的生理反应，因此会导致炎症性皮肤病加重，如特应性皮炎和银屑病。对于具有易感性的个体，压力是一个诱发因素。压力可增加搔抓行为，并且儿童会通过搔抓行为来寻求父母的注意。父母的压力可导致对患儿皮肤护理不周到，从而造成皮肤疾病恶化。因此，识别并治疗压力及相关心理问题是控制和减少某些慢性皮肤病加重的关键。

皮肤疾病是心理疾病的主要临床表现

一些皮肤疾病是潜在心理问题的临床表现，可表现为独立的皮肤疾病或众多临床表现的一部分。本章中，我们根据潜在的精神病理学机制来阐述一些相关的皮肤疾病（表 23.2）。

强迫相关疾病（OCRDs）可能表现为牵拉头发、搔抓皮肤（神经性表皮剥脱）和啃咬指甲等皮肤症状。在儿童中，这些皮肤表现经常被忽视或漏诊，它们可以同时存在，也可能伴有其他精神疾病，如焦虑症。

表 23.2　皮肤疾病可诱发的心理疾病

心理疾病	皮肤疾病
强迫及相关障碍	拔毛癖（牵拉头发） 神经性表皮剥脱（强迫性搔挖和搔抓皮肤） 咬甲癖（啃咬指甲）
焦虑障碍	拔毛癖（牵拉头发） 神经性表皮剥脱 （强迫性搔挖和搔抓皮肤） 咬甲癖（啃咬指甲）
学习障碍/自闭症	自残皮肤，搔挖、撕咬皮肤
人格障碍（＞16 岁）或性格障碍（年龄更小者）	自残
做作性障碍（或代理做作性障碍）	人工性皮炎
精神病	妄想性搔挖皮肤

拔毛癖或牵拉头发是一个长期问题，通常开始于儿童时期或青少年早期。拔毛癖曾在DSM-Ⅳ中被归类为冲动控制障碍，后来又在DSM-5中被重新归类为OCRD（详见第10章和第16章）。患有拔毛癖的儿童容易出现焦虑。虽然他们可能因为该病十分痛苦，但还是会向父母隐瞒拔除头发的行为，除非眉毛或睫毛受到影响，患儿通常会否认他们的行为。吞食拔下的头发（食毛症）可导致肠道内形成毛发团，从而诱发胃肠道症状。在年幼的儿童，拔毛癖更多被认为是一种习惯，而在青少年则更有可能是一种心理疾病[6]。

咬甲癖在儿童中很常见，患病率可能高于现有数据。该病可以和其他冲动控制障碍疾病或重复性身体强迫行为伴发。例如，Ghanizadeh[7]的研究发现，在儿童和青少年心理健康诊所就诊的患者中，儿童咬甲癖很常见，最常伴发的心理疾病包括注意缺陷多动障碍（ADHD）（74.6%）、对立违抗性障碍（36%）和分离焦虑症（20.6%），部分患者也可表现为遗尿、抽动性疾病和强迫症。超过50%的患儿父母被发现至少患有一种心理疾病，最常见的是抑郁症。

搔挖皮肤和人为造成的皮肤损伤可以有不同的类型和病因。儿童神经性表皮剥脱与社会心理压力、冲动控制障碍以及精神疾病有关。通常一个初发的皮肤损伤，例如皮肤擦伤或昆虫咬伤会诱发患者反复的搔挖和搔抓行为。此时需要考虑父母的因素，因为儿童可能会通过这一行为来寻求父母的关注。在OCRDs中，搔挖皮肤常常能缓解患者由于难以控制自己搔挖皮肤的想法而造成的焦虑。这种情况也可出现于儿童期和青少年期，有时与抽动性疾病有关。

人工性皮炎被归类为做作性障碍，在第17章有详细讨论。做作性障碍相关的文献中指出此类疾病潜在的原因可能是照顾不足、未解决的心理困境、情绪困扰和不稳定的人格。当被问及皮肤问题时，年轻人往往会否认自身的作用和心理压力。在极少数情况下，当怀疑父母造成了患儿皮肤损伤或已存在的皮肤疾病加重时，应当考虑伪造的或故意诱发的疾病（FII），即“对他人的做作性障碍”[以前称为“代理做作性障碍”（FDP或FDbP）]，该疾病名称列于DSM-5 300.19做作性障碍条目下。在这些情况下，父母为了获得关注而“需要”让自己的孩子被认为不健康。过去，父母的这种行为被称为“代理孟乔森综合征”（MSbP或MBP），当然，这个术语作为一种儿童疾病的诊断仍有争议，因为这个诊断所指是一种成年人疾病，而并没有描述被虐待的儿童的真实情况。

皮肤损伤（自残）是伴有人格障碍的青少年对环境适应不良的典型表现。既往被虐待的历史（躯体、情感、性）可以是诱发因素。自我惩罚或在情感麻木状态下“渴望感受某物”是常见的动机。自残可能是模仿行为（学校、家庭、互联网）。这种行为如果不给予干预，可以成为慢性。

自闭症和学习障碍患者重复的行为可表现为啃咬皮肤或搔挖皮肤。这些习惯性行为的作用是自我释放或自我刺激，并且经常伴有低落或无聊的情绪。在给予患者干预前，理解这种行为产生的原因非常重要。高功能自闭症（high functioning autism，HFA）儿童可以表现出感觉器官的敏感性异常，即对触摸（纹理）、气味和噪声敏感性升高或降低。这不应当与皮肤感觉迟钝相混淆，后者出现的烧灼感或触觉疼痛感常常与周围神经病变有关，或者与心身疾病有关。HFA 的特征很隐匿并容易被忽视，重要的是要认识自闭症谱系障碍（autistic spectrum disorder，ASD）和轻度学习障碍的病谱。

发育角度

在整个心理发育过程中，儿童和青少年都将面临不同年龄段相应的挑战。为了心理的发展进步，需要成功地面对并解决这些挑战。对于表现为精神皮肤病的儿童而言，他们的心理发育可能在任何一个时间点受到影响，包括：

- 伴随的皮肤病对心理的影响
- 压力和心理社会因素可造成疾病反复发作
- 表现为皮肤症状的精神疾病

然而，心理发育受到阻碍的程度取决于儿童的内在因素（天性）和家庭/更广泛的环境因素（养育）。为了阐明干预措施是否有利于促进并产生有益于心理发育的结果，对天性和养育之间相互作用的评估是必不可少的。例如，在对特应性皮炎患者依从性的评估中，Devereux 等发现当医生持续评估皮损的严重程度时，对患儿日常活动、睡眠和心理健康监测的重视就减少[8]。由于儿童的社会环境对疾病恶化及相关伴发疾病有显著影响，因此所有与儿童有关的因素都应定期进行监测（图 23.1）。

当评估一名患有精神皮肤病的儿童时，询问以下问题作为开始是很有用的：“在这些相互作用的天性-养育因素影响下，为什么这个儿童在

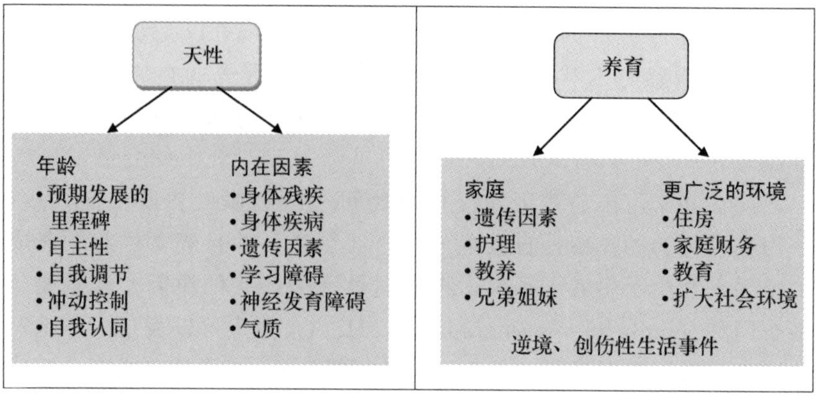

图 23.1 儿童疾病的精神和发育评估的相关因素

这一特定的时间点会出现精神皮肤障碍?”要回答这个问题，根据生物-心理-社会医学模式，需要将上述所有的完整的病史综合考虑并组织起来(表 23.3)。这种思维模式将有助于发现哪些因素可以被解决以及哪些因素不能被改变，并最终制订出明确的治疗计划，同时也有助于评估疾病对心理发育和生活质量的影响。

这种评估很重要，因为照顾一名患有皮肤病的儿童对整个家庭提出了许多挑战。面对儿童的皮肤问题，父母可能会经历一系列的情绪反应：最初的震惊、尴尬、内疚和失望都是在作者的临床实践中观察到的反应。对疾病发生原因的疑问及未能养育一个健康儿童的自责也是父母常见的心理问题。

在儿童精神皮肤病学中，不同年龄组有其特殊的相关性，分述如下。

表 23.3 生物-心理-社会医学模式下治疗的思维模板

因素	生物	心理	社会
易感因素	● 精神疾病家族史		● 没有永久性住房
诱发因素	● 湿疹恶化	● 在学校被欺负	● 搬家 ● 新地区，没有朋友
维持因素		● 父母患精神疾病	
保护因素		● 支持性的大家庭	● 附近有支持的亲属

婴儿期（0～1 岁）

在婴儿期，正常情况下父母和婴儿之间的互动会促进婴儿的发展，这种关系有时也可能造成痛苦。婴儿可能会抗拒身体上的舒适，这种抗拒会导致父母感到被拒绝和信心不足。加上作为父母的压力、疲劳和焦虑，就可能对家庭成员间的纽带关系产生不良影响。家庭纽带关系缺乏会造成不安全型依恋关系，如果问题不解决，将会对孩子的心理发育产生持续的负面影响。

儿童早中期（6～8 岁）

融入社会与关注学习是儿童中期发展的关键挑战。此时，情绪低落的常见原因是同龄群体的负面反应，感受到同龄人的负面评价可能会影响儿童的自尊及与同龄人的融合。瘙痒和身体不适导致的注意力问题通常会影响学习，从而可能出现焦虑、情绪低落和烦躁不安等。

父母的过度保护会限制儿童接触新的环境，或父母未能成功设立亲子之间的行为边界，这些问题会妨碍孩子形成与年龄相符的冲动控制能力以及应对挫折的能力。

许多皮肤病患儿的父母常常对日常皮肤护理感到筋疲力尽，他们可能会期待他们的孩子逐渐成长并自己承担皮肤护理的责任。其实大多数这个年龄的儿童都已经具备良好的自理能力，他们只是对严格坚持日常皮肤护理的必要性缺乏了解，并且皮肤护理造成的不适会降低其自理的动机。这种差异可能会导致亲子之间的冲突，从而加重年幼儿童的搔抓行为。同时皮肤护理措施不到位造成的皮肤疾病恶化也很常见。

青少年期（12～18 岁）

随着儿童的成长，他们越来越关注同龄人的态度和反应。在青少年时期，与青春期有关的身体变化会引起他们对身体的强烈关注，并影响到他们的自我发展意识、认同和自尊。对自我形象和外观的关注经常与羞耻和尴尬体验相关。青少年对同龄人对其外观的反应高度敏感，这种敏感性会影响其与同龄人群体的融合，同时对青少年形成家庭以外的有意义的人际关系也有影响。

为形成良好的应对策略，有皮肤问题的儿童需要高质量的身体照顾、情感支持和父母认可。一些家庭生活中的漏洞和压力会影响正常的家庭职能，并将不可避免地使父母更难以提供给儿童身心方面的需求。这可能会对心理发育造成长期的影响（图 23.2）。

给予儿童的任何评估都应该考虑更多的关于安全保护和风险的问题。

治疗

目前还没有更多的证据证明心理干预对儿童和青少年心理皮肤病有确切的疗效。这主要是由于缺乏高质量的研究证据。当根据患者的个人需求给予相应的心理干预时，我们应该依据生物-心理-社会医学模式的理论综合考虑风险与适应性，从而建立一种更有效的疗效评估方法（表 23.4）。

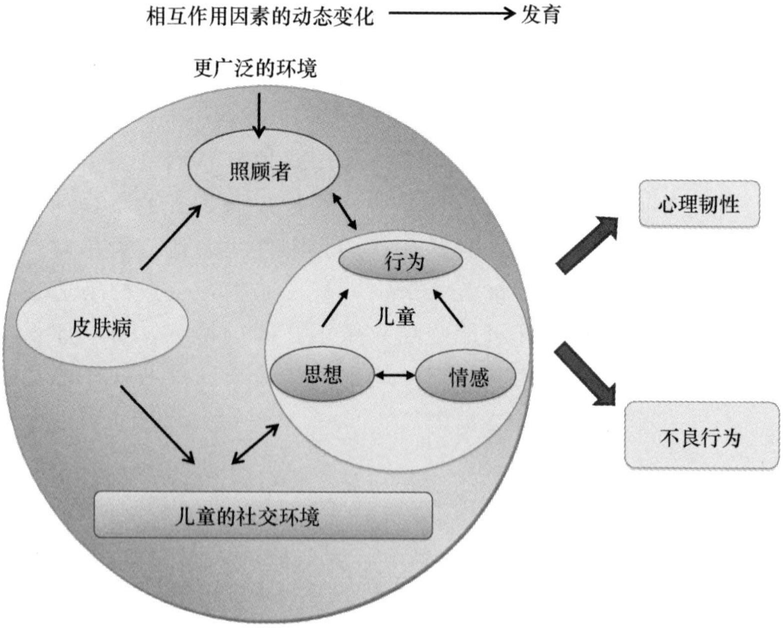

图 23.2 影响儿童心理发展的相互作用的因素

表 23.4 精神和心理问题的治疗方法

确定的问题	建议的干预
婴儿期护理问题	父母-儿童互动
父母不适当的发展期望	父母-儿童互动
自尊心低，情绪低落，环境适应性差，社交焦虑，依从性差	认知行为疗法，问题解决导向的治疗，父母-儿童互动
轴 I 精神病诊断	精神病治疗
学习障碍/发育障碍/注意缺陷多动障碍	多模态方法
父母的心理健康问题	父母和家庭的心理支持
家庭功能障碍	家庭治疗/干预

第一部分：治疗由皮肤病引起的心理问题和由心理社会因素加重的皮肤病

养育生病及痛苦的孩子的一般原则

父母对待儿童躯体疾病症状的方式取决于他们看待疾病的态度和对疾病产生的焦虑。一般来说，如果父母了解以下情况，儿童会更好地适应疾病：

- 父母对儿童的病情、治疗及预后有明确的、现实的认识。
- 父母能够用不同年龄儿童接受的方式向他解释疾病。
- 父母包容儿童的焦虑情绪和并鼓励他面对并适应疾病。
- 父母对儿童表现出的疾病相关的行为给予持续的回应，并允许其他参与护理的成年人采用相似的方法。

更好地控制皮肤病和治疗躯体症状以改善心理状态、减少压力

作者的建议是治疗引起心理疾病的原因。如果主要原因是皮肤疾病本身，目标则应该是治疗皮肤疾病，以改善躯体和心理问题。以痤疮为例，异维 A 酸或抗生素治疗通过改善皮肤状况引起压力和抑郁的原因而减轻心理障碍。

有报道发现使用异维 A 酸治疗痤疮的青少年发生抑郁症和自杀的风险会增高。既往曾认为这是药物的副作用，但更大规模的研究还没有证

实它们之间的因果关系[9]。可能需要异维A酸治疗的严重痤疮患者会出现继发性抑郁症。目前对于异维A酸和产生自杀念头之间的关系及确切机制尚存在争议，因此处方医师应该监测患者情绪，并将高危患者转诊给儿童和青少年精神病学家。

一项2012年的Cochrane研究回顾了儿童/青少年慢性疾病（包括皮肤疾病）患儿父母接受心理治疗的效果[10]。作者发现，将父母纳入心理治疗可显著减少儿童疼痛的主诉。对儿童进行认知行为治疗（CBT）可显著改善疾病症状，而给予父母问题解决导向的治疗则会显著改善父母的行为和心理健康。对儿童特应性皮炎的治疗已受到特别关注，一些研究结果已证实教育性干预（表23.5）和习惯逆转治疗（见第8章）的有效性。

第二部分：治疗患有原发性精神皮肤病的儿童和青少年

建议对拔毛癖和其他OCRDs患儿进行早期干预治疗。当父母参与治疗并积极鼓励儿童进行替代反应和焦虑减少程序练习时，习惯调整和习惯逆转技术是最有效的方法[11]。当患儿表现为父母期望的行为时应给予奖励。类似的治疗技术也可用于治疗神经性表皮剥脱和啃咬指甲。一项研究发现，部分牵拉头发的年轻人本质上是强迫症患者，应该按照强迫症予以治疗。在某些情况下，减少不相关的行为或习惯（如吸吮拇指，也称为共患行为）也会减少主要行为的频率[12]。更严重的病例可以转诊给儿童和青少年精神病医生进行治疗，特别是这些患儿可能需要服用选择性5-羟色胺再摄取抑制剂（SSRIs）才能控制症状，而服药治疗过程

表23.5 儿童特应性皮炎的教育干预

治疗方案	方法	结果	地点
湿疹教育计划	特应性皮炎患儿父母以护理为主导的教育	儿童生活质量改善，家长的信心提高（和自我效能提高）	英国，2012
德国特应性皮炎干预研究	特应性皮炎患儿的父母管理教育方案及青少年的自我管理	疾病控制改善	德国，2009
父母教育计划	与儿童过敏专家、皮肤病学家和心理学家每周6次，每次90分钟的会面	在方案结束时父母焦虑减少，生活质量改善，但成本效益比较低	意大利，2009

需要专家进行监测[6]。最后，任何已确诊的共患精神障碍和家族性精神障碍都应转诊至儿童和青少年心理健康医生处进行治疗。

学习障碍或自闭症患者可表现为啃咬皮肤和偶尔搔挖皮肤。反复的自残是为了自我释放或自我刺激。如果儿童感觉压力增加，自残行为会加剧，这可能是一种自我释放的形式，当压力减轻，自残行为也会改善。当儿童感到无聊时，自残行为也会增加，此时这种行为更可能是一种自我刺激，可以通过其他感官刺激使儿童分心来解决。具备神经发育疾病相关专业知识的儿童和青少年心理健康服务机构通过行为分析法可以区分不同行为产生的原因。

患有人工性皮炎的年轻人通常拒绝接受心理治疗，而父母介入治疗则有所帮助。然而，父母可能会发现他们很难接受皮损是儿童自我伤害产生的，甚至会自责可能参与了儿童的自我伤害行为。对这些患者的治疗方法在第 17 章进行了讨论。在极少数情况下，当皮肤科医生怀疑父母可能参与了制造或诱发皮肤损伤，这就变成了一个儿童安全问题，需要儿童心理健康和社会服务机构之间的协作。同时也应评估父母改变儿童的信念和行为的能力。也许父母有一些潜在的人格或精神障碍需要治疗。为了保护孩子，还可能需要法律干预。

实用提示

- 儿童皮肤病会产生一系列的心理影响，这些心理问题可能表现为与躯体症状/功能受损相关的行为（特应性皮炎或银屑病），或是与负面的自我评价相关的情绪（白癜风、痤疮或斑秃）。在烧伤或银屑病患者中，两方面的表现可能会重叠。
- 确定儿童的发展阶段及需求有助于规划好给予他/她的治疗。
- 首先在儿童不在场时与儿童的看护者讨论诊断或治疗的困难，要让他们理解通过时间为儿童创造年龄相适应的心理发展过程，这有助于增加看护者的包容性、减少焦虑并提高治疗依从性。

参考文献

1. Emerson RM *et al.* Severity distribution of atopic dermatitis in the community and its relationship to secondary referral. *Br J Dermatol* 1998; 139: 73–76.
2. Beattie PE *et al.* A comparative study of impairment of quality of life in children with skin disease and children with other chronic diseases. *Br J Dermatol* 2006; 155: 145–151.
3. Yuksel D *et al.* Psychiatric evaluation of children and adolescents with alopecia areata. *Eur J Pediatr Dermatol* 2012; 22: 37–38.
4. Prcic S *et al.* Some psychological characteristics of children and adolescents with vitiligo. *Medicinski pregled* 2006; 59: 265–269.
5. Lohmeyer JA *et al.* Psychological and behavioural impairment following thermal injury in childhood. *Handchirurgie Mikrochirurgie Plastische Chirurgie* 2007; 39: 333–337.
6. Franklin ME *et al.* Trichotillomania and its treatment: a review and recommendations. *Expert Rev Neurother* 2011; 11: 1165–1174.
7. Ghanizadeh A. Association of nail biting and psychiatric disorders in children and their parents in a psychiatrically referred sample of children. *Child Adolesc Psychiatry Mental Health* 2008; 2: 1753–2000.
8. Devereux C *et al.* An audit of adherence to the National Institute for Health and Clinical Excellence (NICE) guidelines on the management of atopic eczema in children. *Br J Dermatol* 2010; 163: 128–129.
9. Misery L *et al.* Isotretinoin and adolescent depression. *Annal Dermatol Venereol* 2012; 139: 118–23.
10. Eccleston C *et al.* Psychological interventions for parents of children and adolescents with chronic illness. *Cochrane Database Syst Rev* 2012; 8: CD009660.
11. Vitulano LA *et al.* Behavioral treatment of children and adolescents with trichotillomania. *J Am Acad Child Adolesc Psychiatry* 1992; 31: 139–146.
12. Watson TS *et al.* Elimination of thumb-sucking as a treatment for severe trichotillomania. *J Am Acad Child Adolesc Psychiatry* 1993; 32: 830–834

第 24 章　精神皮肤肿瘤学：对皮肤癌的心理反应

Andrew G. Affleck and Lesley Howells　著
李沐风　译　张春雷　校

每个皮肤肿瘤患者都是不同的。医生的关注点往往只在于患者肿瘤生物学上的差异，而忽视个人信仰所带来的不同疾病体验。一个人和他的家人在面对确诊皮肤癌这类生活变故时，可能会经历一系列的情感冲击，例如癌症对家庭及工作生活的影响，美好的未来在瞬间崩塌（图 24.1）。

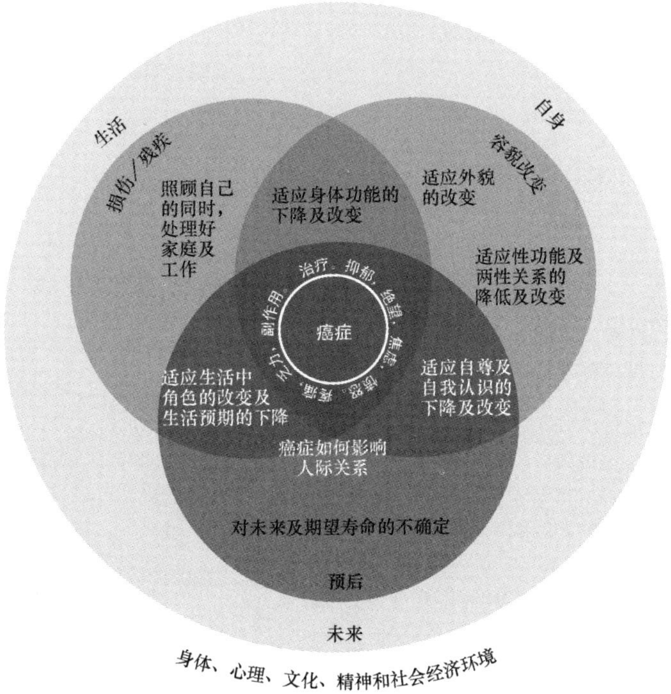

图 24.1　来自癌症的社会心理挑战［Source Paijmans R.（2010）Background to the Cancer Psychology Referral Guidelines. Pan-Birmingham Cancer Network. Reproduced with permission］

大部分皮肤肿瘤起源于角质形成细胞（基底细胞癌、鳞状细胞癌），它们具有局部侵袭性，但可通过外科手术方式治愈。恶性黑色素瘤在皮肤肿瘤中只占到10%，却是80%的皮肤肿瘤患者的死亡原因。1/4的恶性黑色素瘤患者会局部复发或有远处转移。

定义特征

当情绪波动或发生意外时，患者在肿瘤进展的任何阶段都可能产生抑郁情绪。它可能产生在“温和”的局部侵袭性肿瘤患者身上，也可产生于生死攸关的时刻（框24.1）。

精神皮肤肿瘤学是精神肿瘤学的一个分支，可以被定义为“与皮肤肿瘤诊疗相关的社会心理、情感、行为因素”。许多出版物[1]和许多国家指南[2-3]推荐中显示，高质量的心理护理对肿瘤患者是十分有利的（框24.2和表24.1）。约有1/3的恶性黑色素瘤患者及1/5的其他皮肤肿瘤患者被确诊时会感到忧虑。癌症对某些人的影响可能是压倒性的，它让

框24.1　罹患皮肤肿瘤后的心理变化

术前
- 不切实际的期望
- 未经证实的疾病信念
- 美容需求（相比消除癌症，更关注审美的结果）
- 针头恐惧症
- 极端焦虑/恐惧
- 异常患病行为——否认/忽视肿瘤

围术期
- 焦虑与恐惧——想象 *vs.* 现实
- 害怕疼痛
- 害怕肿瘤未被完全切除
- 担心术后功能障碍或手术影响外观

术后
- 心理疾病——被遗弃感，社交焦虑
- 费用问题担心（手术费用、误工）
- 适应外观改变
- 担心癌症复发
- 创伤后应激障碍
- “存活”——康复时须努力适应身体与心理方面的问题

晚期转移性疾病与姑息治疗
- 过早的悲伤
- 死亡恐惧
- 家庭心理支持（如与子女讨论死亡问题）

框 24.2　NICE 对皮肤肿瘤和心理社会因素的建议

- 皮肤肿瘤患者随访时，应给予患者、护理人员及家人以心理支持。
- 直接参与诊疗过程的医务人员应接受有关医患沟通和告知坏消息的培训。他们应与患者及其护理人员建立良好的沟通氛围。
- 皮肤肿瘤患者应有寻求心理支持的渠道。
- 至少应有一位皮肤肿瘤临床护理专家（clinical nurse specialist，CNS）对患者及其护理人员提供支持。
- 皮肤肿瘤 CNS 应接受专业培训，以便及时发现并满足患者的需求。
- 每一位肿瘤患者都应得到及时的、个体化的心理支持。

表 24.1　NICE 4 级心理评估和介入指南（Source：National Institute for Health and Care Excellence. Cancer Service Guidance：Improving Supportive and Palliative Care for Adults with Cancer. London：NICE，2009. Available from http：//guidance. nice. org. uk，with permission）

级别	团队	评估	干预
1	所有的健康和社会保健专业人员	识别心理需求	提供相关知识、富有同情心的交流、普通心理支持
2	有经验的健康及社会保健专业人员	筛查心理不良情绪	采用心理治疗手段，例如解决问题
3	经过训练且有资质的专家	评估心理不良情绪并对心理问题作出诊断	提供咨询服务，并根据理论框架采取一定治疗手段，如焦虑管理及以解决问题为主的治疗
4	精神卫生专家	心理疾病诊断	专业的心理及精神治疗，例如认知行为治疗

人丧失最基本的日常生活能力，使人无法正确地处理信息并做出适当的反应。患者觉得周围的一切都失去了控制，感到孤立无援、压抑无助。每日与其对未来和预期寿命的不确定和恐惧斗争。

评估

专业的医务工作者应该有良好的沟通技能，应有信心与那些对自己的信念和感受感到困惑、恐惧和羞耻的患者进行交流并耐心倾听。在此过程中，适当的表达方式极为重要。

广泛提倡医疗团队常规筛查不良情绪并及早发现精神脆弱的患者，并根据患者的需求提供合适的帮助[4]。基线评估应包括皮肤肿瘤患者的情绪、想法和期望。在评估皮肤肿瘤患者的不良情绪和应对困难时，可以利用关键问题和简单视觉量表，必要时可使用症状评估工具，例如“心理痛苦温度计”（一个简短的心理和实际痛苦评估手段）、“皮肤癌指数”[5-6]（皮肤癌专有筛查工具）、“医院焦虑和抑郁量表”（可为临床提供可靠的分界点）（详见附录 A4、A12 和 A13）。总之，经验表明，无论患者是否被诊断为心理障碍，当他们产生不良情绪或因肿瘤而导致日常生活困难时，都应该给予他们精神层面的帮助。

患者往往会对医疗团队隐瞒不良情绪，但不能因此减少对患者的心理支持。患者真正的困扰和他们自己感受到的困扰并不对等，甚至患者一开始可能会拒绝医生的心理帮助。所以必要时应多次提供帮助，以便真正解决患者的实际问题。

心理疾病

手术治疗皮肤肿瘤

患者接受手术后产生焦虑和不良情绪十分常见，但只有少数人会产生严重焦虑。帮助减轻焦虑、使患者的负面手术体验尽可能淡化的方法已有描述[7]。

手术带来的较大缺损需要更为复杂的重建，大多数患者可以达到满意的美观效果，但是某些操作更可能会导致显著的缺陷，例如鼻或唇的大切除（图 24.2a～c）或厚皮瓣的移植修复。瘢痕的实际大小和术前预期的吻合程度与术后的不良情绪有很大关系，然而一些外科医生认为的并不影响外观的小的手术切除都可能引发患者个人的不良情绪。皮肤成形术可以很好地达到美观效果并减少患者的术后困扰（图 24.3b）。具体效果可参见第 12 章及 Thomson 和 Kent 的论著[8]。

确诊皮肤癌之后

了解患者罹患皮肤癌的主观体验可以帮助医务人员更好地与患者联系，并与患者进行富有成效的讨论。我们已经在第 9 章讨论过如何对这类患者进行评估并提供相应的护理。

随着时间的推移，大部分患者可以很好地面对现实，并做出积极的调整，以以往的经验作为后盾继续生活，而无长期的心理负担。面对皮肤癌的挑战，每个人的应对方式、面对逆境时的韧性以及以往潜在的使

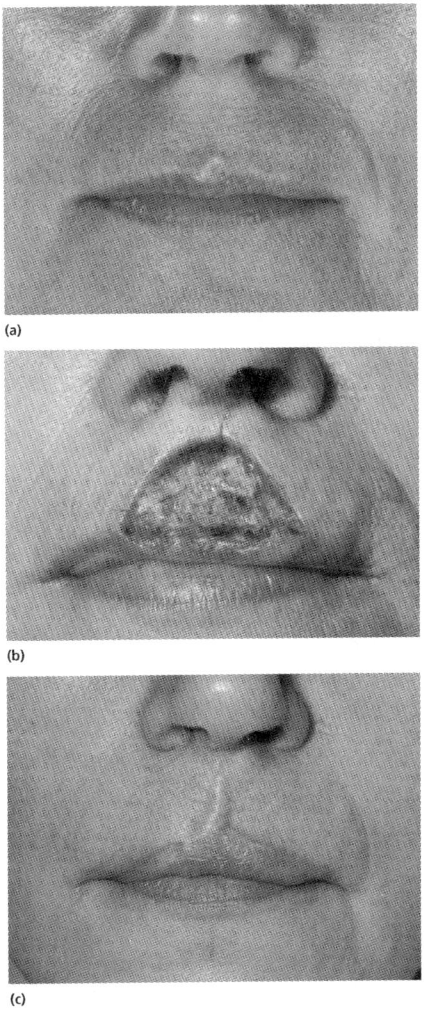

图 24.2　(a) 上唇基底细胞癌。(b) Mohs 术后皮肤缺损。(c) 全麻下上唇重建后 4 个月 (courtesy of Mr Sean Laverick, Consultant Maxillo-Facial Surgeon, NHS Tayside) (见彩图)

人衰弱的生活经历都不同。那些患有慢性病、身体条件不佳或者缺乏社会支持的患者产生不良情绪的可能性更高。

支持性照顾的性质应随着患者不良情绪的程度而变换，英国国家卫生医疗质量标准署（National Institute for Health and Care Excellence, NICE）强调了所有医务工作者都参与到患者的治疗中并改善患者心理状况的重要性（表 24.1）。大部分患者可以得到医疗团队所强调的高质量的交流沟通的充分支持（NICE1 级），借此患者的担忧得到释放、倾听和认同，复杂的信息以一种有节奏的、可理解的形式呈现，术中的焦

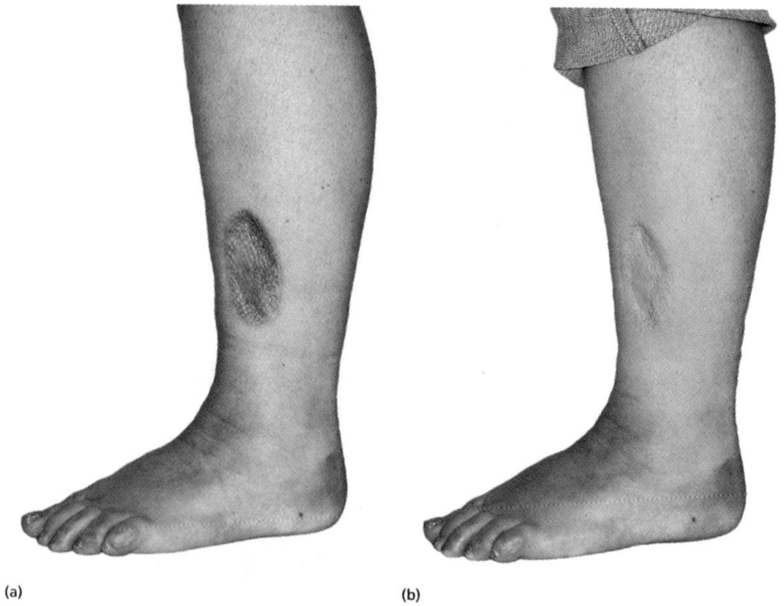

图 24.3　(a) 恶性黑色素瘤 2cm 范围切除，皮瓣移植后 2 年。(b) 皮肤美容后结果

虑得以控制，并获得额外的肿瘤支持服务。来自于 NICE2 级医务人员的支持可以解决肿瘤相关问题，指导后续生活，并指导患者选择和使用心理自助材料［如 Macmillan 癌症支持中心（Macmillan Cancer Support）（图 24.4）或针对毁容患者的 Changing Faces 组织（www.changingfaces.org，见第 12 章）等］。亦可自行前往英国 NHS 癌症治疗中心附近的 Maggie 癌症中心，该中心可提供各种 NICE 级别的情感、社会和实际支持

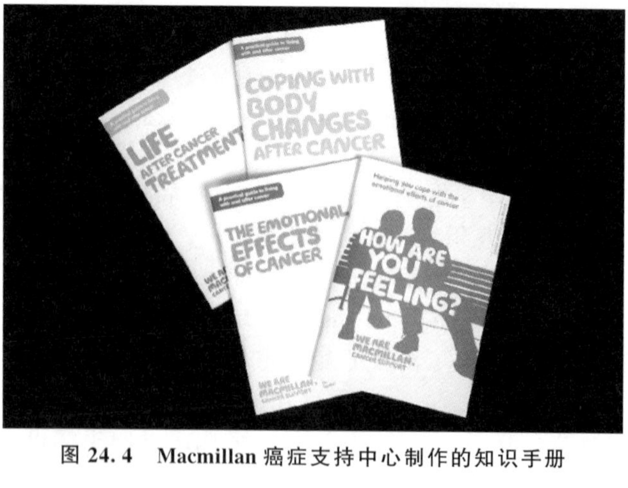

图 24.4　Macmillan 癌症支持中心制作的知识手册

（www.maggiescentres.org）。那些通过筛查被认定为情感脆弱的患者应立即得到专业精神科医生（NICE4 级）的帮助，及时确定所需的干预水平，并决定是否使用精神类药物。

对面部皮肤癌手术切除的患者进行研究，发现尽管女性和年轻患者更容易发生术前焦虑，但手术切除面部皮肤癌可提高患者的社交、情绪和美观舒适度。疾病严重程度是生活质量评估得分的相关因素，皮损需要的重建越少（如直接缝合），外观越好看。这可用患者的观点解释，即手术越简单表示病情越轻。

应对策略（可见第 5 章及第 7 章）

应对策略是一个人面临挑战时的思维方式和行为特点。主要分为三种类型：

- 解决问题为主的应对方式（如主动规划、寻求信息和援助）。
- 情绪主导的应对方式（如情绪表达、通过酒精或药物逃避现实、拒绝）。
- 意义为导向的应对方式（例如抛开不切实际的目标，换为可接受的替代目标；努力反映自身价值）。

普遍认为解决问题为主的应对方式在应激源可被影响或改变时能够更有效地减少不良情绪并进行自我调整为第一种应对方式，即解决问题为主的应对方式，但是大多数人面对肿瘤所带来的不确定性及无助感时，会结合多种方式来处理问题。

肿瘤治疗的积极成果包括，患者定期自检，注意防晒，愿意与人交流，活得更加充实，强化与亲友之间的情感纽带，同情周围的肿瘤患者，心灵更加坚强，更能够接受死亡[9]。部分患者最初（少数为长期）会产生消极情绪（例如内疚、愤怒、不满、无助及焦虑）。一些人会采取与实际情况不相称、无用且降低生活质量的极端手段（例如不去度假或过于频繁地检查皮肤）。理想情况下，应持充满希望、乐观和自尊的态度，以维持对未来的希望及情感和行为的平衡。当有希望时应鼓励积极的行为改变，当结局的可控性很差时应该接受。

不良的应对方式与适应障碍相关，可见于皮肤癌术后。一名患下眼睑基底细胞癌的 60 岁女性因其“可能患有癌症而感到恐惧”。在手术切除及全厚皮片移植重建后公开了一份关于自己痛苦及应对困难的日记（图 24.5a、b）。否认疾病这一行为模式其实并不罕见，这导致患者忽视病情，延误就医，并易发一系列的不良反应。一名 44 岁患头皮部巨大溃疡性基底细胞癌的女性使用认知和行为逃避的应对方式逃避现实长达数年（图 24.6）。

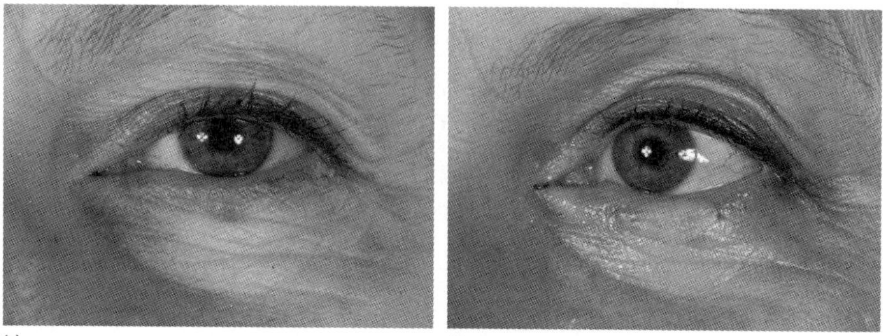

(a) (b)

"憎恨、恐惧、紧张、丑陋、失去魅力、震惊、愤怒、毛骨悚然、支离破碎、情绪化、悲惨、摇摆不定、哭哭啼啼、缺乏信心、自尊心降低、谨慎、可怕、脆弱、反常、糟糕、害羞"

(c)

图 24.5 （a）下眼睑原发基底细胞癌合并癌症恐怖症——"可能是癌症！太可怕了！"（b）全厚皮片修复手术缺损 3 个月后的美容效果——伴有适应障碍。（c）皮肤癌术后患者日记摘要（见彩图）

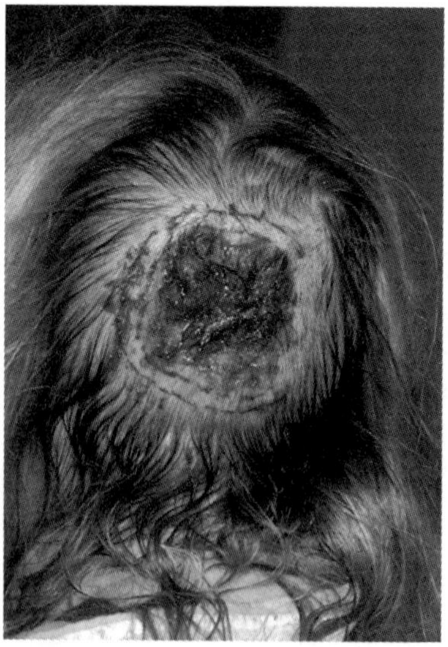

图 24.6 被忽视的头皮部巨大溃疡性基底细胞癌（见彩图）

心理支持的具体形式

患者因皮肤癌而引起的心理问题往往很难得出明确的诊断。但因大部分肿瘤恐惧者都是相对理智的，传统的心理治疗可以很好地解决他们的问题。每一种解决方式都可以根据患者及其家庭的具体需要做出适当的调整。

心理健康教育小组

公开披露消极的感受可有治疗效果，使这些感受正常化可以帮助各种皮肤癌患者。心理健康教育以小组形式呈现时最为有效，它能使参与者形成一个治疗支持网络。理想情况下，该小组由皮肤肿瘤专家主持，每周以不同主题进行公开讨论（框 24.3 和框 24.4）。在癌症过程的关键点（例如诊断时或有效的治疗结束时）可以提供一些手册和网络资源。还有一些优秀的自助相关书籍[10]。

癌症恐怖症

有些患者或是先前被诊断为癌症，或是过于害怕被诊断为癌症，他

框 24.3　诊断时心理健康教育小组的主要内容

- 对皮肤癌诊断的健康教育
- 压力管理技术（例如了解压力、放松、冥想）
- 如何运用解决问题为主的应对方式（例如和家人、同事、治疗小组建立良好的人际关系）

框 24.4　有效治疗后心理健康教育小组的主要内容

- 介绍有关锻炼、营养和压力管理等方面的知识。
- 减少风险因素，如日晒。
- 进行认知行为治疗，帮助患者处理对癌症复发的不确定感和恐惧，并使其积极面对家庭、工作及人际关系，适应改变了的优先考虑顺序。
- 和治疗小组保持良好的关系，以便对日后出现的疾病复发、治疗晚期不良反应等情况进行充分的沟通。

们一生唯一的关注点就在于自己是否会得癌症。有些患者的念头过于强烈，甚至已经可以被归为妄想的范畴（如“躯体妄想症”或“单症状疑病妄想”）。另有些人则陷入过度恐惧带来的焦虑之中，而被诊断为躯体变形障碍。他们中的大部分都处于持续焦虑中，有些甚至非常严重。有人会夸大他们的每一个症状，也有人会伴随有躯体症状障碍（患者经历大多数药物副作用，因此擅自停药，导致精神科药物治疗较难进行）。抛开最终的精神科诊断，癌症恐怖症并不是皮肤科所特有的，那些担心皮肤癌的人同时还担心其他所有癌症。评估患者时，采用通常的标准（见第 6 章）评估自杀念头及风险。同样，一旦确诊为妄想症，则需要精神科医生及精神皮肤病学专家对其进行治疗。大部分患者的焦虑及癌症恐怖症都能通过抗抑郁药物及认知行为疗法（CBT）缓解（见第 3 章及第 13 章）。我们应理解患者的恐惧，相关护理人员及患者互助小组（见第 7 章及第 9 章）在该类患者的管理中也可提供相应的帮助。

认知行为技术

有证据表明认知行为疗法对于管理癌症引发的不良情绪是有效的，尤其是焦虑、抑郁及创伤后应激障碍（post-traumatic stress disorder, PTSD）。关于这些技术的讨论详见第 5 章，相关护理框架见第 9 章。这些癌症恐怖症患者的想法可能是灾难性的（例如认为所有皮损都是癌症），他们经常进行自我批评，并无视客观结果，反而做出消极的假设。应试图扭转这些消极假设，并以现实的想法取而代之。

可以通过疾病教育、放松、正念冥想等方法减轻对复发的恐惧，并学着去改变这些灾难性的想法。

研究展望

尽管临床实践指南强调了为皮肤癌患者提供多学科联合的、个体化心理社会支持的必要性，但现实中往往很难达到[1]。未来的研究不应仅仅着重于研究社会心理支持的有效性，也应研究如何合理地、可行地、经济地为患者提供帮助。研究的主要领域有：

- 压力及情绪在皮肤癌发展中的作用——证据来自实验室研究和动物试验。
- 影响皮肤癌发展的行为因素（例如日光浴上瘾，忽视、否认癌症）。

- 患者皮肤癌术中及术后的社会心理因素。
- 心理社会因素对预后的影响。
- 心理社会干预对预后的影响。

最近的一次系统回顾评估了已有的证据[3]。

实用提示

- 探讨并解决那些不确定感和无助感。
- 鼓励患者与家人或有着类似经历的人交流他们的感受。
- 鼓励患者发现自己的长处、现有的资源和自己之前是如何渡过难关的。
- 改变患者灾难性的想法，指导他们分清现实和想象（例如讨论到预后问题时，我们应该让患者关注存活率，而非死亡率）。
- 如果患者过于苛责自己，陷入自责、自罪的情绪中时，试着让他们换一个角度考虑问题，并鼓励他们善待自己。“如果换成是你最好的朋友处于你现在的境地，并且也产生了这些念头，那么你会对他说些什么？”之类的问题可能会有所帮助。

参考文献

1. Kasparian NA. Psychological stress and melanoma: Are we meeting our patients' psychological needs? *Clin Dermatol* 2013; 31: 41–46.
2. National Institute for Health and Care Excellence. Guidance on cancer services: Improving outcomes for people with skin tumours including melanoma. 2006. Available at http://www.nice.org.uk/nicemedia/live/10901/28906/28906.pdf.
3. Clinical Practice Guidelines for the Management of Melanoma in Australia and New Zealand. Chapter 16 Psychosocial issues in melanoma, 2008, pp. 101–111. Available at http://www.nhmrc.gov.au/_files_nhmrc/publications/attachments/cp111.pdf.
4. Carlson LE *et al.* Screening for distress and unmet needs in patients with cancer: review and recommendations. *J Clin Oncol* 2012; 30: 1160–1177.
5. Rhee JJS *et al.* The skin cancer index: Clinical responsiveness and predictors of quality of life. *Laryngoscope* 2007; 117: 399–405.
6. Cormier JN *et al.* Health-related quality of life in patients with melanoma: overview of instruments and outcomes. *Dermatol Clin* 2012; 30: 245–254.
7. Shenefelt PD. Relaxation strategies for patients during dermatologic surgery. *J Drugs Dermatol* 2010; 9: 795–799.
8. Thompson A, Kent G. Adjusting to disfigurement: processes involved in dealing with being visibly different. *Clin Psychol Rev* 2001; 21: 663–682.
9. Burden-Jones D *et al.* Quality of life issues in non-metastatic skin cancer. *Br J Dermatol* 2010; 162; 147–151.
10. Owen R. *Facing the Storm. Using CBT, Mindfulness and Acceptance to Build Resilience when your World's Falling Apart.* Hove: Routledge, 2011.

第 25 章　肉毒毒素治疗抑郁症

M. Axel Wollmer，Michelle Magid and Tillmann H. C. Kruger　著

马川　译　谢志强　校

使用肉毒毒素治疗眉间（额部）的皱眉线，除了单纯的美容目的，还能够增进心理健康，消除恐惧和悲伤等负面情绪，其优势远胜于化妆品。基于这些观察，临床正在研究将肉毒毒素用于治疗抑郁症。迄今为止，两个开放病例系列[1-2]和三个随机对照试验[3-5]结果一致表明，即便是慢性抑郁症患者和既往治疗出现耐药的抑郁症患者，在眉间注射肉毒毒素也可以缓解单相抑郁症症状。

理论和发病机制

前额区域的额肌和皱眉肌同时收缩可表现悲痛或悲伤情绪。由于这种痛苦的动态皱纹看起来像希腊字母 Ω，所以常用符号 Ω 表示（图 25.1a）。

面部肌肉组织有表达情感的交流功能。因此，郁闷的情绪能让人一眼看出。而抑郁的表情同样会影响观者的心情，让观者同样感到抑郁。

两种理论可以说明这个问题：

1. 行为理论——行为心理学家认为看起来生气、沮丧的人会被周围人更加消极地对待（例如逃避、愤怒、粗鲁）。反过来，他们也变得消极。由于面部总是表现出不欢迎他人的表情，随着时间的推移，这种恶性循环会导致消极情绪加剧，感觉自己毫无价值。

2. 面部反馈假说——19 世纪 James Williams 和 Charles Darwin 第一次描述了这个假设。面部表情可以影响情绪、感知。例如聚会上的欢笑会让整个聚会看起来很愉快。相反，我们越皱眉，越感到悲伤，我们越感到悲伤，越皱眉。

现代神经科学已经证明简单的皱眉行为可能就其本身而言，会影响

大脑的活动方式，导致消极情绪状态。抑郁症会导致前额区域的眉间肌肉收缩频率增加。这些收缩的肌肉为大脑提供本体感觉反馈，这些反馈可能是导致抑郁症持续存在甚至加重的原因（图 25.2）。破坏这种恶性循环（即阻止患者皱眉）可减弱负面情绪，缓解抑郁症[7-8]。

治疗

A 型肉毒毒素（也称为 Botox©）是将肉毒梭状芽孢杆菌产生的毒素进行批量生产而获得。虽然大剂量使用很危险，但其可以在大幅稀释后直接注射到皮肤肌肉中，从而阻止肌肉收缩。肉毒毒素可用于治疗肌肉痉挛和膀胱过度活动，但大多数人知道它是因其能够减少面部皱纹。肉毒毒素很少会被系统吸收，20 多年皮肤治疗领域的安全记录证明其是优秀的成熟商业化产品。

近期文献[3-4]报道使用肉毒毒素能缓解抑郁症状，可为那些对药物治疗和（或）心理治疗无效的患者提供一个选择。肉毒毒素[3-4]在眉间有 5 个注射点。女性需要 29 单位，男性需要 39 单位（说明男性肌肉更加丰富）。在这些研究中，A 型肉毒毒素被专业提取使用（由 Allergan 生产，商品名为 Allergan©）。图 25.1b 概括了注射方法。超过一半接受肉毒毒素治疗的患者症状缓解至少 50%，约 1/3 的患者的抑郁症在治疗后 6 周

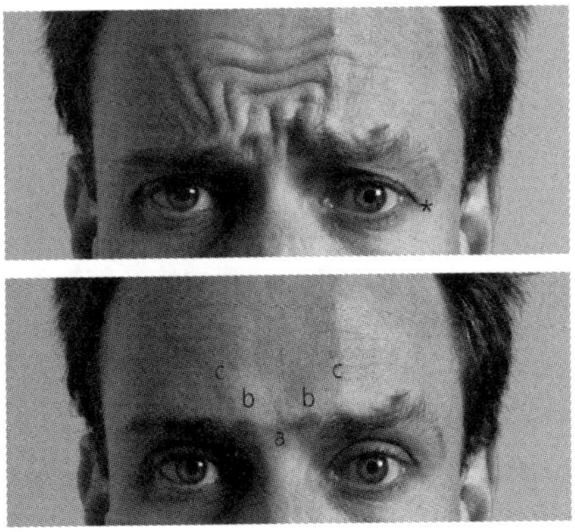

图 25.1 抑郁的面部特征及肉毒毒素注射方案。上图：抑郁性皱眉（前额皱纹呈“Ω”型）和跨过外眼角与眉毛内侧端的“Veraguth 褶皱”（*）等面部特点均与抑郁相关。下图：抑郁症的治疗中 A 型肉毒毒素的眉间注射点：降眉间肌，女性注射 7 U，男性注射 9 U（a）；皱眉肌内侧双侧注射，女性 6 U，男性 8 U（b）；皱眉肌外侧双侧注射，女性 5 U，男性 7 U（c）

内得到缓解。一般肉毒毒素治疗2周左右抑郁症状开始减轻，并且在肌肉麻痹期间抑郁症状持续改善。某些病例在麻痹作用消退后，抑郁症可能复发，但再次注射肉毒毒素后，可恢复至之前改善或缓解的程度。

由于肉毒毒素治疗抑郁症是超适应证的用药方法，故主要用于治疗那些现有治疗困难或无效的患者。作者的治疗经验是，肉毒毒素治疗对慢性、严重、其他治疗耐受的抑郁症患者有效。对于眉间肌肉运动频繁的患者（例如表现为Ω符号），其治疗有效率可能更高。这种情况常见于较为焦虑的抑郁患者。

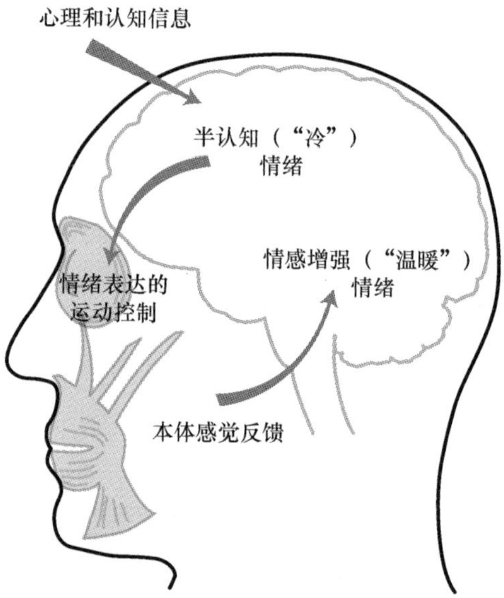

图25.2 面部反馈理论。面部表情表达情绪状态时被激活的肌肉本体感受信号反馈到大脑，强化情绪体验，使其感到“温暖”。换句话说，当大脑“感到”抑郁时，会发出冲动使面部相应肌肉收缩，肌肉收缩又反馈到大脑，使抑郁感加重（Source: Al Abdulmohsen and Kruger, 2011［6］. Reproduced with permission of Elsevier.）

研究展望

肉毒毒素个性化治疗剂量可能获得更好的治疗效果。面部悲伤表情相关的其他肌肉，如口轮匝肌，也有可能是将来治疗的靶点。

已有研究证明使用A型肉毒毒素治疗抑郁症与规范的心理药物治疗花费相当[9]。尚需进一步的研究来观察肉毒毒素长期治疗方案的安全性和经济性。

根据面部反馈理论以及对健康受试者情绪提升效果的观察，眉间注射肉毒毒素并非专用于治疗抑郁症，它还能够减弱大多数精神疾病造成的消极情绪。因此，未来肉毒毒素在精神病治疗领域的应用可能不止于抑郁症。

实用提示

- 面部反馈机制可能参与抑郁症的发病，可能是一个新的治疗方向。
- 眉间区域（额部）注射肉毒毒素是一种超适应证治疗抑郁症的新方法，有一系列研究支持该方法（Ⅰb 证据级别）。
- 以后，对于常规精神干预治疗无效的患者，肉毒毒素可能成为一个辅助或替代治疗的方法。

参考文献

1. Finzi E, Wasserman E. Treatment of depression with botulinum toxin A: a case series. *Dermatol Surg* 2006; 32: 645–649.
2. Hexsel D *et al.* Evaluation of self-esteem and depression symptoms in depressed and nondepressed subjects treated with onabotulinumtoxinA for glabellar lines. *Dermatol Surg* 2013; 39(7): 1088–1096.
3. Wollmer MA *et al.* Facing depression with botulinum toxin: a randomized controlled trial. *J Psychiatr Res* 2012; 46: 574–581.
4. Finzi E, Rosenthal N. Treatment of depression with botulinum toxin A: A randomized, double-blind, placebo controlled trial *Neuropsychopharmacology* 2012; 38: 316.
5. Magid M *et al.* ClinicalTrials.gov Identifier: NCT01392963, unpublished data.
6. Al Abdulmohsen T, Kruger TH. The contribution of muscular and auditory pathologies to the symptomatology of autism. *Med Hypoth* 2011; 77: 1038–1047.
7. Alam M *et al.* Botulinum toxin and the facial feedback hypothesis: can looking better make you feel happier? *J Am Acad Dermatol* 2008; 58: 1061–1072.
8. Finzi E. *The Face of Emotion: How Botox Affects Our Moods and Relationships.* New York: Palgrave Macmillan, 2013.
9. Beer K. Cost effectiveness of botulinum toxins for the treatment of depression: preliminary observations. *J Drugs Dermatol* 2010; 9: 27–30.

第26章　莫吉隆斯症的讨论

Jason S. Reichenberg and Michelle Magid　著
马川　译　谢志强　校

莫吉隆斯症的支持者将它定义为皮下线状纤维（图 26.1）引起异物爬行感、皮肤改变（图 26.2）、疲惫、疼痛及精神失调。这个词未被医学界广泛接受，他们大多认为这是一种寄生虫妄想症或躯体症状障碍。在这一章，我们将讨论这个极具争议的话题的历史和现状。

1674 年，医生 Thomas Browne 爵士记录了一种发生在法国郎格多克地区的困扰孩子的疾病，他描述道“莫吉隆斯症……真的爆发了，他们背上长出粗糙的毛发，通过咳嗽和抽搐到处传播……”。2001 年，当 Mary Leitao 尝试寻找一个医学现象去解释她使用显微镜观察到的长在她 2 岁儿子皮下的“纤维”时，她发现了 Browne 写的文章。2002 年 Leitao 建立了莫吉隆斯症研究基金会，此时“莫吉隆斯症”这个词已经很常见。尽管有些人认为 Leitao 患有心理障碍，但其他有相似遭遇的人则认为终有一个医学现象能解释这种情况[1]。

莫吉隆斯症目前是一个高度骇人听闻的话题，关于它的对错甚至其是否存在有极大的争议。本文刊登时，谷歌搜索关于“莫吉隆斯症”的网页点击量达 694 000 条，而谷歌搜索关于“寄生虫妄想症”的网页点击量达 44 000 条。Charles E. Holman 基金会（CEHF）主办了一个关于莫吉隆斯症的年会，建立了一个忙碌的网站（http://www.thecehf.org/），并有一个医学科研顾问小组。

定义特征和发病机制

莫吉隆斯症的支持者提供了该病的诊断标准（框 26.1），最具特征性的表现是患者身上存在明确可见的纤维[2]。

皮肤病学和神经病学领域一直犹豫是否接受莫吉隆斯症这个词来解释一些患者的症状[3]，大多数医生认为它是一种妄想症。有些人建议“莫吉隆斯症”一词可用于医生与有“纤维”的患者建立治疗关系[4]。但是

框 26.1 莫吉隆斯症研究基金提供的莫吉隆斯症病例定义

- 伴有强烈瘙痒皮肤损害
- 经常有动物在皮肤上上下爬行或咬的感觉（皮肤感觉异常）
- 在皮损上或皮损中可见有色纤维（或“模糊不清的球状物”或“黑点”）
- 严重疲劳影响到日常活动
- 肌肉骨骼痛
- 无法集中精力、短期记忆困难、“大脑模糊”
- 行为改变

adapted from Savely VR, Stricker, RB. Morgellons Disease: the mystery unfolds. Expert Reviews in Dermatology 2007; 2 (5): 585-591

其他反对者认为不应对患者使用衍生而来的诊断去描述未经证实的医学现象。此外，CEHF 网站强调使用抗生素/杀寄生虫药作为最主要的治疗方法。其他网站建议被误诊的患者可以考虑在今后进行诉讼[5]。绝望的患者可以考虑尝试从网上购药自行治疗，不存在医疗监管问题。

2012 年，疾病控制和预防中心对 115 例莫吉隆斯症患者进行大型前瞻性研究。研究无法就患者是否存在新病情得出结论或对已知病情，如寄生虫妄想症，有全面的认识。所研究的皮肤材料被发现是由某些纤维素合成（来源于植物或布料）。研究发现，63%的患者有重要的临床证据显示身体不适，50%的患者可在头发标本中检测出滥用药物[6]。由于该研究在患者选择方面存在缺陷，不仅限制了特殊地区，还排除了那些症状超过 3 个月的患者，因此该文章饱受诟病。115 名患者中，90%的患者是通过搜索医疗记录里的关键词（包括“妄想，寄生虫病”）找到的。此外，莫吉隆斯症研究基金会未受邀参加此项研究，且未介绍患者进行评估。

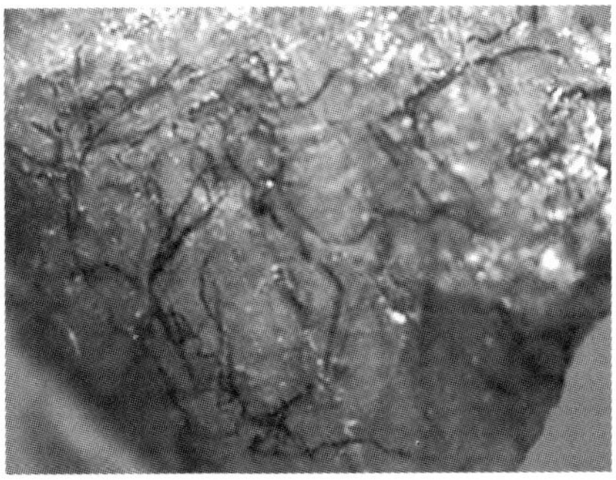

图 26.1 皮肤莫吉隆斯症纤维（×100 倍）（courtesy of the Charles E. Holman Foundation）（见彩图）

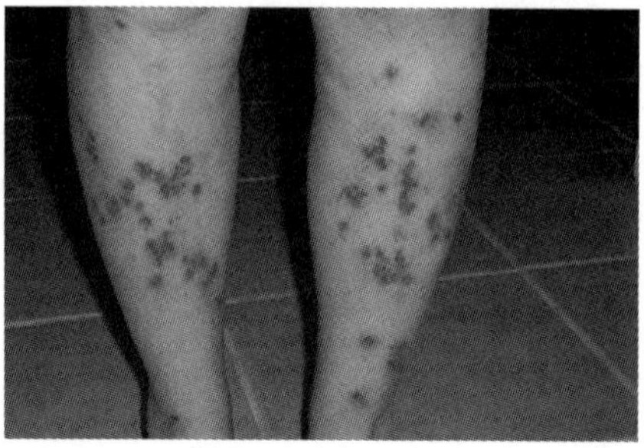

图 26.2 莫吉隆斯症患者的常见皮损。本例为 42 岁女性患者，四肢、臂部均出现这种皮损（courtesy of the Charles E. Holman Foundation）（见彩图）

人们试图阐明莫吉隆斯症的病因。这种疾病与一种牛生螺旋体感染相似，使用聚合酶链反应技术已检测到莫吉隆斯症患者组织中存在与螺旋体（螺旋体种）一样的成分[7]。莫吉隆斯症社团同意这些研究结果，认为该病可能与慢性莱姆病有关（或是由其引发）。然而，美国大部分感染性疾病专家不了解慢性莱姆病的概念，近期大家达成了一个否定其存在的共识声明[8]。

一项近期研究显示，临床表现为“纤维”的患者和临床表现为“有虫”的患者其主诉是不一样的[9]。“纤维”患者大部分都有躯体症状障碍，伴有特征性慢性疼痛（感觉异常综合征）和健康焦虑（见第 18 章和第 19 章）。有时候，这些患者会因绝大部分人都会忽略的微小刺激（如空气中或衣服上碎片）而引发超敏反应，常被比作“豌豆公主”中的公主。“有虫”患者更可能有经典的妄想症状，最终诊断为“寄生虫妄想症”（详见第 14 章）。

评估和治疗

莫吉隆斯症社团认为虽然不是所有实验室都具备 FDA 批准的商业许可，但有可见纤维的患者应当检测细菌/螺旋体感染。并且根据实验结果开始治疗，可以长期使用抗生素和抗寄生虫药。精神病药物治疗不是重点。

有报道称莫吉隆斯症患者在接受匹莫齐特和奥氮平治疗后成功治愈[10]，这些是妄想症患者常用的药物。最近一项报道建议使用西酞普兰等抗抑郁药，这些药物可有效治疗躯体感觉异常、抑郁和焦虑[11]。这种方法不太关注“如何摆脱”纤维，更重视与纤维“如何共存”，以此提高患者的生活质量，减少其痛苦。目前重要的是检测并且解决随之而来的物质使用障碍。

虽然莫吉隆斯症的诊断有争议，但明确的是患者遭受了极大痛苦，一个能够解决医疗、精神和社会需求的全面治疗方案对他们来说十分有益。

实用提示

- 人们对莫吉隆斯症是一个独立的疾病还是现有精神疾病的重命名存在争议。
- 无论这些症状的病因是什么，患者都因此病备受折磨，大部分有精神病风险。
- 当患者出现感觉异常、疲劳、痛苦、精神失常时，需进行规律的治疗。
- 如果找不到病因，轻易的治愈是不可能的。治疗通常应根据患者特定的临床情况，专注于改善生活质量。

参考文献

1. Harlan C. Mom fights for answers on what's wrong with her son. *Pittsburgh Post-Gazette* July 23 2006. Available at http://www.post-gazette.com/stories/news/health/mom-fights-for-answers-on-whats-wrong-with-her-son-443228/#ixzz2TPjH7Bg7.
2. Savely VR, Stricker RB. Morgellons disease: the mystery unfolds. *Exp Rev Dermatol* 2007; 2(5): 585–591.
3. Koblenzer C. The challenge of Morgellons disease. *J Am Acad Dermatol* 2006; 55: 920–922.
4. Murase JE, Wu JJ, Koo J. Morgellons disease: a rapport enhancing term for delusions of parasitosis. *J Am Acad Dermatol* 2006; 55: 913–914.
5. http://www.thecehf.org/appointment-tips-for-morgellons-patients.html (last accessed 11 December 2013).
6. Pearson ML *et al.* Clinical, epidemiologic, histopathologic and molecular features of an unexplained dermopathy. *PLoS ONE* 2012; 7(1): e29908.
7. Middelveen MJ *et al.* Association of spirochetal infection with Morgellons disease. *F1000 Res* 2013; 2(25).
8. Feder H *et al.* A critical appraisal of "chronic Lyme disease". *N Engl J Med* 2007; 357: 1422–1430.
9. Reichenberg JS *et al.* Patients labeled with delusions of parasitosis compose a heterogenous group: A retrospective study from a referral center. *J Am Acad Dermatol* 2013; 68(1): 41–46.e2.
10. Koblenzer CS. Pimozide at least as safe and perhaps more effective than olanzapine for treatment of Morgellons disease. *Arch Dermatol* 2006; 142(10): 1364.
11. Delacerda A, Reichenberg J, Magid M. Successful treatment of patients previously labeled as having delusions of parasitosis with antidepressant therapy. *J Drugs Dermatol* 2012; 11(12): 1506–1507.

第 27 章　物质滥用和皮肤病患者

Alexander Verner　著
段昕所　译　谢志强　校

物质滥用很常见，一些精神皮肤病患者极有可能存在物质滥用。一些成瘾与皮肤病（如吸烟和银屑病）直接相关，许多成瘾可直接（如静脉注射毒品的针刺痕迹）或间接（如酒精性肝硬化疾病皮肤表现）地产生一系列的皮肤症状。如果不加以控制，物质滥用可能导致很高的发病率或过早死亡。

物质的使用和滥用范围很广，绝大多数是镇静剂、兴奋剂、致幻剂或三者组合。药物滥用除了有直接的精神作用外还可以有间接作用，即使在停药后仍持续存在。

全球大约有一半的成年人饮酒，其导致的疾病净占全球疾病负担的 4.4%。吸烟持续导致全世界每年约 500 万人死亡，也是发病率和死亡率的“最大的可逆性单危险因素”[1]。据估计，全世界约有 1. 85 亿成年人应用非法药物，这些物质滥用的发病率和死亡率已有精确描述。根据国家的不同和时间变化，药物的合法性也不同（如大麻和阿拉伯茶）。

另一类药物滥用是患者应用合法处方的药物（例如羟考酮或苯二氮䓬类）时使用不当，或药物给他人及分给其他患者（出于被误导的良好意图或者经济利益）。多数被滥用的药物可在短时间内达到峰值血浆浓度且半衰期较短。这些可能包括睡眠药物，如佐匹克隆（zopiclone）、扎来普隆（zaleplon）和唑吡坦（zolpidem）（“Z”词头的药物），皮肤科医生也可能会给予皮肤瘙痒导致睡眠障碍的患者此处方。

有多个“较新”的药物可从互联网获得，它们有时被误导性地描述为“合法的兴奋剂”——顾客认为合法意味着“安全”，但并非如此［如大麻“Spice”或合成兴奋剂喵喵（mephedrone)］，这些也可以产生一系列的精神症状，包括中毒、精神病和停止使用后的急性情绪下降。这些药物由于干扰生理及导致异常心理状态而致死亡（如用 mephedrone 后暴力自杀）。

一半的精神分裂症或双相情感障碍患者存在物质滥用，大约有 1/3 的焦虑或抑郁患者以及 4/5 的反社会人格障碍患者有物质滥用。反过来，那些物质滥用的患者大约 70%会有另一种精神疾病。

在皮肤病患者中，物质滥用的普遍性不为人知。然而，有一些物质和一些皮肤病之间存在着病理生理的联系，如烟草和酒精加重银屑病，或吸烟/尼古丁和溃疡性结肠炎之间的联系。

定义特征

如果一种疾病持续存在，那么有可能发生物质滥用。并且随着时间延长，使用剂量变化不定；患者也可能严重依赖于一种物质（如香烟）而对其他物质（如酒精和咖啡因）没有依赖。

DSM-5 标准列出了 11 项物质滥用症状，作出诊断必须具备两项，并且是在 12 个月内发生（框 27.1）。物质滥用应进一步明确为“轻度”（2～3 个症状）、“中度”（4～5 个症状）或重度（6 个或 6 个以上症状）。

虽然耐受性和戒断反应可发生于几乎任何物质，但明显的生理依赖通常只发生在镇静药物（如酒精、阿片类药物、苯二氮䓬类和巴比妥类）。

发病机制

物质滥用是唯一需要消费品存在和维持的精神疾病。假设该物质可得到，可有一系列的生理、心理和社会因素导致个人物质滥用（框 27.2）。

框 27.1　物质滥用 DSM-5 标准

耐受：增加物质用量后才达到相同的效果
经历过戒断，通过使用这些物质缓解戒断症状
在相当长的时期内，需要更大剂量
不能成功减量或控制使用
由于物质滥用而放弃或减少重要的社会、职业或娱乐活动
尽管物质滥用引起社交问题，但仍经常使用
经常性地使用导致未能履行义务
在身体有危险的情况下仍经常使用
尽管知道这会造成身体或心理问题，仍继续使用
花大量的时间去尝试获得这些物质
对这种物质的渴求

框 27.2　物质滥用的某些原因

- 遗传易感性的物质滥用（特别是酒精）
- 因某种疼痛情况而使用处方镇痛
- 试图消除主观上令人不快的抗精神病药物治疗的影响
- 希望改变情绪状态的抑郁/焦虑患者
- 精神患者在非常有限的范围内体验快乐
- 想改变外观（合成代谢类固醇/皮肤晒成褐色）
- 无聊
- 孤独的人结识了毒贩/毒品使用者/毒品滥用者
- 处理生活中恶劣的生活环境（如卖淫）

许多满足生理冲动的人类活动是伏隔核中多巴胺释放的结果。几乎所有的药物滥用释放的多巴胺水平都远远超过了食欲或性快感满足产生的多巴胺水平。该奖励系统可以说是被药物“劫持”，患者可能会沉迷于药物应用而拒绝其他奖励活动，因为他们的主观体验是这种行为有强烈的快感。

评估

在非成瘾的医疗环境中，最有价值的事情就是要正确地提问，以确定是否存在物质滥用，如果有，请参考相应的条款。接触可疑药物滥用的患者时不对其进行评判，这一点很重要。一个推荐使用的提问模式见图 27.1。

到精神皮肤病门诊就诊的患者可能是从“没问题”到“严重依赖”滥用物质中的任何情况。有些患者可能在治疗，有些人可能从未考虑或采取治疗，而其他一些可能尝试过治疗，但目前为止从未成功。

正式的筛查问卷包括：

酒精——世界卫生组织：酒精使用障碍鉴定试验（AUDIT，见附录 A16），一个 10 项调查问卷。

药物和酒精——世界卫生组织：酒精、烟草和精神活性物质使用筛查试验（ASSIST，见附录 A17）版本 3。

繁忙的执业医生经常使用 CAGE 问卷（见附录 A1）。虽然被设计用于酒精筛查，但 CAGE 可用于任何物质。它包括 4 个问题：你有没有感到需要减少饮酒？当别人批评你饮酒时你是否感到烦恼？饮酒是否令你感到内疚？清晨一睁眼你是否必须立即喝一杯酒去镇定或摆脱宿醉？这些问题回答两个或多个“是”，则有 71％的敏感性和 90％的特异性为酒精滥用[2]。

在进行体检时，寻找物质滥用的症状很重要。皮肤表现可能是“第

询问有关合法药物的应用情况，如烟草和酒精

↓

温和的询问合法但有可能滥用的药物，如阿片类

↓

在适当的情况下，询问非法药物/毒品

如果确定有问题 ↓

询问其具体使用的物质和用量
让他们告诉你“一杯”对他们意味着什么(例如 4 盎司大小的玻璃杯或 1 加仑奶罐)
并请他们解释关于药物他们所使用的通俗词汇

↓

询问他们日常消费
这可能会引出对卖淫或犯罪活动等危险行为的讨论

↓

询问他们如何应用
任何形式的胃肠外的毒品所带来的特殊风险(过量/DVT / 败血症/血源性病毒等)

↓

多重物质滥用是惯常做法，而非例外，因此有必要询问所有药物使用情况，而不仅仅是“问题”药物

图 27.1　物质滥用史询问程序

一个显著的表现”[3]。大部分的物质滥用造成的器官损伤可能是隐匿的和无症状的（表 27.1）。

表 27.1　物质滥用所涉及的相关皮肤表现

症状	物质
手指发黄	烟草、大麻
抓痕	兴奋剂可引起皮肤瘙痒及蚁走感（一种虫爬在皮肤上面的感觉） 阿片类药物引起组胺释放和瘙痒 肝病（任何原因）可诱发皮肤瘙痒
肝病体征——黄疸（皮肤/巩膜发黄）（图 27.2），腹水（蛙腹），“纸钱状”皮肤，毛细血管扩张（蜘蛛痣），杵状指指甲，卟啉症症状（图 27.3）	酒精性肝硬化，静脉用药导致乙型/丙型肝炎
磨牙症	兴奋剂

续表

症状	物质
不良牙列	常与某一种物质滥用相关，特别是去氧麻黄碱
口咽（口腔后部）癌前和恶性病变	烟，酒，牙科忽视 考虑人类乳头瘤病毒
追踪标记	药物静脉注射的标志——可以在身体的任何部位，包括颈部和腹股沟
皮肤肉芽肿	由注射药物的掺杂物/稀释剂或其溶剂所致
鼻内肉芽肿，室间隔坏死	鼻吸入可卡因
皮肤感染，包括坏死性筋膜炎	注射药物或是表皮剥脱导致的皮肤创伤的结果
感染性心内膜炎	注射毒品
HIV 感染的表现	可能由注射毒品获得
皮肤溃疡	注射毒品，往往难以愈合
耳朵或四肢的紫色斑块或皮肤坏死	与可卡因的使用相关的左旋咪唑毒性（图 27.4）

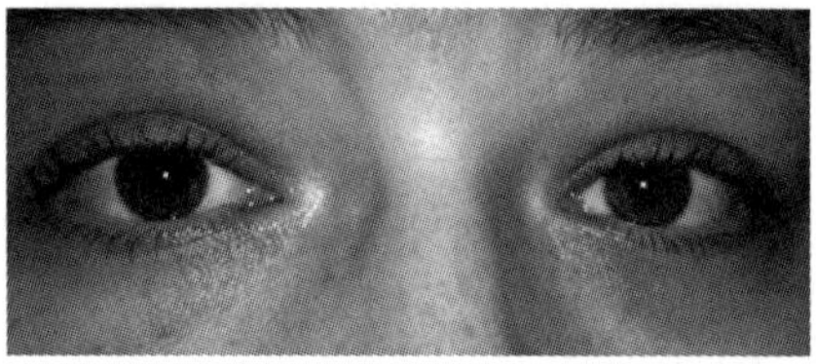

图 27.2　巩膜黄染多见于肝病。这些问题可能是慢性肝炎或慢性酒精应用的结果（courtesy of Dr J. Reichenberg）（见彩图）

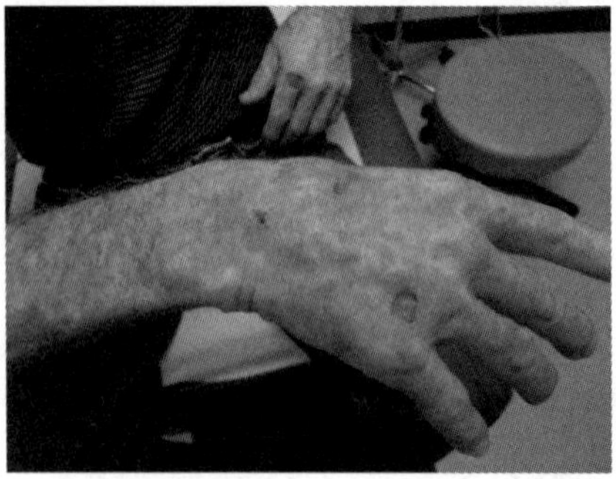

图 27.3　暴露于阳光的手背皮肤表浅糜烂。为迟发性卟啉病的经典表现其可为慢性肝炎的结果，常因酒精滥用加重（courtesy of Dr J. Reichenberg）（见彩图）

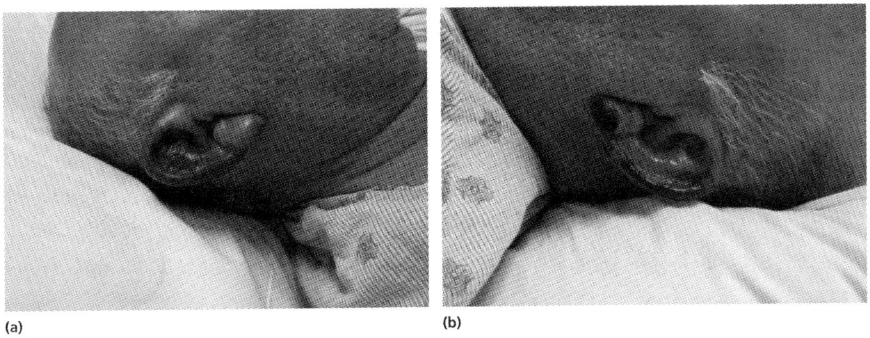

图 27.4　(a、b) 一名使用可卡因的 56 岁男性，双侧耳郭紫癜、坏死。左旋咪唑为抗寄生虫药，常用作可卡因切割剂，可导致血管炎，典型损害位于耳郭和脸颊（courtesy of Dr J. Reichenberg）（见彩图）

实验室检查在筛查过程中非常重要（表 27.2）。

表 27.2　可疑药物滥用患者的实验室评估

推荐试验	解释
尿药物筛查	意外的结果应通过联系实验室、重复检测及与患者/旁系亲属进一步沟通来进行解读
呼气酒精含量	对非成瘾者可能不实用。需谨记，频繁饮酒者可能血液酒精浓度较高，但看起来却完全清醒
全血计数	酒精滥用会产生贫血、血小板减少、大红细胞症和白细胞减少症
血清电解质	注射吸毒者可能通过各种机制出现肾疾病
肝功能检查（包括 γGT）	检测值的升高可能是由于肝炎/酒精或非酒精性肝硬化所致
乙型和丙型肝炎病毒、HIV 的检测	如果患者曾给自己注射某种药物，则该检测尤其重要。 考虑安排性健康筛查
妊娠试验	对于疑似物质滥用的育龄女性，需推荐该项检查。如果已怀孕，需讨论胎儿暴露的风险

治疗

治疗应根据患者的毒瘾程度[4]。对于一些患者来说，一次性心理教育即足够，例如，饮酒降到安全水平。对于其他人，则需要更细致的工作。

虽然药物有作用，但作用相对较小，主要的治疗是社会心理治疗（通常采用认知行为疗法、动机访谈或基于匿名戒酒互助社的十二个步骤的方案）。证据表明，比起治疗关系的质量，治疗的方式不太重要。还应记住，对根深蒂固的物质滥用者，顿悟是极为罕见的[5]，一次排毒/康复是不可能治愈的。

非专业者应该仅限于询问正确的问题，可以提供简短的干预措施（取决于能力），并要请教相关的治疗机构。在英国，公共服务可以通过联系英格兰公共卫生机构（Public Health England）［原名为物质滥用国家治疗机构（NTA）（HTTP://www.nta.nhs.uk/）］鉴定。在美国，可以联系政府物质滥用和精神健康服务机构（the Substance Abuse and Mental Health Services Administration，SAMHSA）（HTTP://www.samhsa.gov/）来寻求帮助[5]。

可能会遇到患者使用药物维持或治疗，以使其戒断物质滥用（表27.3）。

表 27.3　物质滥用治疗用药

药物	适应证	注意事项
美沙酮	阿片类（如海洛因）成瘾	全阿片受体激动剂，具有阿片过量的风险；它还可以延长 QT 间期
丁丙诺啡	阿片类（如海洛因）成瘾	因为它是一个部分阿片受体激动剂，在用药过量时更安全，并且防止患者使用过量海洛因
纳洛酮	阿片类（如海洛因）成瘾	短效阿片拮抗剂，给予疑似阿片类药物过量患者肠道外给药
丁丙诺啡/纳洛酮（Suboxone）	阿片类（如海洛因）成瘾	同上。开处方，以减少患者粉碎药片并注射入自己体内的机会
纳曲酮/纳美芬	阿片类（如海洛因）成瘾，酒精成瘾	阿片受体拮抗剂，半衰期比纳洛酮更长。口服制剂用于有合作伙伴鼓励的高动机患者效果最好
双硫仑	酒精滥用	抑制乙醛脱氢酶；如果患者服用酒精，乙醛不能代谢，使患者感到非常不适
阿坎酸	酒精滥用	GABA 受体激动剂，减少患者对酒精的渴望
尼古丁贴片/口香糖	尼古丁替代疗法	可引起皮肤或黏膜刺激性或接触性皮炎
伐尼克兰	尼古丁戒烟	尼古丁受体部分激动剂。可引起激动和自杀念头
安非他酮	尼古丁戒烟	一种抗抑郁药

急救

如果怀疑阿片过量（呼吸抑制、瞳孔缩小、反应迟钝），静脉注射400 μg 纳洛酮，其半衰期比阿片类药物短得多。因为疗效短暂，可能需要重复给药，并转到医院。

急性酒精戒断需立即请专家评估并治疗。如果未经处理，可并发震颤性谵妄，具有较高的死亡率。可出现韦尼克脑病，并有 Korsakoff 精神病风险（不是精神病，但如果不及时治疗则成为不可逆的失忆症）。

妊娠患者物质滥用需要专业的评估和治疗，以及产前咨询。在一般人群中，许多是计划外的妊娠，在物质滥用的人群中同样如此。

实用提示

- 询问物质滥用，要敏感，不进行评判。
- 注意，物质滥用可以是其他精神疾病和皮肤病的结果，也可以是原因。
- 除非得到了解决，患者不可能在他们的快活生活中做出改善。
- 多种物质滥用是规律，而不是例外。
- 物质滥用是一种慢性复发性的具有较高的发病率和死亡率的情况。
- 在评估和治疗物质滥用的过程中，要对自己的局限性保持警觉，使自己熟悉本地资源，并在适当的时候提供参考。

参考文献

1. Latt N *et al. Addiction Medicine*. Oxford: Oxford University Press, 2009.
2. Schorling JB. Review: sensitivity of the CAGE questionnaire for the DSM diagnosis of alcohol abuse and dependence in general clinical populations was 71% at cut points 2. *Evidence Based Med* 2005; 10(1): 26–26.
3. Lui SW *et al.* The effects of alcohol and drug abuse on the skin. *Clin Dermatol* 2010; 28: 391–399.
4. Marshall EJ *et al. The Treatment of Drinking Problems: A Guide to the Helping Professions.* Cambridge: Cambridge University Press, 2010.
5. Sellman D. The 10 most important things known about addiction. *Addiction* 2009; 105: 6–13.

附录　筛查问卷和量表

鞠延娇　曹源　译　岳伟华　谢志强　校

A1 CAGE 问卷

1. 你有没有感到需要减少（Cut down）饮酒？
2. 当别人批评你饮酒时你是否感到烦恼（Annoyed）？
3. 饮酒是否令你感到内疚（Guilty）？
4. 清晨一睁眼你是否必须立即喝一杯酒（Eye opener）去镇定或摆脱宿醉？

评分

CAGE 问卷可用于筛查日常生活中的饮酒问题。两个问题回答“是”便可以考虑有酒精滥用问题，应建议患者接受进一步评估。

A2 皮肤病生活质量指数（Dermatology Life Quality Index，DLQI）

住院号：__________ 日期：__________

姓名：__________ 得分：__________

地址：__________ 诊断：__________

此问卷调查的目的是衡量在过去一周里，您的皮肤问题对您的生活影响多大，请在每一条问题的其中一个空格划“√”。

1. 在过去一个星期内，您的皮肤有无瘙痒、疼痛或麻胀感？
   非常严重 □
   严重 □
   少许 □
   无 □

2. 在过去一个星期内，您的皮肤问题是否使您觉得尴尬或使您自尊心受到影响？
   非常严重 □
   严重 □
   少许 □
   无 □

3. 在过去一个星期内，您的皮肤问题是否影响您做家务（如外出购物、打扫房屋或照看花园）？
   非常严重 □
   严重 □
   少许 □
   无 □ 无关 □

4. 在过去一个星期内，您的皮肤问题是否对您穿衣有影响？
   非常严重 □
   严重 □
   少许 □
   无 □ 无关 □

5. 在过去一个星期内，您的皮肤问题对您的社交及休闲活动影响如何？
   非常严重 □
   严重 □
   少许 □
   无 □ 无关 □

6. 在过去一个星期内，您的皮肤问题对您做运动锻炼影响如何？
   非常严重 □
   严重 □
   少许 □
   无 □ 无关 □

7. 在过去一个星期内，您的皮肤问题是否使您完全无法工作或学习？	是	□		
	否	□	无关	□
如果是“否”，那么在过去一个星期内，您的皮肤问题对您的工作或学习的影响程度如何？	很大	□		
	不大	□		
	无	□		
8. 在过去一个星期内，您的皮肤问题对您的配偶、密友或亲属影响如何？	非常严重	□		
	严重	□		
	少许	□		
	无	□	无关	□
9. 在过去一个星期内，您的皮肤问题对您的性生活影响如何？	非常严重	□		
	严重	□		
	少许	□		
	无	□	无关	□
10. 过去一个星期内，针对皮肤问题的治疗对您有无影响，如弄乱房间或占用了太多时间？	非常严重	□		
	严重	□		
	少许	□		
	无	□	无关	□

请确认您已回答了上述全部问题。谢谢！

Source：www. dermatology. org. uk. Reproduced with permission.

皮肤科生活质量指数——使用指导

皮肤科生活质量指数问卷仅用于成年人，即16岁以上的患者。其为患者独立完成的自评文件，医务人员不必对其进行详细的解释。一般需要1～2分钟即可完成该问卷的填写。

评分标准：

“非常严重”	3分
“严重”	2分
“少许”	1分
“无”	0分
“无关”	0分
问题7　“完全无法工作或学习”	3分

将各问题得分相加，总分0～30分。得分越高，患者皮肤问题对其生活质量的影响越显著。

DQOL 得分说明：

0～1	对患者生活毫无影响
2～5	对患者生活影响较小
6～10	对患者生活产生中度影响
11～20	对患者生活质量的影响很严重
21～30	对患者生活质量的影响极度严重

参考文献

Finlay AY and Khan GK. Dermatology Life Quality Index (DLQI): a simple practical measure for routine clinical use. *Clin Exp Dermatol* 1994; **19:**210-216.

Basra MK, Fenech R, Gatt RM, Salek MS and Finlay AY. The Dermatology Life Quality Index 1994-2007: a comprehensive review of validation data and clinical results. *Br J Dermatol* 2008; **159:**997-1035.

Hongbo Y, Thomas CL, Harrison MA, Salek MS and Finlay AY. Translating the science of quality of life into practice: What do dermatology life quality index scores mean? *J Invest Dermatol* 2005; **125:**659-64.

A3 EQ-5D-5L

请在每个标题下选出最能反映您今天状态的选项。

活动

走路没有任何问题。 □
走路稍微有些不便。 □
走路有中等程度的不便。 □
走路严重有问题。 □
完全不能走路。 □

生活自理能力

自己洗漱、穿衣服没问题。 □
自己洗漱、穿衣服稍微有些困难。 □
自己洗漱、穿衣服中度困难。 □
自己洗漱、穿衣服非常困难。 □
自己无法洗漱、穿衣服。 □

日常活动（如工作、学习、家务、家庭活动、休闲活动）

日常活动没问题。 □
日常活动稍微有些问题。 □
日常活动中度不便。 □
日常活动严重有问题。 □
完全无法进行日常活动。 □

疼痛或不适

没有疼痛或不适。 □
轻度疼痛或不适。 □
中度疼痛或不适。 □
重度疼痛或不适。 □
疼痛或不适极度严重。 □

焦虑或抑郁

没有焦虑或抑郁。 □
轻度焦虑或抑郁。 □
中度焦虑或抑郁。 □
重度焦虑或抑郁。 □
极度焦虑或抑郁。 □

- 我们想了解**今天**您的身体健康状况好或不好的程度。
- 这个量表的评分标准为 **0～100** 分。
- 100 表示您所能想象的**最好**的健康状况。
  0 表示您所能想象的**最差**的健康状况。
- 请在量表上您觉得最能反映您**今天**的健康状态的位置划一个“╳”。
- 然后，请在下面写出您在量表中所标注的数。

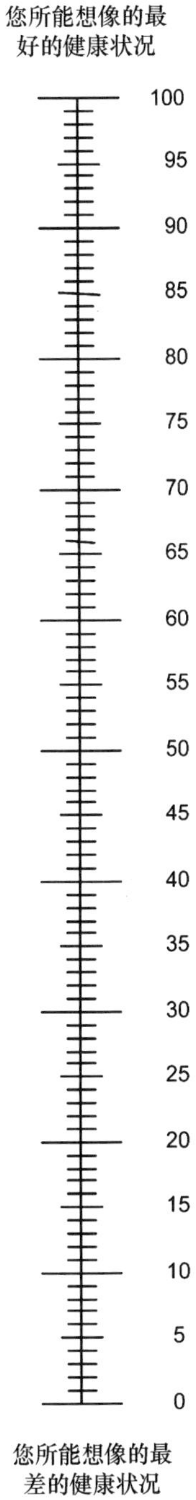

您今天的健康状态＝ □

评分

评分说明请参照 EQ-5D-5L 使用指南，获取地址：http://www.euroqol.org/fileadmin/user_upload/Documenten/PDF/Folders_Flyers/UserGuide_EQ-5D-5L_v2.0_October_2013.pdf

A4 医院焦虑和抑郁量表（Hospital Anxiety and Depression Scale）

该量表是为帮助医生了解患者情绪而设定，请您详细阅读，依据过去一星期内的情况圈出合适的选项。请尽量在较短时间内对答案做出选择，不必刻意深思熟虑后再回答，最好是自然而然或本能地回答。

A	我感到紧张	
	几乎所有时候	3 分
	大多时候	2 分
	有时	1 分
	根本没有	0 分
D	我对以往感兴趣的事情还是有兴趣	
	肯定一样	0 分
	不像以前那么多	1 分
	只有一点	2 分
	基本上没有了	3 分
A	我感到有点害怕，好像预感到什么可怕的事情要发生	
	非常肯定且十分严重	3 分
	是有，但不太严重	2 分
	有一点，但并不使我苦恼	1 分
	根本没有	0 分
D	我能够哈哈大笑，并看到事物好的一面	
	我经常这样	0 分
	现在已经不大这样了	1 分
	现在肯定是不太多了	2 分
	根本没有	3 分
A	我的心中充满烦恼	
	大多数时间	3 分
	常常如此	2 分
	时不时有，但不经常	1 分
	偶然如此	0 分

A	我能够安闲而轻松地坐着	
	肯定	0 分
	经常	1 分
	并不经常	2 分
	根本没有	3 分
D	我感到自己好像变迟钝了	
	几乎所有时间	3 分
	很经常	2 分
	有时	1 分
	根本没有	0 分
A	我感到一种令人发抖的恐惧	
	根本没有	0 分
	有时	1 分
	很经常	2 分
	非常频繁	3 分
D	我对打扮自己失去兴趣	
	肯定	3 分
	经常	2 分
	并不经常	1 分
	像往常一样	0 分
A	我有点坐立不安，好像感到非要活动不可	
	确实非常多	3 分
	是不少	2 分
	并不多	1 分
	根本没有	0 分

D	我感到愉快	
	根本没有	3分
	并不经常这样	2分
	有时	1分
	大多数时间	0分
A	我突然发现有恐慌感	
	确实经常有	3分
	经常有	2分
	并非经常有	1分
	根本没有	0分

D	我怀着愉快的心情憧憬未来	
	一直都是这样做的	0分
	不完全像以前那样了	1分
	很少像以前那样乐观了	2分
	完全做不到了	3分
D	我能欣赏一本好书或一项好的广播或电视节目	
	常常如此	0分
	有时	1分
	并非经常	2分
	很少	3分

评分

本表包括焦虑和抑郁2个亚量表，分别针对焦虑（A）和抑郁（D）问题各7题。每个亚量表最高分值是21分。

HADS-A（焦虑）：0～8无焦虑倾向，≥9有焦虑倾向

HADS-D（抑郁）：0～8无抑郁倾向，≥9有抑郁倾向

Source：Zigmond&Snaith，1983. Acta Psychiatrica Scandinavica 67：361-370. Reproduced with permission from Wiley.

A5 简明精神状态评估量表（Mini Mental State Examination）

姓名：______________　　　　日期：______________

提示：按照下表列出的问题提问，每回答正确一个问题或所指示的行为正确加 1 分。

总分	患者得分	问题
5		今年是哪一年？现在是什么季节？今天是几号？今天是周几？现在是几月份？
5		我们现在在哪儿：哪个洲？哪个国家？哪个城市？哪家医院？哪层楼？
3		测试者缓慢清晰地描述三种不相关的物体，让患者说出三个物体的名称。患者的反应用于评分。如果可以，测试者可不断重复，直到患者把三个物体都说出。测试次数：________
5		从 100 开始逐个减 7，一直到得到第 5 个数（93、86、79、72、65）。或者把单词“WORLD”反着拼出来（D—L—R—O—W）。
3		“我之前跟你说过 3 个事物的名称，你能说出它们分别是什么吗？”
2		将两种事物展示给患者，比如腕表或铅笔，请患者说出它们的名称。
1		重述以下短语：“没有如果、和、但是”
3		给受试者一张空白的纸，告诉受试者：“右手拿着这张纸，对折，然后把它放到地板上。”
1		读出这句话并按照它要求的做：“闭上你的眼睛。”
1		组织并写下一句话来描述一件事物（这句话要含名词和动词）。
1		“请画出下面这一图形。”（给患者一张空白的纸，要求他/她将下面的图形画出来。10 个角必须要全部展现出来且其中 2 个要交叉）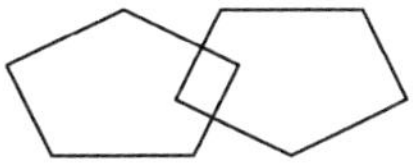
30		总得分

Source：Folstein et al.，1975. J Psychiatric Research 12：189-98. Reproduced with permission from Elsevier.

方法	得分	解释
单临界值	＜24	不正常
范围	＜21 ＞25	痴呆概率增加 痴呆概率下降
教育	21 ＜23 ＜24	对于8年级学生不正常 对于高中生不正常 对于大学生不正常
严重程度	24～30 18～23 0～17	无认知障碍 轻度认知障碍 重度认知障碍

A6 患者健康状况问卷（Patient Health Questionnaire，PHQ）

这一量表是为您提供最佳治疗方案的重要参考。您的回答有助于医生了解您的健康问题，请认真作答，提示可跳过者除外。

姓名________ 年龄_____ 性别：□女 □男 日期_______

1. 在过去4周，你是否被下列问题困扰？	无	轻度	严重
a. 胃痛	□	□	□
b. 背痛	□	□	□
c. 胳膊、腿、关节（膝关节、骨关节等）痛	□	□	□
d. 痛经或经期其他问题	□	□	□
e. 性生活时有疼痛或其他问题	□	□	□
f. 头痛	□	□	□
g. 胸痛	□	□	□
h. 头晕	□	□	□
i. 晕厥	□	□	□
j. 感到心脏砰砰跳动或跳得很快	□	□	□
k. 气短	□	□	□
l. 便秘或腹泻	□	□	□
m. 恶心、排气或消化不良	□	□	□

2. 在过去2周，你被下列问题困扰的频率？	从不	几天	超过一半时间	几乎每天
a. 做事时提不起劲或没有兴趣	□	□	□	□
b. 感到心情低落、沮丧或绝望	□	□	□	□
c. 入睡困难、睡不安或睡得过多	□	□	□	□
d. 感觉疲倦或没有活力	□	□	□	□
e. 食欲不振或吃太多	□	□	□	□
f. 觉得自己很糟或觉得自己很失败，或让自己、家人失望	□	□	□	□
g. 对事物专注有困难，例如看报纸或看电视时	□	□	□	□
h. 行动或说话速度缓慢到别人已经察觉，或刚好相反——变得比平日更烦躁或坐立不安、动来动去	□	□	□	□
i. 有“不如死掉”或企图采用某种方式伤害自己的念头	□	□	□	□

需要关注：如果问题1a～m中至少3个选择“严重”且缺乏充足的生物学解释，则提示躯体症状障碍。
如果问题2a或者2b及2a～i中大部分至少选择“超过一半时间”，则提示抑郁症（如果问题2i所述存在，按2i计）。
问题2a或2b及2a～i中有2个、3个或4个至少选择“超过一半时间”，则提示其他抑郁障碍（如果问题2i所述存在，按2i计）。

续表

3. 关于焦虑			是	否
a. 在过去4周，你是否有过焦虑发作，即突然的害怕或恐慌感？如回答“否”请跳到问题5。			□	□
b. 这种情况以前发生过吗？			□	□
c. 这种情况会意外发生吗，即在你认为自己不应该紧张或不舒适的情况下？			□	□
d. 这种焦虑发作是否给你带来很大困扰或你是否担心会再次发作？			□	□
4. 回想一下你上一次比较严重的焦虑发作			**是**	**否**
a. 你是否感到气短？			□	□
b. 你是否心跳加速或心跳剧烈？			□	□
c. 是否感到胸痛或胸闷？			□	□
d. 是否多汗？			□	□
e. 是否有窒息的感觉？			□	□
f. 是否感到潮热或寒栗？			□	□
g. 你是否感到恶心、反胃或腹泻？			□	□
h. 是否感到头晕、站不稳或虚弱乏力？			□	□
i. 身体是否有刺痛或麻木感？			□	□
j. 是否会战栗？			□	□
k. 是否担心自己会死？			□	□
5. 过去4周，你被下列任何一个问题困扰的程度如何？	**从不**	**有几天**	**超过一半时间**	**几乎每天**
a. 感到紧张、焦虑、不安或过度担心许多不同的事物 如选择“从不”，请跳到问题6	□	□	□	□
b. 焦躁不安以至于难以安静地坐着	□	□	□	□
c. 容易疲乏	□	□	□	□
d. 肌肉紧张，疼痛不适	□	□	□	□
e. 入睡困难或难以维持睡眠状态（易醒）	□	□	□	□
f. 注意力集中困难，例如读书或看电视时	□	□	□	□
g. 易怒、易焦躁	□	□	□	□
需要关注：如果问题3中a～d全部选择“是”并且问题4a～k中有4个或4个以上选择“是”，提示恐慌症。如果问题5a以及5b～g中有3个或3个以上选择“超过一半时间”，提示其他焦虑障碍。				
6. 关于饮食			**是**	**否**
a. 你是否经常觉得无法控制自己吃的什么或自己的食量？			□	□
b. 你是否经常会在2小时之内吃下大多数人都认为是超大量的食物？ a或b中任何一个选择“否”，请转到问题9			□	□
c. 平均说来，在过去3个月上述情况发生的频率是否达到2次/周？			□	□

续表

7. 在过去3周，为了不增加体重你是否经常做下列任何一件事情？	是	否	
a. 诱吐	□	□	
b. 服用两倍以上于推荐剂量的泻药	□	□	
c. 禁食——至少24小时不吃任何东西	□	□	
d. 为防止增重，运动时间超过1小时，尤其是暴饮暴食之后	□	□	
8. 如果上述任何一项防止增重的途径选择"是"，那么平均说来，任何一项的频率是否能达到2次/周？	**是**	**否**	
	□	□	
9. 你是否饮酒（包括啤酒和红酒）?	**是**	**否**	
如选择"否"，请转到问题11	□	□	
10. 过去6个月，是否发生过下列任何一种情况且不止一次?	**是**	**否**	
a. 尽管因为健康问题医生建议戒酒，你依旧饮酒	□	□	
b. 饮用高浓度酒精或在工作、上学或照顾孩子等期间仍会宿醉	□	□	
c. 因为饮酒或宿醉旷班、旷课、错过重要活动或迟到	□	□	
d. 饮酒时无法与别人正常相处	□	□	
e. 多次饮酒或大量饮酒后开车	□	□	
11. 如果你遇到该问卷中的某些问题，这些问题对你工作、处理家中事务或与他人相处的影响程度如何?	**毫无影响** □	**有些困难** □	**很困难** □	**极度困难** □
需要注意：问题6a～c以及问题8全选"是"，提示神经性贪食症。问题6a～c选"是"，8选"否"或未做选择，提示暴食症。问题10a～e中任何一个选项选择"是"，提示酒精使用障碍				

Source：www.phqscreeners.com

PHQ（抑郁、焦虑、躯体症状、嗜酒、进食障碍）量表评分

躯体症状障碍（somatic symptom disorder）：问题1 a～m中选择"严重"的≥3个，且缺乏充足的生物学解释。

抑郁症（major depressive syndrome）：问题2a或2b并且2a～i中≥5个选择至少"超过一半时间"。‖（如果问题2i所述存在，按2i计）

其他抑郁障碍：2a或2b并且2a～i中有2～4个选择至少"超过一半时间"。‖（如果问题2i所述存在，按2i计）

注意：诊断抑郁症及其他抑郁障碍需要排除正常的居丧反应（症状较轻，持续时间＜2个月）、躁狂发作（双相障碍）及躯体障碍史、服用

过可引起抑郁症状的药物。

恐慌症（panic syndrome）：问题3a～d全选“是”并且4a～k中≥4个选择“是”。

其他焦虑障碍：5a及5b～g中≥3个选择“超过一半时间”。

注意：诊断惊恐障碍或其他焦虑障碍应除外生理障碍及服用引起焦虑症状的药物。

神经性贪食症（bulimia nervosa，BN）：6a、b、c以及8选择“是”。

暴食症（binge eating disorder）：6a、b、c选择“是”，8选择“否”或未做选择。

酒精使用障碍（alcohol use disorder）：10a～k中任何一个选择“是”。

A7 9条目患者健康问卷（Patient Health Questionnaire-9，PHQ-9）

在过去的 2 个星期，您被下述问题困扰的频率？ （请在相应选项划"√"）		没有	有几天	一半以上时间	几乎每天
1	做事时提不起劲或没有兴趣	0	1	2	3
2	感到心情低落、沮丧或绝望	0	1	2	3
3	入睡困难、睡不安或睡得过多	0	1	2	3
4	感觉疲倦或没有活力	0	1	2	3
5	食欲不振或吃太多	0	1	2	3
6	觉得自己很糟或觉得自己很失败，或让自己、家人失望	0	1	2	3
7	对事物专注有困难，例如看报纸或看电视时	0	1	2	3
8	行动或说话速度缓慢到别人已经察觉，或刚好相反——变得比平日更烦躁或坐立不安、动来动去	0	1	2	3
9	有"不如死掉"或企图采用某种方式伤害自己的念头	0	1	2	3
		得分：0＋_＋_＋_＝总分：_			

如果发现自己有以上症状，它们使你的家庭生活、工作、人际交往产生多大困难：			
没有困难 □	有些困难 □	很困难 □	极其困难 □

Source：www.phqscreeners.com

PHQ-9（抑郁）问卷评分

PHQ-9 严重程度："没有""有几天""一半以上时间""几乎每天"分别以 0、1、2、3 分计，累计得分。PHQ-9 的 9 个问题得分 0～27 分。得分 5、10、15、20 分别为轻度、中度、中重度和重度抑郁的界值。

PHQ-9 得分和建议治疗措施（Kroenke K, Spitzer RL. Psychiatr Ann 2002; 32: 509-521）

PHQ-9 得分	抑郁程度	建议治疗措施
0～4	无	无
5～9	轻度	继续关注，随访过程中重复测试 PHQ-9
10～14	中度	制订治疗计划，咨询心理医生，随访和（或）药物治疗
15～19	中重度	积极进行药物治疗和（或）心理治疗
20～27	重度	立刻给予药物治疗，如副作用较大或疗效差，务必请精神科医生进行心理治疗和（或）联合治疗

A8 躯体症状［15 条目患者健康问卷（Patient Health Questionnaire 15-Item，PHQ-15）］

在过去的 4 周里，你被以下症状困扰的程度如何？

		全无困扰 (0)	有点困扰 (1)	非常困扰 (2)
a	胃痛	□	□	□
b	背痛	□	□	□
c	胳膊、腿或关节疼痛（膝关节、髋关节等）	□	□	□
d	痛经或月经期间其他问题（此题仅女性回答）	□	□	□
e	头痛	□	□	□
f	胸痛	□	□	□
g	头晕	□	□	□
h	阵发性虚弱感	□	□	□
i	感觉心脏剧烈跳动或心率加快	□	□	□
j	透不过气来	□	□	□
k	性生活中有疼痛或其他问题	□	□	□
l	便秘、肠道不适、腹泻	□	□	□
m	恶心、排气或消化不良	□	□	□
n	感到疲劳或无精打采	□	□	□
o	睡眠障碍	□	□	□
		（总分 T ____ = ____ + ____）		

Source：www. phqscreeners. com

PHQ-15（躯体症状）问卷评分

包含 13 个躯体症状的问题和 2 个抑郁症状的问题。

0～4	低度躯体症状
5～9	中度躯体症状
10～14	高度躯体症状
15 以上	躯体症状严重

A9 多维强迫量表（Dimensional Obsessive-Compulsive Scale，DOCS）

该问卷涉及四个不同的方面，这些您可能经历过也可能没有经历过。每个方面都会有针对这一特定关注点的多种想法（有时称为强迫意念）及行为（有时称为强迫行为）的描述，之后会有5个关于您这方面观念和行为的经历的问题。请认真阅读每个问题，根据您上个月的真实情况作答。

第一类：担心病菌和感染
例如：
—因为接触或接近某一物体或某人而认为或感觉自己被感染了。
—到某地（如洗手间）而感觉自己感染病菌。
—想象病菌、疾病、感染扩散的可能性。
—因担心接触病菌而洗手、使用消毒杀菌剂、洗澡、换衣服或清洗物品。
—担心病菌而一直按特定程序做事（尤其在洗手间时、穿衣服时）。
—担心病菌污染而拒绝某人、某物或某些场所。

以下问题是关于过去1个月您对待病菌污染问题的想法和行为。您的情况可能和上述例子不同，请按照您的真实情况选择相应选项。

1. 您每天有多长时间在担忧病菌污染或因为担心病菌而进行各种清洗行为？
   0　从不
   1　小于1小时
   2　1～3小时
   3　3～8小时
   4　8小时或8小时以上
2. 为了避免担心病菌或避免花时间洗刷、清洁或洗澡，您回避一些事情的程度如何？
   0　从不
   1　很少
   2　大约一半

3　大量

4　几乎所有事情

3. 如果您担心病菌污染却不能洗刷、清洁、洗澡或做其他任何除去病菌的事情，您为此难受或焦虑的程度如何？

0　无

1　轻度

2　中度

3　重度

4　极重度

4. 由于担心病菌污染或过多的清洗、洗澡或回避行为，您的生活节奏（如工作、学习、自我照顾、社交）被干扰的程度如何？

0　不受任何干扰

1　轻度受干扰，但大部分生活正常

2　许多事情被干扰，但是仍可控制

3　许多事情受到干扰，而且无法控制

4　生活完全被打乱，什么都做不了

5. 对您来说，忽略病菌感染的担忧或克制自己不去做清洗、洗澡等清除病菌污染的行为有多难？

0　毫无困难

1　有一点困难

2　中度困难

3　非常困难

4　极其困难

第二类：担心要为伤害、坏运气承担责任

—怀疑自己出错了而且可能会导致可怕或伤害性的事情发生。

—担心因为自己不够细心没能阻止严重意外、灾难、受伤或其他坏运气的发生。

—认为如果自己做了某些事，如相信某些幸运数或避免某些不好的数字或词语，就能避免坏事或坏运气的发生。

—担心自己会丢掉自己不可能丢的重要东西，如钱包、身份证、论文等。

—过于反复地检查锁、开关、钱包等。

—反复询问或检查，以确保某些不好的事情没有发生或不会发生。
—脑中反复回想之前某件事，以确保自己没有出一点错。
—由于某种特定程序能避免损害或灾难发生而一定要按照这一程序做事。
—由于害怕发生意外而相信某些幸运数字或避开一些不吉利的数字。

以下问题涉及过去1个月您有关伤害和灾难等的想法和行为。您的情况可能和上述例子有些不同，请按照您的真实情况选择相应选项。

1. 您每天花多长时间考虑损害或灾难发生的可能性或用于检查，以确定这些没有发生？
   0　从不
   1　小于1小时
   2　1～3小时
   3　3～8小时
   4　8小时或8小时以上
2. 为了不去检查是否有危险或担心可能会发生的损害或灾难，您逃避某些事情的程度如何？
   0　从不
   1　很少
   2　大约一半
   3　大量
   4　几乎所有事情
3. 如果您在担心某种坏事或灾难可能会发生但您却不能去检查或询问它是否发生了，您为此难受或焦虑的程度如何？
   0　无
   1　轻度
   2　中度
   3　重度
   4　极重度
4. 由于担心坏事、损害或灾难的发生及检查或询问其是否发生，您的生活节奏（如工作、学习、自我照顾、社交）被干扰的程度如何？
   0　不受任何干扰
   1　轻度受干扰，但大部分生活正常
   2　许多事情被干扰，但是仍可控制

3 许多事情受到干扰，而且无法控制

4 生活完全被打乱，什么都做不了

5. 对您来说，忽略对损害、灾难发生的担忧或克制自己不去检查或询问其是否发生的行为有多难？

0 毫无困难

1 有一点困难

2 困难

3 非常困难

4 极其困难

第三类：难以接受的想法

举例：

—脑海中出现违背您意志的关于性、不道德、暴力的想法。

—有做可怕的、不合适的、尴尬的事情的想法，而您本身是不愿意去做这种事的。

—因为坏想法而重复做一件事或坚持按某种特殊程序做事。

—为了逃避不想要的或不好的想法，脑中反复想一件事或不断祷告。

—刻意回避某些人、某些场所、某些情景或任何会引起您不好想法的事物。

以下问题是关于过去1个月您脑中出现的自己并不接受的想法和您抗拒这些想法所做努力的经历。您的情况可能和上述例子有些不同，请按照您的真实情况选择相应选项。

1. 您每天有多长时间会想到一些自己不能接受的不好想法及用于解决这一问题的行为及思维活动？

0 从不

1 小于1小时

2 1～3小时

3 3～8小时

4 8或8小时以上

2. 您刻意回避会引起不好想法的场景、场所、事物或其他（如数字、人等）的程度如何？

0 从不

1 很少

2 大约一半

3　大量

4　几乎所有事情

3. 当违反您意志的不好想法出现在脑中时，您为此难受或焦虑的程度如何？

0　无

1　轻度

2　中度

3　重度

4　极重度

4. 由于不好想法的出现及为抗拒这些想法做努力，您的生活节奏（如工作、学习、自我照顾、社交）被干扰的程度如何？

0　不受任何干扰

1　轻度受干扰，但大部分生活正常

2　许多事情被干扰，但是仍可控制

3　许多事情受到干扰，而且无法控制

4　生活完全被打乱，什么都做不了

5. 对您来说，忽略这些不好想法或克制自己不去努力抗拒不好想法的出现有多难？

0　毫无困难

1　有一点困难

2　困难

3　非常困难

4　极其困难

第四类：过分要求对称性、完美、事情全部正确

举例：

—要求事物对称、均衡、平衡、精确。

—感到有些事总是不正确

—反复重复同一个事情，直到感觉正确或平衡

—数没有意义的东西（如天花板、句子中的词）

—把没有必要的东西按顺序排好

—以同一种方式反复说一件事，直到感觉正确

以下问题是关于过去1个月您经历的“总感觉某些事不对”及为了使事物看起来整洁、对称、平衡而做出的行为。您的情况可能和上述例

子有些不同，请按照您的真实情况选择相应选项。

1. 您每天有多长时间会感觉一些事物不整齐、不对称、不平衡并试图使它们看起来整齐、对称、平衡？

　0　从不

　1　小于 1 小时

　2　1～3 小时

　3　3～8 小时

　4　8 或 8 小时以上

2. 您刻意回避会使您觉得不对称、不正确的场景、场所或事物的程度如何？

　0　从不

　1　很少

　2　大约一半

　3　大量

　4　几乎所有事情

3. 当您感觉某些事物不对劲时，您难受或焦虑的程度如何？

　0　无

　1　轻度

　2　中度

　3　重度

　4　极重度

4. 由于感觉某些事物不整洁、不对称并努力使它们整洁、对称，您的生活节奏（如工作、学习、自我照顾、社交）被干扰的程度如何？

　0　不受任何干扰

　1　轻度受干扰，但大部分生活正常

　2　许多事情被干扰，但是仍可控制

　3　许多事情受到干扰，而且无法控制

　4　生活完全被打乱，什么都做不了

5. 对您来说，忽略这些某些事物不对称、不整洁的感觉或克制自己不去尝试将它们摆整齐、对称有多难？

　0　毫无困难

　1　有一点困难

　2　困难

　3　非常困难

4　极其困难

评分

DOCS是强迫思维-强迫行为症状的自我评估报告，包含20道题，评分0～80分。DOCS包括四个方面：(a) 洁癖，(b) 担心为损害或错误负责，(c) 沉迷于不良思想，(d) 感觉事物不够完美。每一方面得分0～20分。DOCS可用于筛查评估。

总分≥18，高度怀疑有一定程度的焦虑障碍。

总分≥21，高度怀疑有某方面的强迫障碍。

另外，DOCS还可以用于评估经过治疗后强迫症状的改善情况。

A10 整容手术调查问卷（Cosmetic Procedures Screening Questionnaire，COPS）

该问卷的目的是了解整容手术前您对您外表的看法。您的所有的信息都将会被保密。

开始答题前请先看下面的这个例子，我们会请您描述您对自己身体不满意的地方或希望得到改进的地方。如果您想改善的地方不止一处，请在空白处将它们按照您想修整的程度列出，即第一个是您最想改善的。

下面这个例子中，该女性最在意的是自己的鼻子，其次是皮肤和臀部。

1. **您对您的身体哪些特征不满意？**
请写出您不喜欢的或希望改善的身体特征。
第 1 个
鹰钩鼻
第 2 个
面部痘痕、痘印
第 3 个
臀部过大

然后我们将要求您画一个饼状图并分别给出您对上述所写的不满意特征的担忧程度。上述女性画出的饼状图如下。

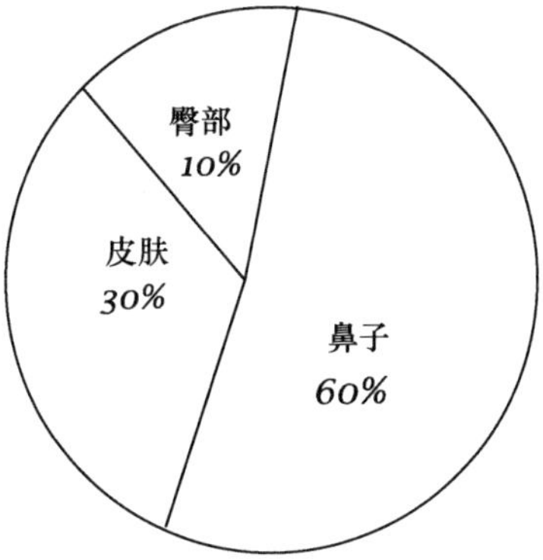

1. 您对您的身体哪些特征不满意？

请写出您不喜欢的或希望改善的身体特征。

第 1 个（最关注的一个特征）

____

第 2 个

____

第 3 个

____

第 4 个

____

第 5 个

____

请在下面的饼状图中画出您对自己不满意的身体特征分别所占的程度，请保证各部分之和为 100%。

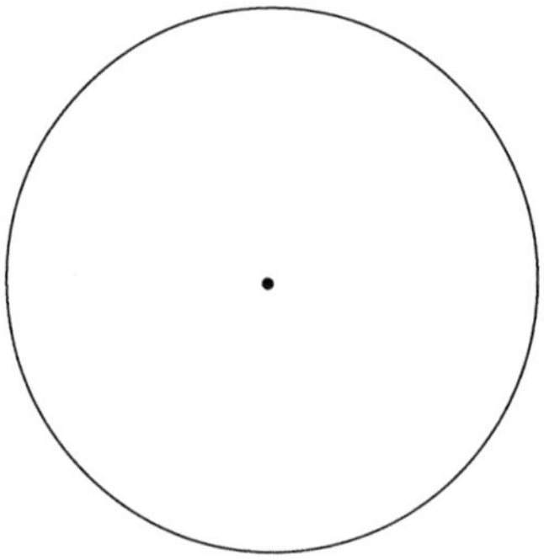

现在，我们将把以上这些担忧看作您的“特征”。

请认真阅读下面的问题，圈出能正确反映您对您的“特征”的感觉的数字。请认真阅读后再做选择，因为有些答案顺序相反。

2. 您有意检查自己的“特征”的频率（不是无意中看到）如何？包括照镜子或其他（如商店玻璃等）有反光作用的物体或用手摸。

0	1	2	3	4	5	6	7	8
约40次/天或更多		约20次/天		约10次/天		约5次/天		从不

3. 最近您感到您的“特征”有多丑/不好看?

0	1	2	3	4	5	6	7	8
非常丑或“不对劲”		明星不好看		有些不好看		有一点不好看		没有不好看

4. 最近您的“特征”使您心情沮丧的程度如何?

0	1	2	3	4	5	6	7	8
一点也不		轻度		中度		重度		极度

5. 近期您是否常因为您的“特征”逃避一些场景或活动?

0	1	2	3	4	5	6	7	8
经常逃避		有3/4的时间在逃避		有一半时间在逃避		有1/4的时间在逃避		从不逃避

6. 您关注您的“特征”的程度如何?意思就是您经常想着它或不能阻止自己想它。

0	1	2	3	4	5	6	7	8
从不		轻度		中度		重度		极度

7. 如果您有伴侣,您的“特征”对您和您伴侣的关系的影响程度如何?如果您没有伴侣,您的“特征”对您约会或寻找另一半的影响程度如何?

0	1	2	3	4	5	6	7	8
没有影响		轻度		中度		重度		极度

8. 近期您的“特征”对您的工作学习或作为家庭主妇的角色的影响程度如何?如果您目前没有在工作或学习,请考虑您工作或学习的能力。

0	1	2	3	4	5	6	7	8
没有影响		轻度		中度		重度		极度,完全无法工作/学习

9. 近期您的“特征”对您社会生活的干扰程度如何?

0	1	2	3	4	5	6	7	8
没有影响		轻度		中度		重度		极度

10. 在多大程度上您认为容貌是决定您是谁的最重要方面？

0	1	2	3	4	5	6	7	8
完全不是		有一点		有些		主要		完全

Source：Veale et al. ，2012. Journal of Plastic Reconstructive and Aesthetic Surgery，65：530-532. Reproduced with permission of Elsevier.

评分方式：每个问题（2～10）分数相加，问题 2、3、5 得分是相反的。总分为 0～72，分数越高说明心理障碍越严重，40 分以上高度怀疑躯体变形障碍。

A11 成人躯体变形障碍筛查问卷

- **回答下列问题以评估您是否患有躯体变形障碍。**

1. 您是否非常关注您自己认为特别不美观的身体部位的外观？

○是

○否

如果是，这些担忧会占用您过多精力吗？就是说您是否老是想着它们，甚至希望自己不要这么担心？

○是

○否

2. 您平均每天花多长时间想您的这些缺陷？请将所有用来想它们的时间都加上。

a. 小于 1 小时

b. 1～3 小时

c. 多于 3 小时

3. 您所担心的最主要的问题是不是自己不够瘦或可能太胖了所以不够好看？

○是

○否

4. 目前您对自己外表的过度关注给您的生活带来了什么影响？

a. 您的缺陷是否给您带来许多困扰、苦恼或痛苦？

○是

○否

b. 您的缺陷是否经常显著干扰您的社交活动？

○是

○否

c. 您的缺陷是否经常显著干扰您的学习、工作或您的社会、家庭功能（如作为家庭主妇的功能）？

○是

○否

d. 您是否会因为这些缺陷而逃避一些事？

○是

○否

如果您给出如下答案，您可能患有躯体变形障碍：

问题1：两部分都选择“是”

问题2：选b或c

问题3：尽管选择“是”提示您患有躯体变形障碍，但更合适的诊断可能是“饮食障碍”

问题4：所有问题都选择“是”。

注意：以上问题的目的是筛查躯体变形障碍，而不是确诊。以上答案可提示可能患有躯体变形障碍但不能给出明确诊断。

Source：Understanding Body Dysmorphic Disorder，Katharine A. Phillips. Reproduced with permission of Oxford University Press.

A12 麻省总医院拔毛评估量表（The Massachusetts General Hospital Hairpulling Scale）

说明：请选择每个问题下面的选项中最能反映过去一周您的行为和感觉的一项。如果一周中您的情况不稳定，请尽量找出一个平均水平。请读完每个题目后的所有选项再做选择。

以下三个问题只评估您拔毛的冲动。

1. **冲动的频率**。您平时拔毛的冲动频率如何？
   0 本周我没有拔毛的冲动。
   1 本周我**偶尔**会有拔毛的冲动。
   2 本周我**经常**会有拔毛的冲动。
   3 本周我拔毛的冲动**非常频繁**。
   4 本周我**几乎一直**有拔毛的冲动。
2. **冲动的强度**。平时您拔毛的冲动有多强烈？
   0 本周我没有拔毛的冲动。
   1 本周我有**轻度**拔毛的冲动。
   2 本周我有**中度**拔毛的冲动。
   3 本周我想要拔毛的冲动**很强烈**。
   4 本周我想要拔毛的冲动**极度强烈**。
3. **控制拔毛冲动的能力**。平时您对自己拔毛冲动的控制程度如何？
   0 本周我一直都能控制自己的冲动或者并没有拔毛的冲动。
   1 本周我**大部分时间**都能控制拔毛的冲动。
   2 本周我**有时候**能控制拔毛的冲动。
   3 本周我**很少**能控制拔毛的冲动。
   4 本周我**从来无法**控制拔毛的冲动。

以下三个问题只评估您拔毛的实际情况。

4. **拔毛的频率**。您平时实际拔毛的频率如何？
   0 本周我没有拔过毛发。
   1 本周我**偶尔**会拔毛。
   2 本周我**经常**会拔毛。
   3 本周我**很频繁**地拔毛。
   4 本周我拔毛的频率太高以至于感觉自己**一直**在拔。

5. **试图抵制拔毛**。您每天试图阻止自己拔毛的行为的频率如何？

0 本周我没有拔毛的冲动。

1 本周我**一直**努力阻断自己拔毛的冲动。

2. 本周我**有时**会试图阻断自己拔毛的冲动。

3. 本周我**很少**尝试阻断自己拔毛的冲动。

4 本周我**从没有**尝试阻断自己拔毛的冲动。

6. **控制拔毛的行为**。平均来说，您每天能成功阻止自己拔毛的频率如何？

0 本周我没有拔毛。

1 本周我**几乎一直**能成功控制自己不拔毛。

2 本周我**大部分时间**能成功控制自己不拔毛。

3 本周我**有时候**能成功控制自己不拔毛。

4 本周我**很少**能成功控制自己不拔毛。

最后一个问题评估您拔毛这一行为导致的后果。

7. **所致痛苦**。拔毛癖会使人感到郁闷、紧张不安或悲伤。过去一周拔毛行为使您感到有多不舒服？

0 本周拔毛行为没有让我感到任何不适。

1 本周拔毛行为使我感到**轻微不舒服**。

2 本周拔毛行为使我感到**明显不适**。

3 本周拔毛行为给我带来**严重的不适感**。

4 本周拔毛行为让我感到**强烈的不适**。

评分

麻省总医院拔毛评估量表主要针对拔毛的症状进行评估，包括 7 个问题，得分为 0～28 分。每个问题分值从 0 分（=没有症状）到 4 分（=极严重的症状）分 5 个层次。分数越高，说明拔毛的行为越严重。该量表也可用于每次就诊，以评估治疗疗效。

Source：Keuthen et al.，2001 Psychother Psychosomat 1995；64：141-145. Reproduced with permission of Karger.

Citation：Keuthen NJ，O'Sullivan RL，Ricciardi JN，et al. The Massachusetts General Hospital（MGH）Hairpulling Scale：1. Development and Factor Analyses. Psychother Psychosomat 1995；64：141-145

A13 皮肤搔挖状况量表（The Skin Picking Scale，SPS）

请选出下列每个问题后最能体现你上周状况的选项。如果存在起伏，请试着选出一个上周的平均水平。在做出选择之前请认真阅读每道题目的每一个选项。

1. 搔挖冲动的频率 你产生搔挖皮肤的冲动的频率如何？	0＝从不 1＝轻度，偶尔会有想要搔挖皮肤的冲动，小于 1 小时/天 2＝中度，经常有搔挖皮肤的冲动，1～3 小时/天 3＝严重，搔挖冲动非常频繁，3～8 小时/天 4＝极度严重，持续地、几乎一直想要搔挖皮肤
2. 冲动的强度 你搔挖皮肤的冲动有多强烈？	0＝极轻或无 1＝轻度 2＝中度 3＝重度 4＝极其严重
3. 搔挖时间 你每天有多长时间用于搔挖皮肤？其发生的频率如何？因为搔挖，你完成日常活动的时间比别人长多少？	0＝无 1＝轻度，搔挖皮肤时间少于 1 小时/天，或偶尔搔挖 2＝中度，搔挖皮肤的时间为 1～3 小时/天，或频繁搔挖 3＝重度，搔挖皮肤的时间为 1～3 小时/天，或搔挖非常频繁 4＝极重，搔挖皮肤的时间大于 8 小时/天，或几乎一直在搔挖
4. 搔挖皮肤带来的影响 搔挖皮肤对你社交和工作的影响程度如何？（如果近期没有工作，考虑一下如果你在工作，搔挖对你的工作有什么影响）	0＝无 1＝轻度，轻度影响社交和工作，但总体来说影响不大 2＝中度，确实会干扰社交和工作表现，但还能控制 3＝重度，给社交和工作带来严重不良影响 4＝极重，完全无法社交或工作

续表

5. 搔挖行为相关的痛苦 搔挖行为给你带来怎样的苦恼？如果不能搔挖皮肤你会有怎样的感觉？你是否会焦虑？	0＝无 1＝轻度，如果不能搔挖，只是轻度焦虑，或者在搔挖过程中轻度焦虑 2＝中度，如果不能搔挖，焦虑感增加但可控制，或者在搔挖过程中焦虑感增加，仍可控制 3＝严重，如果搔挖被打断，焦虑感会变得很明显且令人不安，或者在搔挖过程中焦虑感明显且感觉不安 4＝极重，旨在修饰行为的任何干预都会导致无法承受的焦虑感，或在搔挖皮肤过程中有难以承受的焦虑
6. 逃避 你是否因为搔挖皮肤行为而逃避做一些事情、去一些地方或与人交往？如果是，你逃避的程度如何？	0＝无 1＝轻度，偶尔会逃避社交或工作环境 2＝中度，经常逃避社交或工作环境 3＝严重，非常频繁地逃避社交或工作场景 4＝极重，因为搔挖行为逃避所有的社交和工作

Source：Keuthen et al. J Psychosom Res 2001；50：337-41. Adapted with permission of Elsevier. n of Elsevier.

皮肤搔抓状况量表（SPS）主要用于评估皮肤搔抓行为，共有 6 个问题，得分 0～24 分。SPS 可以作为筛查量表，评分≥7 即高度怀疑有皮肤搔抓紊乱。另外，SPS 还可以在每次就诊时评估治疗效果。

A14 皮肤癌指数（The Skin Cancer Index）

下列问题是关于您对皮肤癌及其治疗的看法和皮肤癌对您社交、工作、家庭及其他方面可能的影响。请认真考虑皮肤癌对您生活的影响，选出下列每个问题中与您目前的感觉最贴近的选项。

过去1个月您对下列问题的担心程度如何？	非常担心	很担心	中度担心	有一点	一点也不
1. 担心皮肤癌会转移到身体其他部位？	1	2	3	4	5
2. 因为皮肤癌感到很焦虑？	1	2	3	4	5
3. 担心家人也会得皮肤癌？	1	2	3	4	5
4. 担心皮肤癌的病因？	1	2	3	4	5
5. 因为皮肤癌而感到很沮丧？	1	2	3	4	5
6. 担心您的肿瘤会转变成更严重的皮肤癌类型？	1	2	3	4	5
7. 担心将来又出现新的皮肤癌？	1	2	3	4	5
8. 与别人初次见面时感到不舒服？	1	2	3	4	5
9. 担忧您的病会使朋友或家人为您担心？	1	2	3	4	5
10. 去公共场所之前担心时间长短？	1	2	3	4	5
11. 厌烦别人问您关于您皮肤癌的问题？	1	2	3	4	5
12. 因为患皮肤癌而感到尴尬？	1	2	3	4	5
13. 担心瘢痕会有多大？	1	2	3	4	5
14. 考虑皮肤癌会不会影响您的魅力？	1	2	3	4	5
15. 考虑您的瘢痕对别人来说是不是很显眼？	1	2	3	4	5
总分：					

Source：Rhee *et al*. Laryngoscope 2007；117：399-405. Reproduced with permission of LWW.

评分

皮肤癌指数（SCI）用于评估皮肤癌患者的生活质量，该量表共有15个题目，主要包括三个方面：情绪、社交和外观。标准评分为0～100分，分数越高说明患者生活质量越高。

A15 皮肤癌痛苦温度计（The Distress Thermometer for skin cancer）

被确诊患有皮肤癌及皮肤癌的治疗会给患者带来很大压力。使用该痛苦温度计可以评估您每天的压力水平。然后填写下面的压力控制周记表，以持续监测您的压力动态。

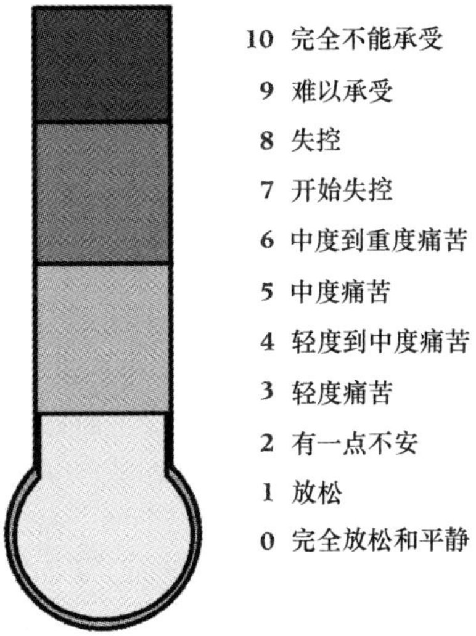

日期	压力水平	您的想法和感觉
周日		
周一		
周二		
周三		
周四		
周五		
周六		

A16 酒精使用障碍鉴定试验（Alcohol Use Disorders Identification Test，AUDIT）

AUDIT 用于基层医疗机构筛查患者当前的饮酒问题。

60 岁以下男性得分≥8 分，女性、青少年、60 岁以上男性得分≥4 分即为阳性筛查结果。

1. 您多长时间饮用一次含酒精饮品？
2. 当您喝酒的时候一般一天能喝多少杯？（1 标准杯＝10 g 纯酒精）
3. 您会经常一次喝 6 杯或更多吗？
4. 在过去 1 年中，您是否有时候一开始饮酒就停不下来？
5. 在过去 1 年中，您有几次因为饮酒而耽误做自己平常该做的事情？
6. 在过去 1 年中，您是否常常会在严重酗酒后的第二天早晨需要先喝杯酒来使自己恢复活力？
7. 过去 1 年中，您是否有过饮酒后感到负罪感、懊悔的情况？
8. 过去 1 年中，您是否有过因为饮酒过量而在第二天忘记前一天晚上的事情？
9. 他人或您自己是否因为您饮酒而受过伤害？
10. 有没有亲人、朋友、医生或其他健康工作者为您饮酒担忧或建议您戒酒？

评分

问题 1：从不（0），每月 1 次或更少（1），每月 2～4 次（2），每周 2～3 次（3），每周 4 次或更多（4）

问题 2：1～2 杯（0），3～4 杯（1），5～6 杯（2），7～9 杯（3），10 杯以上（4）

问题 3～8：从不（0），1 个月以上一次（1），每月一次（2），每周一次（3），每天一次或基本每天一次（4）

问题 9 和 10：没有（0），有过但不在过去 1 年（2），有且在过去 1 年中发生（4）

Saunders JB et al. Development of the Alcohol Use Disorders Identification Test (AUDIT): WHO Collaborative Project on Early Detection of Persons with Harmful Alcohol Consumption-Ⅱ. Addiction 1993; 88: 791-804.

Babor TF et al. AUDIT: The Alcohol Use Disorders Identification Test: Guidelines for Use in Primary Health Care. Geneva, Switzerland: World Health Organization, 2001.

酒精使用障碍鉴定试验可以如上所示为调查问卷形式，也可以是采访的形式。两种形式的手册都可以与其评估和使用的发展的相关信息一同下载：AUDIT：The Alcohol Use Identification Test，Guidelines for Use in Primary Care，Thomas F. Babor，John C. Higgins-Biddle，John B. Saunders，Maristela G. Monteiro Second Edition. WHO Department of Mental Health and Substance Dependence.

下载地址：http://www.who.int/substance_abuse/activities/sbi/en/

A17 酒精、烟草和精神活性物质使用筛查试验（Alcohol，Smoking and Substance Involvement Screening Test，ASSIST）

本问卷及患者回答卡片和患者反馈卡可从 WHO 网站获取：http://www.who.int/substance_abuse/activities/assist_v3_english.pdf

ASSIST 共包括三项世界卫生组织（WHO）出版物：

- 酒精、烟草和精神活性物质使用筛查试验（ASSIST）：初级医疗使用手册
- 对危险及有害精神活性物质使用的 ASSIST 简单干预：初级医疗使用手册
- 减少或停止使用精神活性物质的自控策略：使用指导

以上资源获取途径：http://www.who.int/substance_abuse/activities/assist/en/index.html

索　　引

彩　图

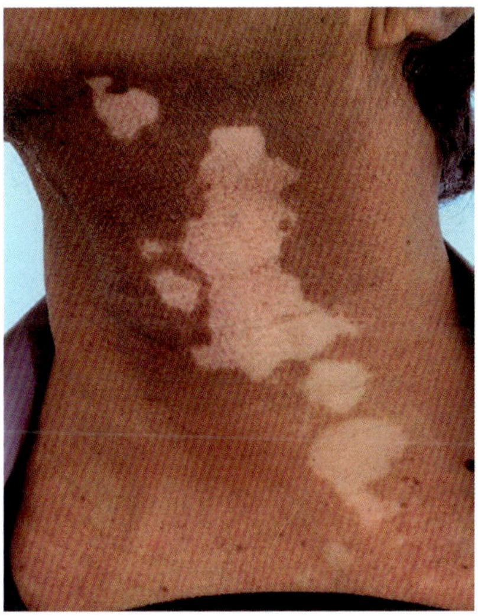

彩图 1.2　皮肤疾病（如白癜风）患者可能伴有精神问题，虽然症状隐匿或“轻微”。例如患者觉得身体不受控制、绝望或禁锢感

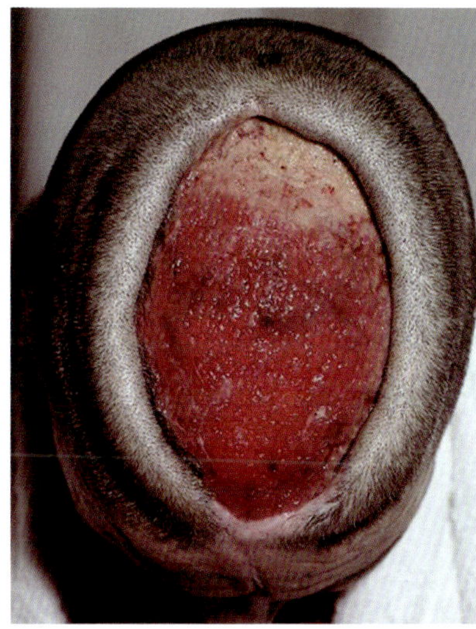

彩图 1.3　头皮部人工性皮炎患者（自伤）需要一个包括皮肤科医生、精神科医生、整形外科医生、护理人员和心理医生在内的 pMDT 的帮助，以解决她身体和心理方面的疾病

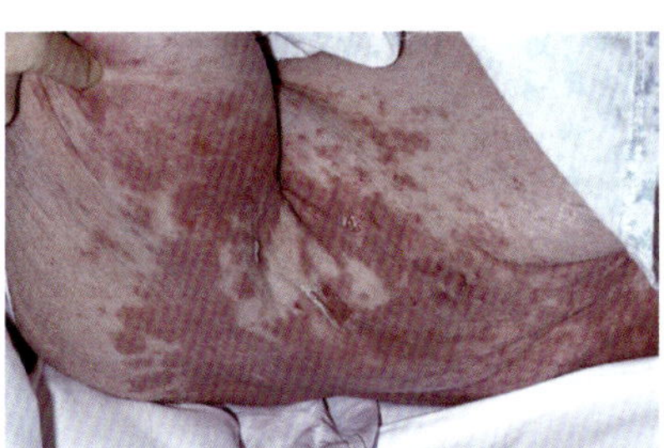

彩图 3.1　重症多形性红斑可以继发于多种精神科药物。该图是服用氟哌啶醇的病例（courtesy of Dr A. Bewley）

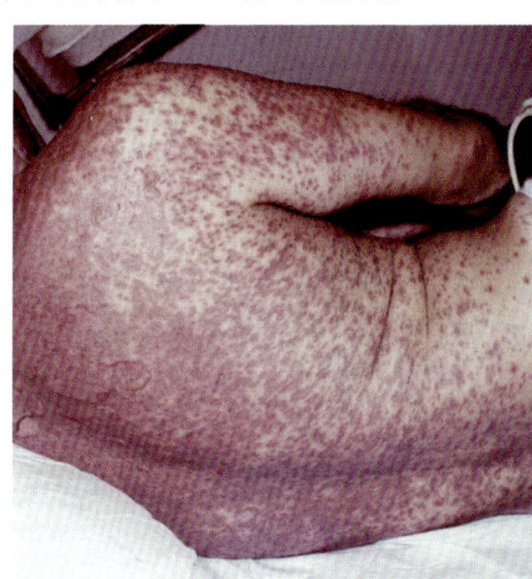

彩图 3.2　继发于卡马西平的超敏反应（该图是一位急性发疹性脓疱病患者）（courtesy of Dr A. Bewley）

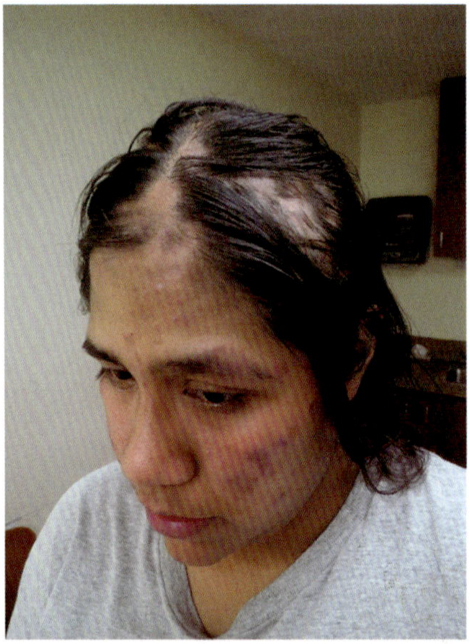

彩图 5.1　女，21 岁，新诊断为系统性红斑狼疮，脱发，面部皮疹。尽管她的系统症状控制良好，对其皮肤病变及心理问题的评估仍非常重要

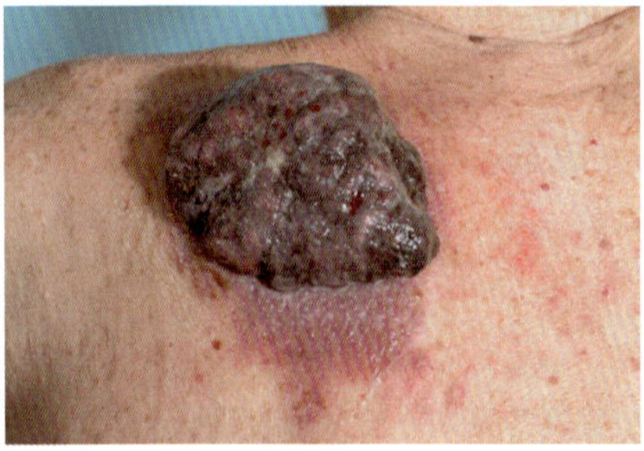

彩图 6.1　一位被忽视的恶性黑色素瘤患者。该患者为老人且社会孤立。当其皮肤病进展至特别恶臭时方查出晚期恶性黑色素瘤（courtesy of Dr A. Bewley）

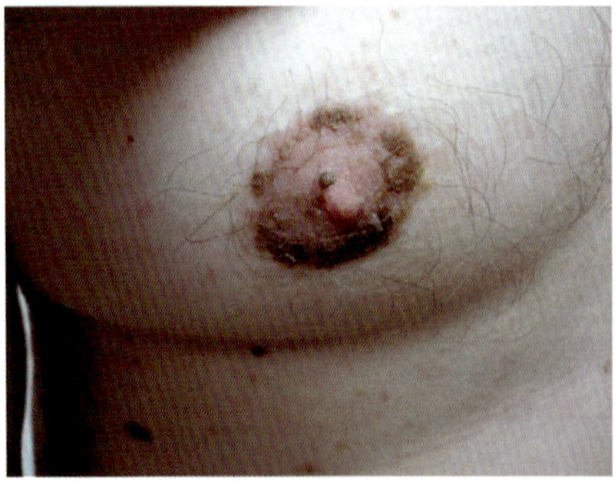

(a)

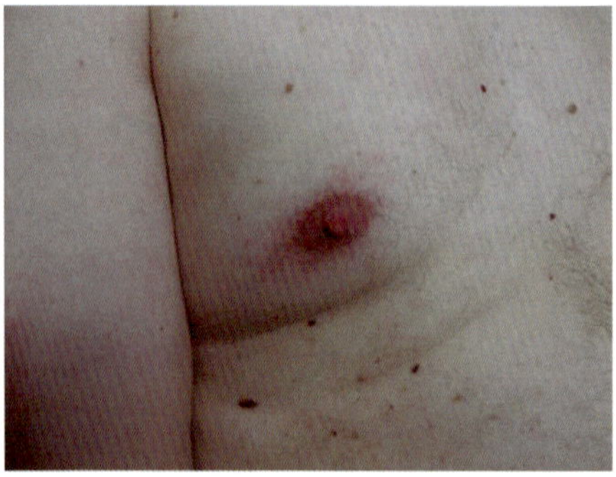

(b)

彩图 6.2 （a）皮肤垢着病（一种因忽视导致的皮肤病）的孤老男性患者，患者常年不洗澡且生活无人照料。（b）去除局部外皮，用酒精棉球大力擦洗后（courtesy of Dr J. Reichenberg）

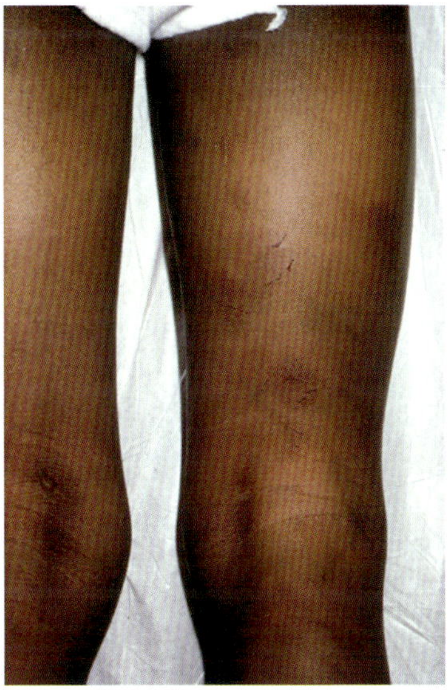

彩图 6.3　几何状褐色斑块和皮带伤后大腿后部结痂的年幼儿童（courtesy of Dr Moise Levy）

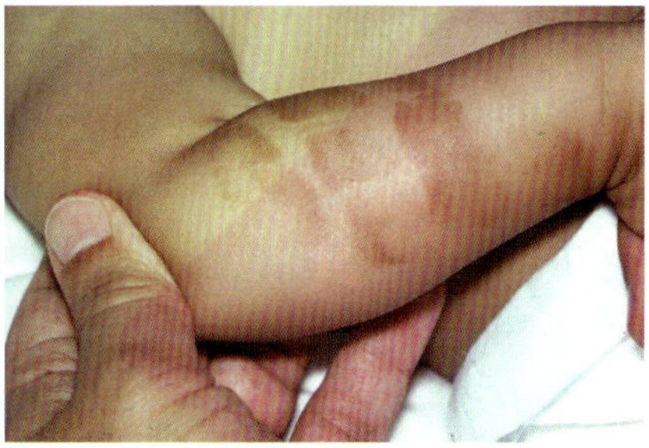

彩图 6.4　蹒跚学步幼童前臂被握持导致的青紫（courtesy of Dr Moise Levy）

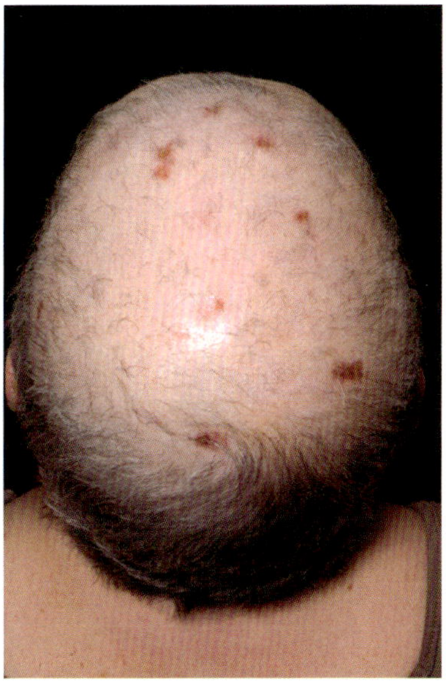

彩图 10.6　长期拔毛的老患者通常有广泛的脱发和抓痕

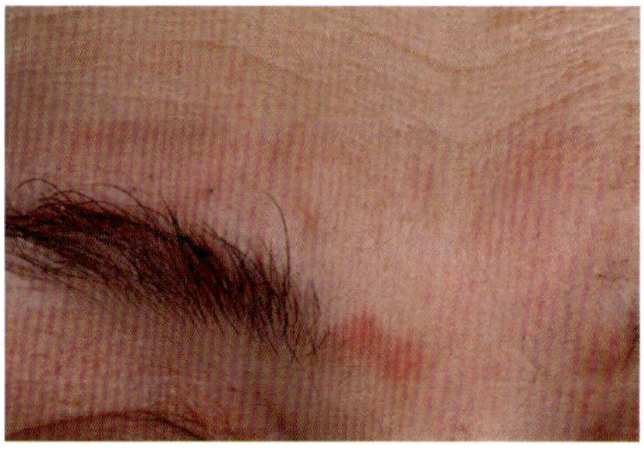

彩图 10.7　眉毛拔毛癖患者。注意短毛及断毛，且眉毛长短不一（courtesy of Dr A. Bewley）

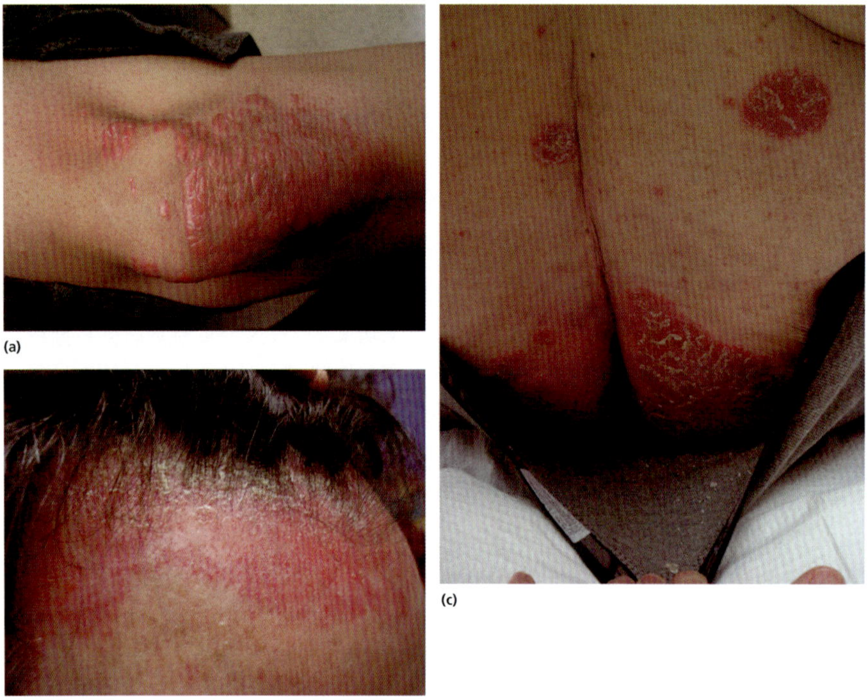

彩图 11.1　经典的银屑病皮损分布于（a）肘部和（b）发际线。虽然经常被忽视，但在臀部的银屑病皮损（c）可以极大地影响自我形象，应与其他明显区域的皮损一起进行评估和治疗（courtesy of Dr J. Reichenberg）

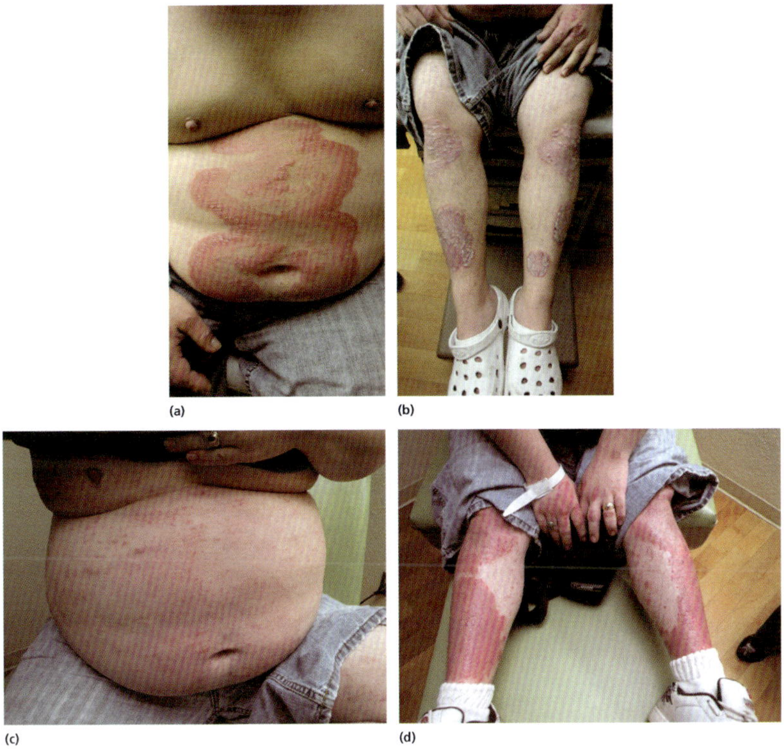

彩图 11.2 患者为 35 岁，患有唐氏综合征，其银屑病体表面积达 10%以上（a、b）。他治疗的目标是改善瘙痒症状和脱屑程度。他开始服用阿维A，每日 25 mg，在接下来的几个月里，症状显著改善，尽管一些迹象表明他的病情仍在持续（c、d）（courtesy Dr J. Reichenberg）

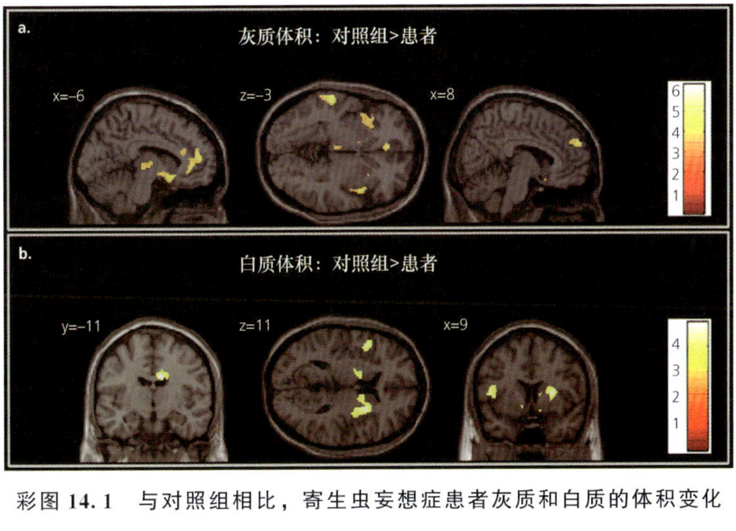

彩图 14.1 与对照组相比，寄生虫妄想症患者灰质和白质的体积变化

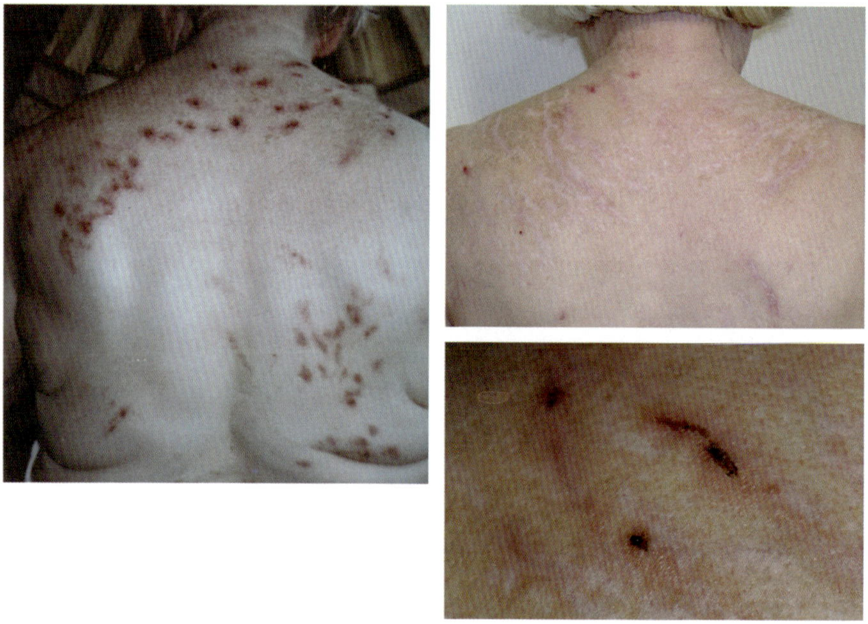

彩图 14.2　寄生虫妄想症患者身上皮肤损伤的典型分布

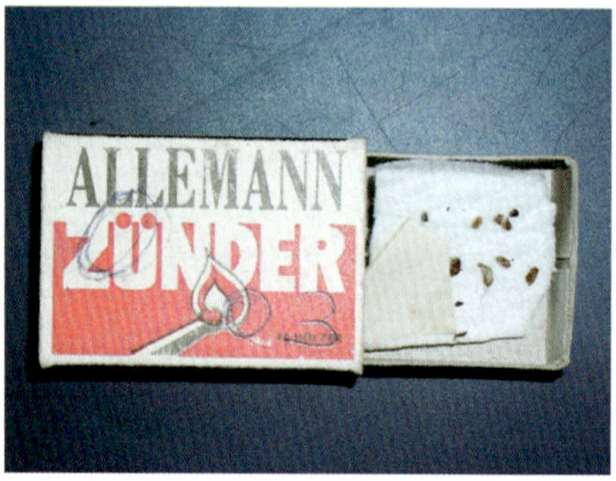

彩图 14.3　标本示例

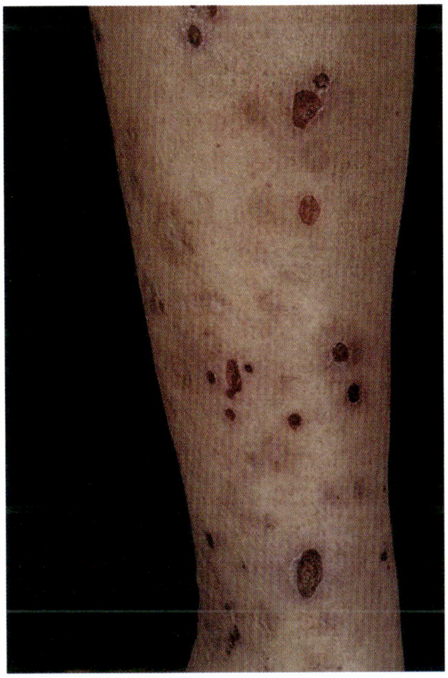

彩图 16.1　皮肤搔挖表现，注意患者腿部受累区域既有抓痕，又有不同程度的愈合表现（courtesy of Dr A. Bewley）

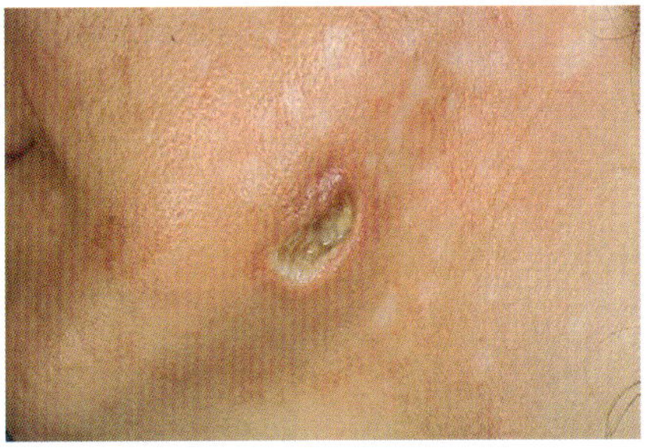

彩图 16.2　人工痤疮。一个面颊带有很深挖痕的患者，她不停搔挖，无法自制。注意其他相邻区域的瘢痕（courtesy of Dr A. Bewley）

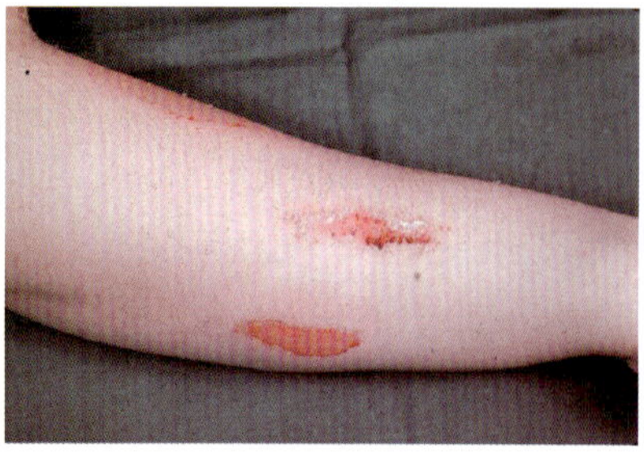

彩图 17.1　器械摩擦造成的划伤

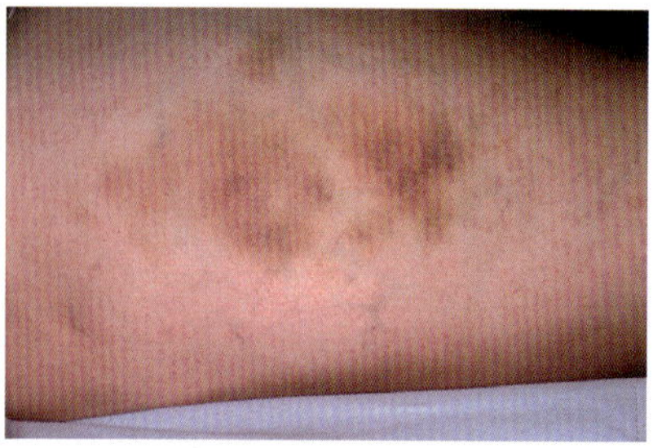

彩图 17.2　工具击伤形成的淤斑

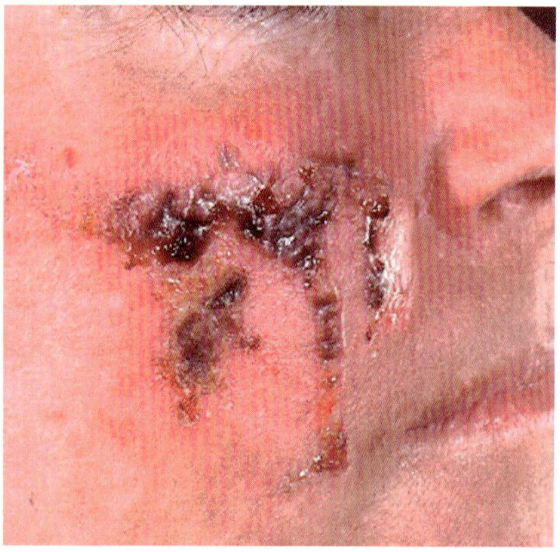

彩图 17.3　使用腐蚀剂造成的点滴皮损

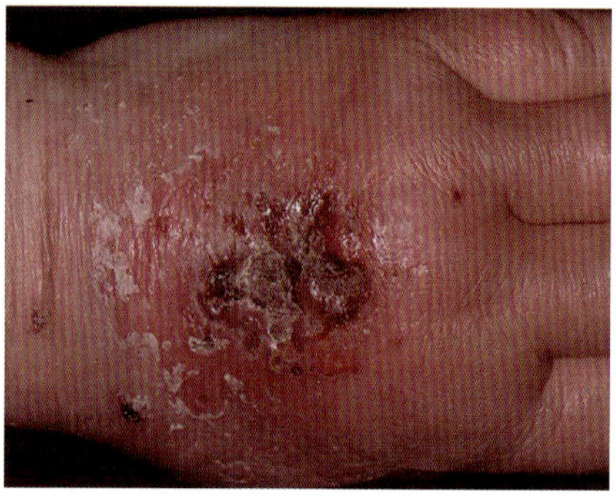

彩图 17.4　手背注射化学物质

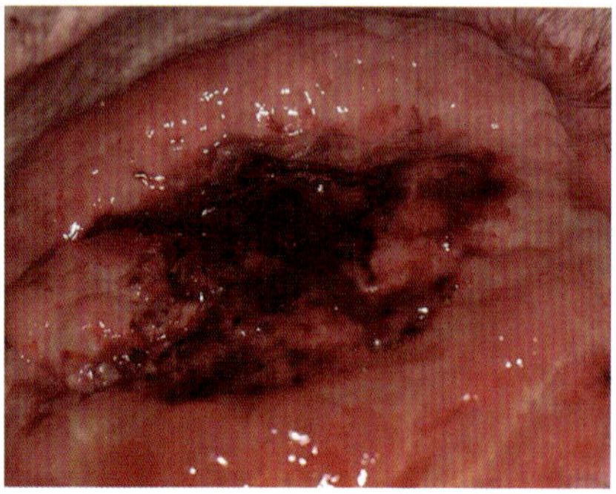

彩图 17.5　伤口中央人为造成的出血灶

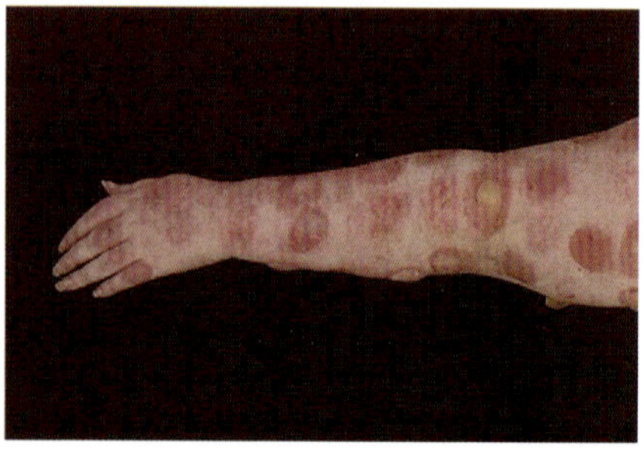

彩图 18.1　人工性皮炎患者上臂起水疱，患者无法解释皮损是如何出现的

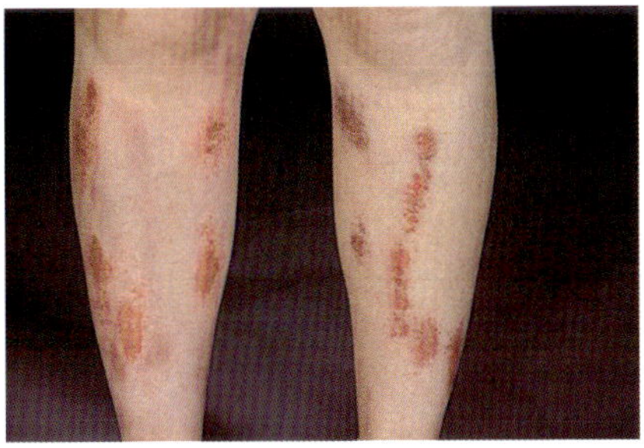

彩图 18.2　患者腿上自己造成的表浅线状糜烂，皮疹在约见医生的时间出现，由于保健医生认为这些皮损有感染风险而给患者签发病假条。不见医生的时候，皮疹便消失了（courtesy of Dr A. Bewley）

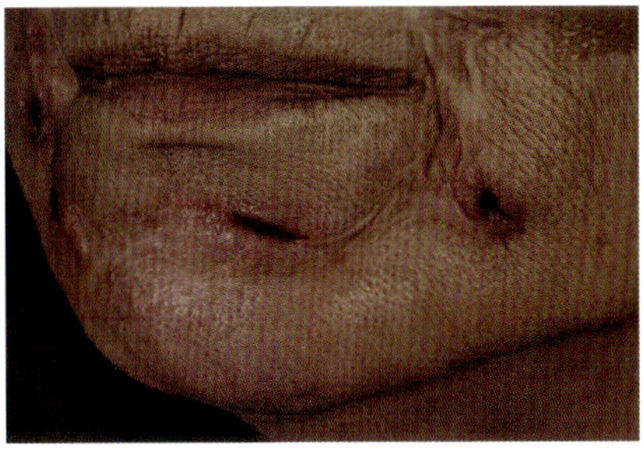

彩图 19.1　患有三叉神经营养征和抑郁症的 65 岁老人（courtesy of Dr A. Bewley）

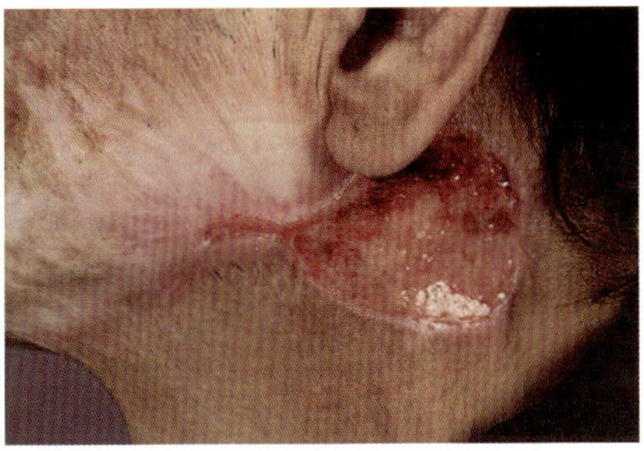

彩图 19.2　超出三叉神经分布区的非典型三叉神经营养综合征的患者（无基础疾病）（courtesy of Dr A. Bewley）

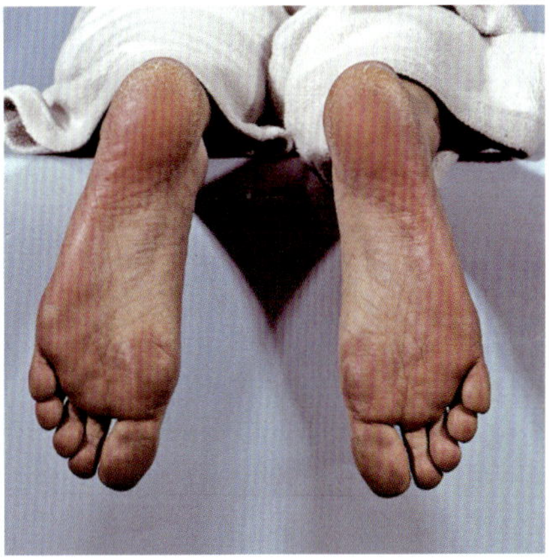

彩图 19.3　患有红斑性肢痛症的 65 岁老人。注意四肢的暗红色红斑（courtesy of Dr A. Bewley）

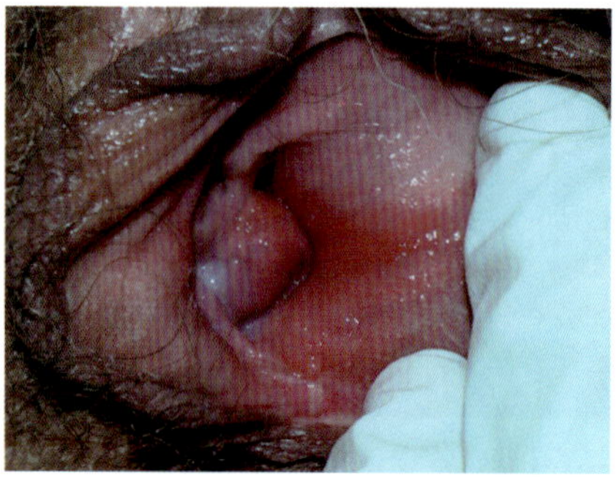

彩图 20.1　外阴前庭深红色——这是在前庭颜色变化的正常范围内。当外阴疼痛女性有该症状时，并不意味着病理性炎症，因此不能用来解释存在的疼痛（Reproduced with permission of Libby Edwards，2013）

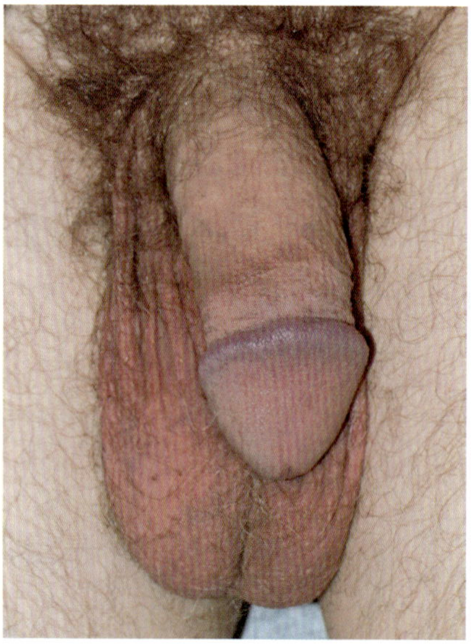

彩图 20.2　阴囊壁发红——在阴囊颜色变化正常范围内。当阴囊疼痛男性发生阴囊发红时，并不意味着病理性炎症，因此不能被认为可以解释存在的疼痛（Reproduced with permission of Libby Edwards，2013）

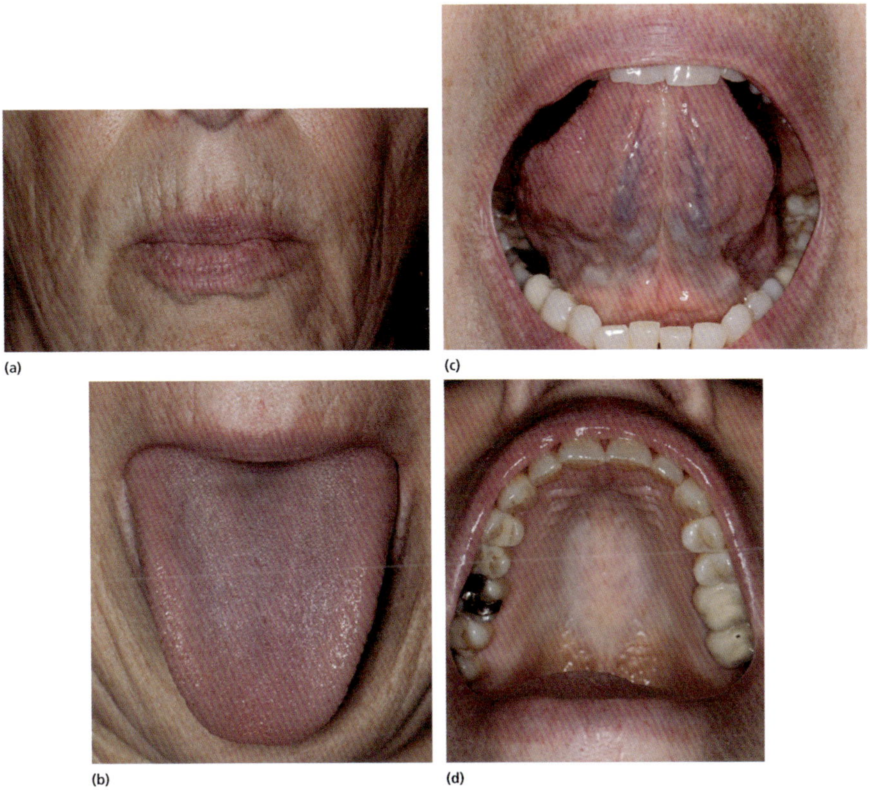

彩图 21.1　(a～d) 口腔正常结构

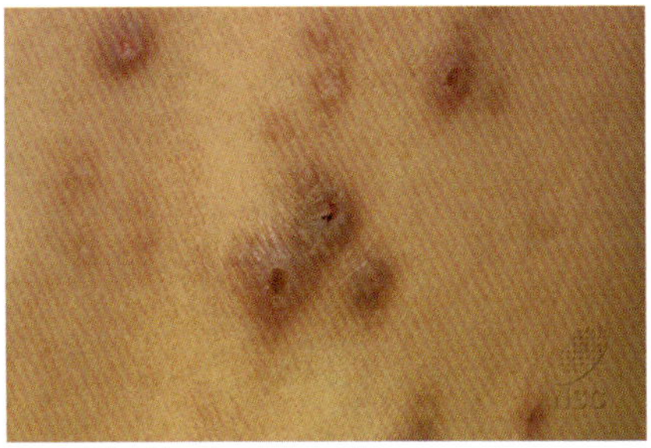

彩图 22.1　多个过度角化性结节性痒疹，其中心可见表皮剥脱和轻微结痂。注意陈旧皮损已经消退，形成色素沉着或色素减退斑

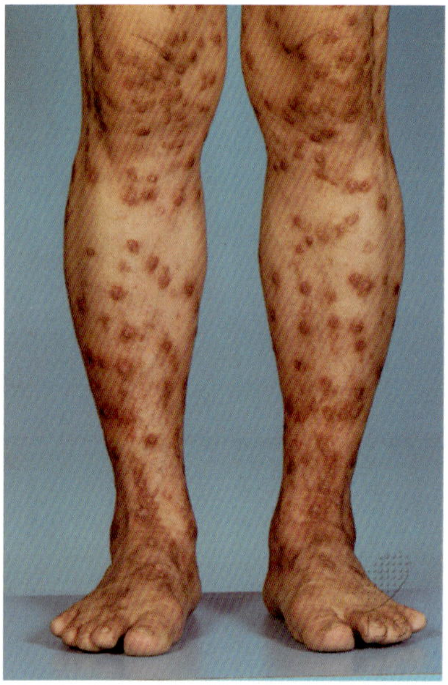

彩图 22.2　大量结节性痒疹对称分布在小腿的伸侧，其为常见的好发部位

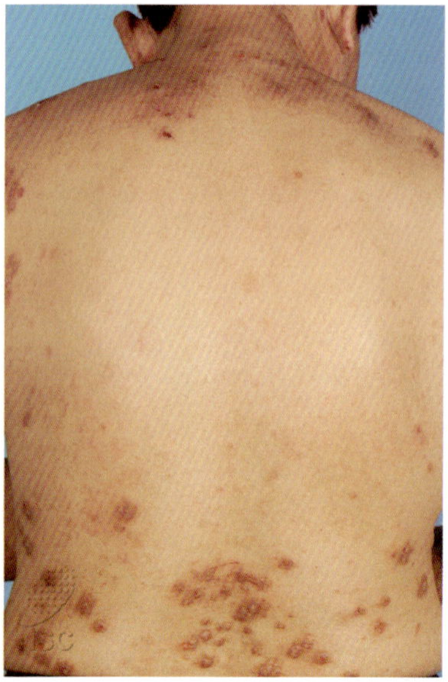

彩图 22.3　一名患者的“蝶翼征”，显示中上背部的无皮损区域。注意未受累区域周围的多个结节性痒疹

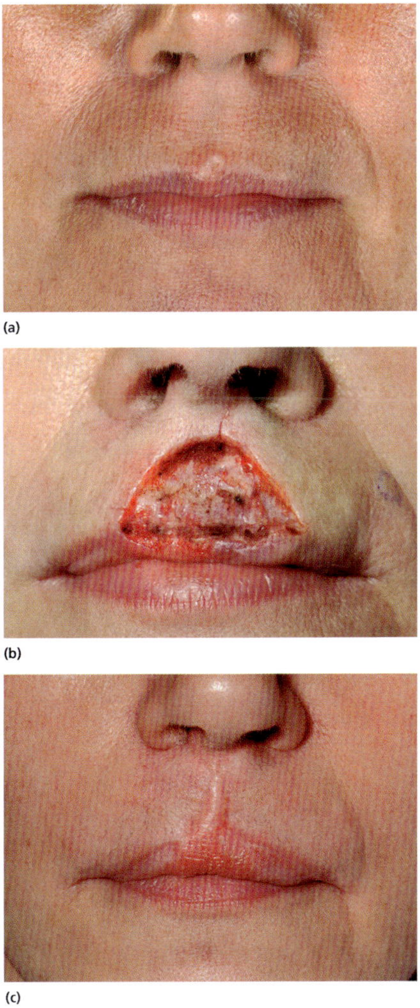

彩图 24.2　(a) 上唇基底细胞癌。(b) **Mohs** 术后皮肤缺损。(c) 全麻下上唇重建后 **4** 个月 (**courtesy of Mr Sean Laverick, Consultant Maxillo-Facial Surgeon, NHS Tayside**)

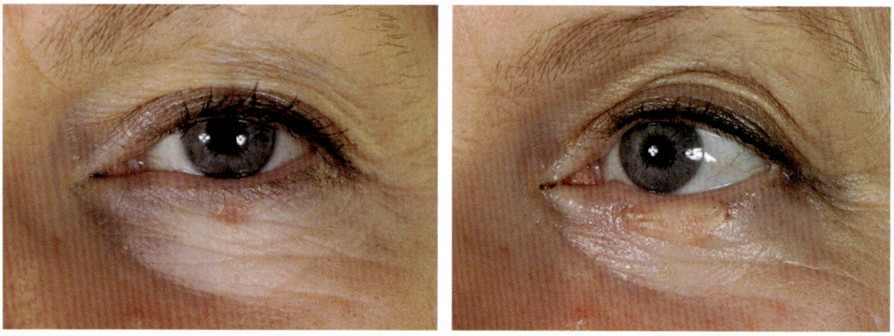

(a) (b)

“憎恨、恐惧、紧张、丑陋、失去魅力、震惊、愤怒、毛骨悚然、支离破碎、情绪化、悲惨、摇摆不定、哭哭啼啼、缺乏信心、自尊心降低、谨慎、可怕、脆弱、反常、糟糕、害羞”

(c)

彩图 24.5 (a) 下眼睑原发基底细胞癌合并癌症恐怖症——“可能是癌症！太可怕了！”(b) 全厚皮片修复手术缺损 3 个月后的美容效果——伴有适应障碍。(c) 皮肤癌术后患者日记摘要

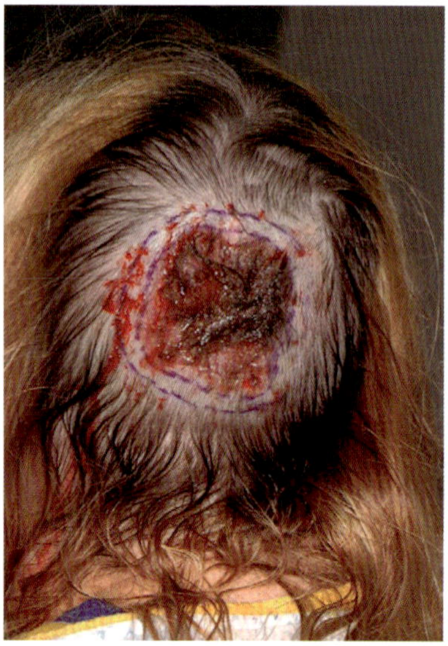

彩图 24.6 被忽视的头皮部巨大溃疡性基底细胞癌

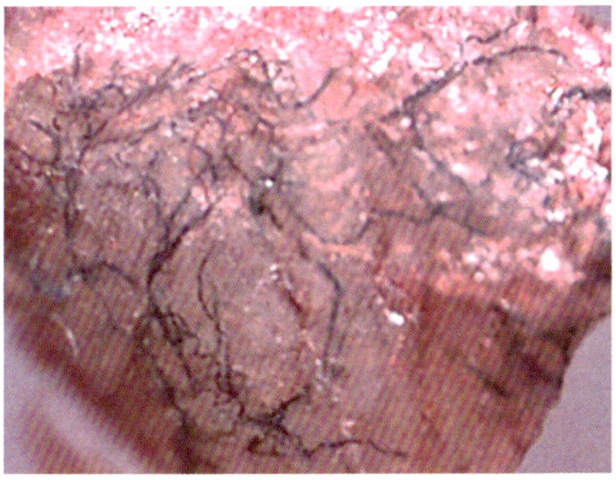

彩图 26.1 皮肤莫吉隆斯症纤维（×100 倍）（courtesy of the Charles E. Holman Foundation）

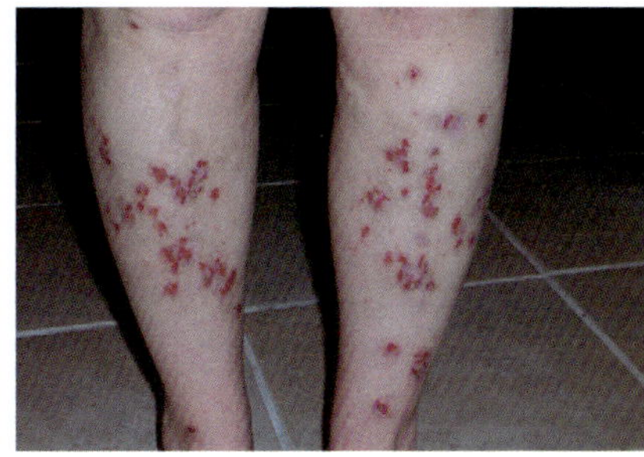

彩图 26.2 莫吉隆斯症患者的常见皮损。本例为 42 岁女性患者，四肢、臂部均出现这种皮损（courtesy of the Charles E. Holman Foundation）

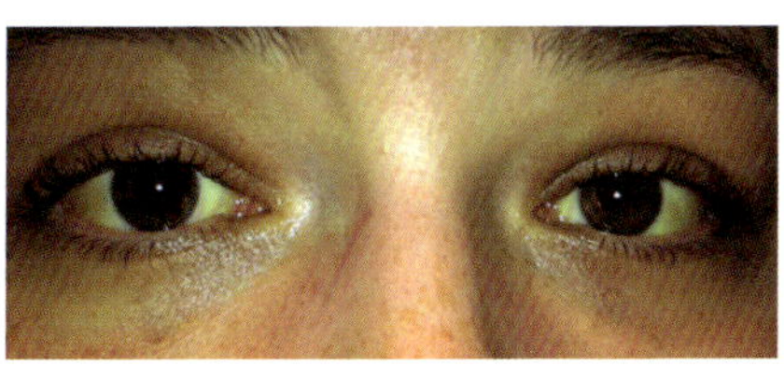

彩图 27.2 巩膜黄染多见于肝病。这些问题可能是慢性肝炎或慢性酒精应用的结果（courtesy of Dr J. Reichenberg）

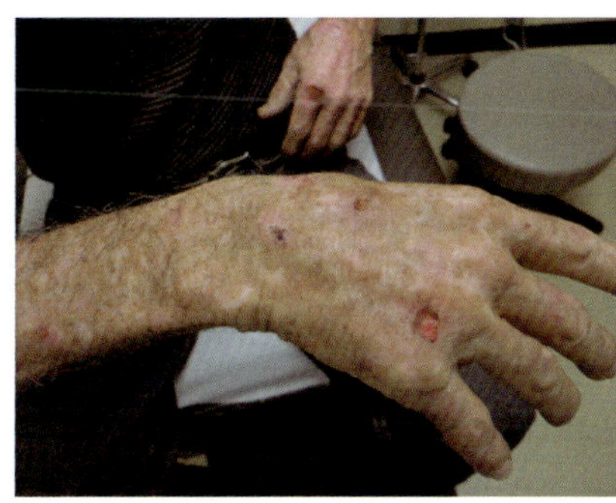

彩图 27.3 暴露于阳光的手背皮肤表浅糜烂。为迟发性卟啉病的经典表现其可为慢性肝炎的结果，常因酒精滥用加重（courtesy of Dr J. Reichenberg）

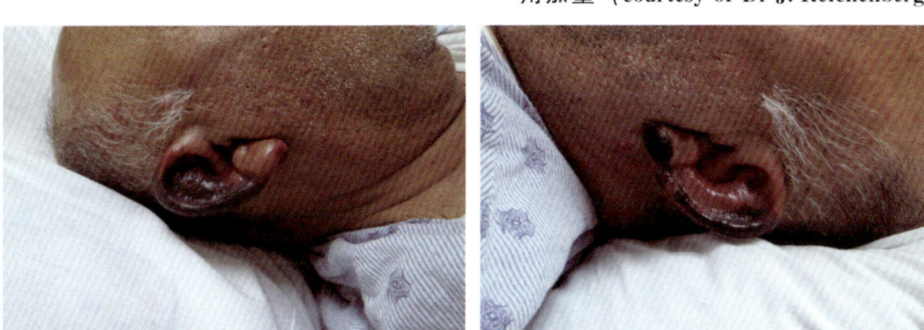

(a) (b)

彩图 27.4 （a、b）一名使用可卡因的 56 岁男性，双侧耳郭紫癜、坏死。左旋咪唑为抗寄生虫药，常用作可卡因切割剂，可导致血管炎，典型损害位于耳郭和脸颊（courtesy of Dr J. Reichenberg）